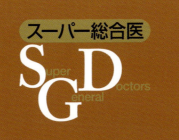

スーパー総合医

地域包括ケアシステム

専門編集●太田秀樹
監修●垂井清一郎／総編集●長尾和宏

中山書店

＜スーパー総合医＞

監　　修　垂井清一郎　大阪大学名誉教授
総 編 集　長尾和宏　長尾クリニック
編集委員　太田秀樹　医療法人アスムス
　　　　　名郷直樹　武蔵国分寺公園クリニック
　　　　　和田忠志　いらはら診療所

シリーズ〈スーパー総合医〉
刊行に寄せて

　日本医師会では，地域医療の提供に最大の責任を持つ団体として，「かかりつけ医」を充実させる施策を実行してきており，今後も「かかりつけ医」を中心とした切れ目のない医療・介護を安定的に提供することが，社会保障の基盤を充実させ，国民の幸福を守ることに繋がると考え，会務を運営しているところです．

　日本が超高齢社会を迎えたことに伴い，国民の健康を守るため，医療がその人口構造・社会構造の変化に柔軟に対応する必要があることは言うまでもありません．

　社会情勢の変化に対応するために，医療界では，いわゆる患者さんを総合的に診察することができる医師の必要性が高まってきており，さまざまな場面で「総合的に診られる医師」を育成すべきとする意見が出され，それに対する対応が急務となっています．

　この「総合的に診られる医師」は，日常診療のほかに，疾病の早期発見，重症化予防，病診連携・診診連携，専門医への紹介，健康相談，健診・がん検診，母子保健，学校保健，産業保健，地域保健に至るまで，医療的な機能と社会的な機能を担っており，幅広い知識を持ち，また，それを実践できる力量を備えなければなりません．

　本シリーズ〈スーパー総合医〉は，従来の診療科目ごとの編集ではなく，医療活動を行う上で直面する場面から解説が加えられるということで，これから地域医療を実践されていく医師，また，すでに地域医療の現場で日々の診療に従事されている医師にも有用な書となると考えております．

　地域医療の再興と質の向上は，現在の日本医師会が取り組んでいる大きな課題でもありますので，本シリーズが，「かかりつけ医」が現場で必要とする実践的知識や技術を新たな視点から解説する診療ガイドとして，地域医療の最前線で活躍される先生方の一助となり，地域医療の充実に繋がることを期待いたします．

2014年2月

日本医師会会長
横倉義武

シリーズ＜スーパー総合医＞ 刊行にあたって
「人」を診て生活に寄り添う総合医を目指して

　プライマリ・ケアや総合医の必要性が叫ばれて久しいにもかかわらず，科学技術の進歩に伴う臓器別縦割り，専門分化の勢いに押されて，議論も実践もあまり進んでいません．その結果，たいへん残念ながら，ともすれば木を見て森を見ず，あるいは病気を診て人を診ず，となりがちなのが臨床現場の実状です．今，超高齢社会の日本に求められているのは，人間も診てくれる，さらにその人の生活にも寄り添ってくれる「総合医」であることは，間違いありません．

　「プライマリ・ケア」「総合医」という言葉は決して新しいものではなく，本来あるべき医療の姿のはずです．初診医の専門科によって患者さんの運命が大きく変わってしまう現状は，すべての医療の土台を総合医マインドとすることで変えることができます．日常ありふれた病気を，その背景をも十分に探索したうえで，薬物療法だけでなく，根本的な解決策をアドバイスできるのが総合医であると考えます．臓器別縦割りの専門医を縦糸とするならば，総合医は横糸に相当します．縦糸と横糸が上手く織り合ってこそ，患者さんが満足する，納得する医療を提供できるはずです．

　本シリーズは，超高齢社会を迎えた日本の医療ニーズに応えるべく，こうした横糸を通すことを目的に企画されました．現代版赤ひげ医学書シリーズともいえる，本邦初の大胆な企画です．執筆者は第一線の臨床現場でご活躍中の先生方ばかりで，「現場の目線」からご執筆いただきました．開業医のみならず，勤務医，そして医学生にも読んでいただけるよう，今日からすぐに役立つ情報を満載しさまざまな工夫を施して編集されています．

　本来，「総合医という思想」は，開業医であるとか勤務医であるとかにかかわらず，すべての臨床現場に必須であると考えます．また内科系，外科系を問いません．このシリーズ＜スーパー総合医＞が，手に取っていただいた先生方の日常診療のお役に立ち，そしてなによりも目の前におられる患者さんのお役に立てることを期待しています．

2014 年 2 月

総編集 長尾和宏
長尾クリニック院長

『地域包括ケアシステム』
序

　わが国の超高齢社会は，世界に類をみない規模とスピードで訪れ，やがて3人に1人が高齢者となる．人口構造の変化は疾病構造を変え，疾病概念をも変えたといえる．フレイル，サルコペニア，認知症等に象徴されるように，根本的治療が困難な症候との対峙が求められている．慢性的な経過をたどる多くの高齢者たち——とりわけ虚弱で要介護状態となった高齢者たちの健康課題を，従来の入院や外来を中心としたヘルスケアシステムで解決することは難しい．疾病治療や救命を医療の目的と考えていた時代には，病院完結型医療の充実によりその役割を全うすることができたが，いまや地域完結型医療が「地域包括ケアシステム」という新たな仕組みの中で求められている．

　地域包括ケアシステムという呼称に，堅苦しさを感じるかもしれないが，住み慣れた地域で尊厳をもって最期まで暮らし続ける仕組みと考えるとわかりやすい．国民のささやかな願いを叶えることにもなる．生活こそが上位概念であり，そこに過不足なく届けられる医療によって，望まれれば看取るという責務にこたえて，地域包括ケアシステムが成立する．すなわち地域包括ケアシステム構築と在宅医療の普及推進は表裏の関係性といえる．

　日本医師会も，かかりつけ医の重要な機能として，在宅医療の実践を掲げ，地域包括ケアシステム構築に積極的にかかわることを求めている．さらに，地区医師会には，介護保険制度の保険者としての基礎自治体と医療を管轄する都道府県とのリエゾンとして，医療介護連携の触媒となるよう期待されている．

　あるべき在宅医療の姿については，すでに本シリーズ他巻で取り上げられているが，地域包括ケアシステムにおいて，重要な視点は「協働」と「連携」であり，その根拠となる法制度への理解も忘れてはならない．これまでのわが国の医療は，医師と患者との診療契約の上だけで成立していた．病院医療は医師をリーダーとするある種のヒエラルキーのなかで提供され，疾病治療のためには医療が生活を支配することも容認されている．ところが，地域包括ケアシステムにおける医療の役割は，看取りも含め尊厳ある人生を支えることである．健康観だけでなく死生観をも汲み，家族や暮らしへの配慮が必要となる．さらに，ケアにかかわるステークホルダーの職能や役割を十分に理解し，チームケアの実践なくして達成できない．本書で医師以外の職種の方々にもご執筆いただいたのはそのためである．

　医師は疾病管理には長けていても，ケアチームのオーガナイザーとなることは不得手ではなかろうか．しかし，革命と表現してもよいほど医療はパラダイムをシフトさせている．地域は医療を実践する場としてだけではなく，医療を提供する主体そのものとなった．地域包括ケアシステムへの本質的理解なくして，地域で医療を実践していくことは，もはや困難な時代となっていると認識し，本書の編集をお引き受けした．新たな秩序としての地域包括ケアシステムの一翼を担い，スーパー総合医の矜持として地域の医療文化を変えていただきたいと願っている．

2016年6月

専門編集
太田秀樹
医療法人アスムス理事長

〈スーパー総合医〉地域包括ケアシステム

CONTENTS

1章　地域包括ケアシステム構築への社会的背景

- 超高齢社会と人口構成比 .... 鬼頭　宏　2
- 疾病構造の変化 .... 飯島勝矢　9
- 家族の変化と在宅ケアの可能性 .... 袖井孝子　17
- 病院医療の役割 ── 入院医療の可能性と限界
  - 高度医療を担う病院の役割 .... 谷水正人　24
  - 地域医療を担う病院の役割 .... 小川聡子　29
- 障害者と医療 .... 堀田富士子　37
- 医療のパラダイムシフト .... 三浦久幸　44
- 市民の意識の変化 ── 長寿から天寿へ .... 山﨑一洋　51
- 地域居住（エイジング・イン・プレイス）── 施設のパラダイムシフト
  .... 松岡洋子　57

2章　地域包括ケアシステムの概念 ── 5つの領域の役割

医療の視点から
- 協力病院の役割 .... 三浦久幸　66
- 有床診療所の役割 .... 長縄伸幸　71
- 在宅療養支援診療所・在宅療養支援病院の役割 .... 新田國夫　75

介護の視点から
- 介護保険施設の役割 .... 大河内二郎　81
- 介護サービス事業所の役割 .... 境野みね子　85
- 居宅介護支援事業所の役割 .... 服部万里子　90
- 訪問看護ステーション・訪問介護事業所の役割 .... 上野幸子　94

生活支援の視点から
- 高齢者在宅医療を中心に .... 増子忠道　101

予防・医療の視点から
- ロコモティブシンドローム対策を中心に .... 中村耕三　109

住まいの視点から
- 高齢者施設・住宅の現状と展望 .... 網谷敏数　117

3章　地域包括ケアシステムを牽引する法制度

- 医療介護総合確保推進法 .... 佐々木昌弘　128

〈スーパー総合医〉に関する最新情報は，中山書店HP「スーパー総合医特設サイト」をご覧下さい
https://www.nakayamashoten.jp/sogo/index.html

4章　地域包括ケアにおける多職種協働

かかりつけ医としての役割 ── 多職種協働・地域連携のための情報共有	荒井康之	140
医師の立場からみた多職種連携の実際	白髭　豊	147
歯科医療従事者の立場から	原　龍馬	152
訪問看護師の役割	佐藤美穂子	158
薬剤師の役割	大澤光司	163
リハビリテーション専門職の役割 ── 高齢者・脳卒中を中心に	長谷川幹	168
多職種連携によるケアチームの育成	鷲見よしみ	173
管理栄養士の役割	奥村圭子，和田忠志	182

5章　地域包括ケアにおける地域連携（行政・組織・団体）

日本医師会 ── かかりつけ医と在宅医療	鈴木邦彦	190
国立長寿医療研究センターの取り組み	三浦久幸	197
保健所	緒方　剛	207
日本在宅ケアアライアンス	和田忠志	212
全国在宅療養支援診療所連絡会と全国在宅医療医歯薬連合会	和田忠志	217
全国在宅療養支援歯科診療所連絡会	原　龍馬	219
全国薬剤師・在宅療養支援連絡会	大澤光司	221

6章　地域包括ケアの実践

長崎在宅Dr.ネット（長崎市）	白髭　豊	224
チームドクター5（ファイブ）の挑戦（京都府乙訓地域）	横林文子	231
稲城市（東京都）の取り組み	石田光広	238
在宅看取りの実際	谷田憲俊	244

付録〈対談〉地域包括ケアシステムの現状と展望	髙橋紘士×太田秀樹	252
索引		263

■ 編集協力

鈴木 邦彦	日本医師会常任理事
新田 國夫	医療社団法人 つくし会
和田 忠志	医療法人実幸会 いらはら診療所
荒井 康之	医療法人アスムス 生きいき診療所・ゆうき

■ 執筆者一覧 (執筆順)

鬼頭 宏	静岡県立大学（静岡県）		網谷 敏数	㈱高齢者住宅新聞社（東京都）
飯島 勝矢	東京大学高齢社会総合研究機構（東京都）		佐々木 昌弘	前 厚生労働省医政局地域医療計画課 在宅医療推進室（東京都）
袖井 孝子	お茶の水女子大学名誉教授		荒井 康之	医療法人アスムス 生きいき診療所・ゆうき（茨城県）
谷水 正人	国立病院機構四国がんセンター（愛媛県）		白髭 豊	医療法人白髭内科医院/認定NPO法人 長崎在宅Dr.ネット（長崎県）
小川 聡子	医療法人社団東山会 調布東山病院（東京都）		原 龍馬	医療法人社団同志会 原歯科医院（東京都）
堀田 富士子	東京都リハビリテーション病院 医療福祉連携室（東京都）		佐藤 美穂子	日本訪問看護財団（東京都）
三浦 久幸	国立長寿医療研究センター 在宅連携医療部（愛知県）		大澤 光司	㈱メディカルグリーン大沢調剤薬局（栃木県）
山﨑 一洋	下野新聞社編集局社会部（栃木県）		長谷川 幹	三軒茶屋リハビリテーションクリニック（東京都）
松岡 洋子	東京家政大学人文学部教育福祉学科（東京都）		鷲見 よしみ	日本介護支援専門員協会（東京都）
長縄 伸幸	特定医療法人 フェニックス（岐阜県）		奥村 圭子	医療法人八事の森 杉浦医院（愛知県）
新田 國夫	医療法人社団 つくし会（東京都）		和田 忠志	医療法人実幸会 いらはら診療所 在宅医療部（千葉県）
大河内 二郎	社会医療法人若弘会 介護老人保健施設 竜間之郷（大阪府）		鈴木 邦彦	日本医師会常任理事/ 医療法人博仁会 志村大宮病院（茨城県）
境野 みね子	千葉県ホームヘルパー協議会（千葉県）		緒方 剛	茨城県土浦保健所/竜ヶ崎保健所（茨城県）
服部 万里子	NPO渋谷介護サポートセンター（東京都）		横林 文子	医療法人よこばやし医院（京都府）
上野 幸子	前 佐賀県看護協会訪問看護ステーション（佐賀県）		石田 光広	稲城市副市長（元福祉部長）（東京都）
増子 忠道	医療法人財団健愛会 かもん宿診療所（東京都）		谷田 憲俊	日本ホスピス・在宅ケア研究会/ 医療法人社団 西村医院（兵庫県）
中村 耕三	東京大学名誉教授		髙橋 紘士	一般財団法人高齢者住宅財団（東京都）

地域包括ケアシステム構築への社会的背景

1章

地域包括ケアシステム構築への社会的背景

超高齢社会と人口構成比

鬼頭 宏
静岡県立大学学長
歴史人口学者

- ◆ 日本人口の高齢化が始まったのは1970年，高齢社会に入ったのは1994年で，先進国の中でも非常に短期間に高齢化が進んだ．出生率が回復しない場合，将来，老年人口割合は40％まで上昇すると推計されている．
- ◆ 高齢化は高齢者の死亡率の改善による寿命の延びと少子化による年少人口の減少によって，加速された．
- ◆ 現在，老年人口割合の地域格差が大きい．しかし今後，老年人口が大きく増えるのは，若年人口が増加している大都市圏である．
- ◆ 少子化と長寿化によって生産年齢人口の割合が低下したため「人口オーナス」が拡大している．
- ◆ 65歳以上の老後期間は年々長くなっている．健康寿命も延びているが，なんらかの介助を必要とする期間の延べ数は大きくなっている．

人口減少と2つの不均衡

日本の人口は明治初年の3,400万人程度の水準から，2008年の1億2,800万人になるまで増加を続けてきたが，2009年以後，減少に転じた（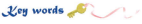）．

人口減少は1970年代中頃に始まった少子化によってもたらされた．出生率がこのまま回復しなければ，21世紀末に日本人口は4,200万人程度へと減少する（国立社会保障・人口問題研究所2012年1月中位推計）．

人口減少とともに，人口の年齢構成と地域分布に不均衡が生じている．1つは65歳以上の老年人口の増加，すなわち高齢化である．老年人口は2010年には2,925万人，総人口の23.0％であるが，ピークとなる2042年には3,878万人，36.8％まで増加すると予測されている．その後，老年人口は減少して2060年には3,464万人となるが，割合は39.9％まで上昇する（）．

地域分布の不均衡は，大都市圏，とくに首都圏への人口集中と地方圏からの人口流出である．高度経済成長期ほどではないにせよ，いまも地方圏から首都圏への人口純移動が続いている．その結果，2040年までの地域人口推計（国立社会保障・人口問題研究所2013年3月推計）によると，南関東ブロックで人口割合が高まるが，地方圏，とくに北海道，東北，四国の各ブロックで人口割合は減少する．地域ブロックごとの高齢者人口の分布は，今後，大きく変化するとみられている．

Key words
少子化
「少子化」は，出生数が大きく減少したことを指すことばとして1990年代にジャーナリズムで用いられるようになった．現在は，15〜49歳の女性の年齢別出生率を合計した合計特殊出生率が，次世代の人口を維持できる人口置換水準（2015年現在ならば2.07）を下回ることを意味するものとして用いられている．

Memo
国立社会保障・人口問題研究所HP
http://www.ipss.go.jp/

1 日本人口の推移

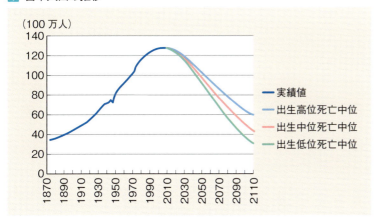

(国立社会保障・人口問題研究所「人口統計資料集 2015年版」[3] および同研究所2012年推計より作成)

2 1930〜2060年の人口ピラミッド

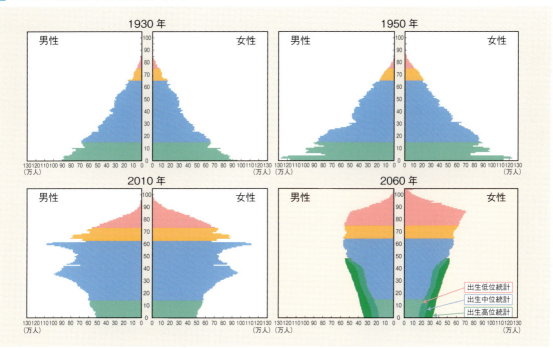

(国立社会保障・人口問題研究所HP〈http://www.ipss.go.jp/site-ad/TopPageData/pyra.html〉より. 1920〜2010年の数値は国勢調査, 2011年以降は「日本の将来推計人口〈平成24年1月推計〉」[1]より引用)

地方圏から若年層の人口流出が続くと仮定すると, 2040年までに20〜39歳女性人口が50％を下回るようになり, 将来の存続が危ぶまれる自治体が多数存在する. このような「消滅可能性自治体」は, 2010年現在で, 896市町村, 全自治体の49.8％に上ると日本創生会議は指摘している.

高齢化と高齢社会

総人口に対する老年人口(65歳以上)の割合が7％を超えると高齢化社会(aging society), 14％を超えると高齢社会(aged society)と呼ぶ. 日本で高齢化が始まったのは1970年, 高齢社会に到達したのは1994年であった(3).

3 年齢構成（三区分）の推移

（国立社会保障・人口問題研究所データより．2010年以降は2012年中位推計）

高齢化が始まってから高齢社会に到達するまでの年数を，高齢化の「倍加年数」と呼ぶ．日本の倍加年数は24年で，先進国の中で非常に短期間に高齢化が進んだ国の1つである（4）．

倍加年数は先発工業進国では長く，後発工業国ほど短くなる傾向がある．シンガポールや韓国は日本よりも短期間で高齢社会に突入した．後発国で高齢化の倍加年数が短くなるのは，人口転換が短期間で実現したためである．高齢化の速度が速いと，高齢者の雇用，年金制度，介護制度など高齢者の生活を支える制度の拡充や高齢者自身および高齢者に対する意識の対応が間に合わないことが多く，高齢化が社会問題となりがちである．

少子化と高齢化は生産年齢人口（15〜64歳）

4 主要国の65歳以上人口割合到達年次とその倍加年数

国	65歳以上人口割合の到達年次		倍加年数（年）
	7%	14%	7%→14%
韓国	1999	2018	19
シンガポール	1999	2021	22
日本	1970	1994	24
中国	2001	2027	26
ドイツ	1932	1972	40
イギリス	1929	1975	46
アメリカ	1942	2014	72
スウェーデン	1887	1972	85
フランス	1864	1978	114

（国立社会保障・人口問題研究所「人口統計資料集2015年版」より）

の割合を低下させるようになったため，いわゆる「人口オーナス」が拡大している．

高齢化の背景：長寿化と少子化

高齢化の原因の1つは，寿命（出生時平均余命）の大きな延びにある．寿命は戦前期において40年台でしかなかった．男性，女性ともに50年を超えたのは，終戦直後の1947年である．2010年の寿命は男性79.6年，女性86.3年になっていて，「人生80年」が実現している．寿命は今後も緩やかに延び続けるとみられてお

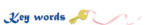

人口転換
出生率と死亡率の水準がともに高い前近代的な組み合わせ（多産多死）から，ともに低い近代的な組み合わせ（少産少死）へと移行することを人口転換という．日本の人口転換は1920年頃に始まり，1960年代に完了したとされる．

人口オーナス
生産年齢人口に対する従属人口の比率が高まって，生産年齢人口への財政負担などが大きい状態をいう．反対に，1960〜80年代のように従属人口比率が低く，生産年齢人口の負担が小さい状態を「人口ボーナス」と呼ぶ．

5 平均寿命(出生時平均余命)の推移

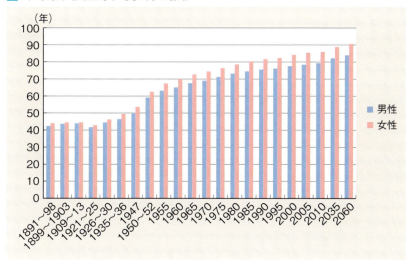

(厚生労働省．第1回～第21回生命表，国立社会保障・人口問題研究所「日本の将来推計人口(平成24年1月推計)」[1]より作成)

6 年齢別生存率の比較(出生＝10万人)

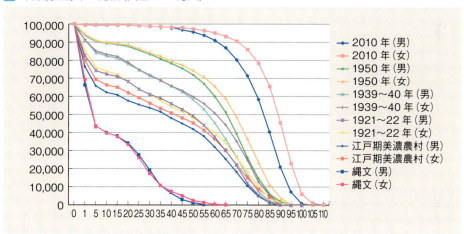

(縄文時代は小林和正のデータにPrinceton Model South 1を適用，江戸期美濃農村は斎藤〈1992〉，1921～22年以後は政府統計による)

り，2060年には男性84.2年，女性90.9年と「人生90年」時代を迎える(5)．

　生まれたばかりの赤ちゃんが，65歳になるまでにどれくらい生き残ることができたかを生命表の年齢別生存率によってみると，昭和戦前期(1939～40年)には，江戸時代農村よりも10ポイント以上向上したとはいえ，男性で38％，女性で44％でしかなかった．2010年の65歳への生残率は男性87％，女性94％と，ほぼ9割に達している(6)．

　子どもの死亡率が改善し，より多くの人々が高齢者になるまで生きることができるようになったことによって，高齢化が起きた．戦前から戦後までの寿命の延びに貢献したのはおもに乳児(0歳児)の死亡率の低下であった．戦後は乳児に加えて，幼児(5歳未満)および青壮年(15～39歳)の死亡率改善が寄与している．高度成長期の1965年以後に目立つのは，中高年(40～64歳)と老年期(65歳以上)の延びである．この傾向はとくに女性で目立っている．

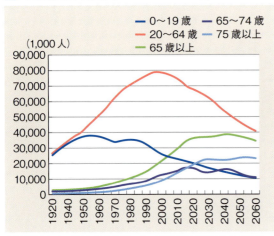

7 年齢別人口の推移（1920〜2060年）

（国勢調査および国立社会保障・人口問題研究所「日本の将来推計人口（2012年中位推計）」より．人口は国勢調査年について5年おきに表示した）

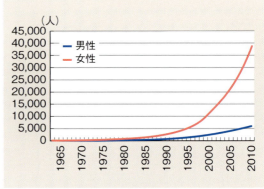

8 100歳以上人口の推移（1963〜2010年）

（厚生労働省老健局調査より．各年9月1日現在）

　高齢化を加速させたもう1つの原因は少子化である．終戦直後のベビー・ブーム期（1947〜49年）には，毎年270万件近い出生があったが，1953年から200万人を下回るようになり，以後，急速に減少した．第二次ベビー・ブーム期の1971〜74年には一時的に200万人台に回復したが，1975年以降，合計特殊出生率が2を下回るようになると，出生数は大幅に減少した．その結果，年少人口が減少したため，高齢化は一段と進むことになった．

将来の老年人口

　総人口に占める老年人口の割合は今後も上昇が続くとされるが，老年人口それ自体は2042年の3,878万人をピークに，減少に転じると予測されている（2012年中位推計，7）．少子化が始まってから生まれた人々が高齢者になっていくためである．

　高齢者を前期高齢者（65〜74歳）と後期高齢者（75歳以上）に分けると，前期高齢者のピークは2016年（1,761万人）であり，後期高齢者よりも減少が早く始まる．2017年には後期高齢者が上回るようになり，2053年までさらに増加が続く．2053年には前期高齢者1,281万人に対して，後期高齢者はその2倍近い2,408万人に上ると推計されている．老年人口のさらなる高齢化が進むのである．

　2010年には，最も多くの人が死亡する年齢は，男性で85歳，女性は91歳であった．寿命の延びによって，かつては稀でしかなかった100歳以上の百寿者（センテナリアン）の数が増えてきた（8）．これが1万人を超えたのは1998年であったが，2010年には4万4,449人になった．男女の構成を見ると圧倒的に女性が多く，女性3万8,580人に対して男性は5,869人である．

老年人口の地域別動向

　2010年の老年人口割合は，最高の秋田（29.6％）から最低の沖縄（17.4％）まで地域格差が大きい．高齢化率の地域格差の原因は，おもに若年人口の移動にある．地方圏の農山漁村では進学や就職のために人口流出が多く，生産年齢人口と年少人口が相対的に少なくなるので，高齢化率が高まる傾向にある．反対に，大都市圏では若年層の人口流入によって高齢化の程度は低い．

　老年人口は2010年の2,948万人から2040年の3,868万人へと920万人増加するが，その増え方は地域によって大きな差がある（☞Memo）．

9 都道府県別65歳以上人口の将来推計——2010年と2040年の比較

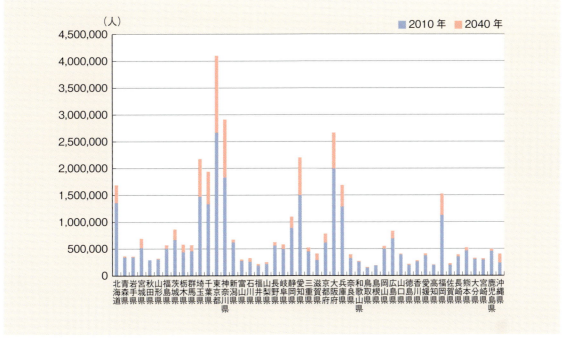

(国立社会保障・人口問題研究所「日本の地域別将来推計人口(平成25年3月推計)」より)

　現在，すでに老年人口比率が高い地域では，今後，老年人口は減少する(9,10)．秋田，島根，高知の3県ではすでに老年人口の減少が始まっていて，2040年には2010年よりも少なくなると予測されている(3県で2万人の減少)．岩手，山形，富山，長野，和歌山，鳥取，岡山，山口，徳島，香川，愛媛の11県では，老年人口が2020年にピークを迎え，北海道，青森，福島，新潟，福井，佐賀，長崎，熊本，大分，宮崎，鹿児島の11道県では2025年にピークを迎え，いずれもその後は減少する．ただしこの2グループの2040年の老年人口は，2010年よりも多い(前者は31万人，後者は81万人)．

　現在，老年人口比率が低い大都市圏を中心とした地域では，これから老年人口が大幅な増加期を迎えるので，高齢者ケアにとって大きな課題となる．人口流入が多く，人口の年齢構成が若い22都府県がこれに該当する．これらの地域では2040年までの高齢者の増加倍率は非常に大きい．沖縄の1.71倍(24万人→42万人)を筆頭に，神奈川1.60倍(183万人→292万人)，東京1.54倍(268万人→412万人)，埼玉1.50倍(147万人→230万人)，愛知1.47倍(151万人→222万人)，滋賀1.47倍(29万人→43万人)，千葉1.46倍(134万人→196万人)となっていて，介護の担い手の不足が深刻になると予想される．

老後期間と健康寿命

　寿命の延びによって65歳以後の老後期間が長くなった．

　65歳時平均余命は昭和戦前期(1939〜42年)に男性9.7年，女性11.3年であったが，2010年には男性18.7年，女性22.0年へと2倍程度の延びがあった．

地域別将来推計人口
国立社会保障・人口問題研究所は「日本の地域別将来推計人口」を市町村別に算出している．ただし地域推計人口は人口移動の影響を強く受けるので，2010年の場合の推計は，30年先の2040年までしかなされていない．

⑩ 老年人口の将来──地域別パターン

パターン		老年人口の最大年			合計
変化	2040年人口	2020年	2025年	2040年	
増加	2010年より増加			宮城・茨城・栃木・群馬・埼玉・千葉・東京・神奈川・石川・山梨・岐阜・静岡・愛知・三重・滋賀・京都・大阪・兵庫・奈良・広島・福岡・沖縄(22)	22
増加のち減少	2010年より増加	岩手・山形・富山・長野・和歌山・鳥取・岡山・山口・徳島・香川・愛媛(11)	北海道・青森・福島・新潟・福井・佐賀・長崎・熊本・大分・宮崎・鹿児島(11)		22
	2010年より減少	秋田・島根・高知(3)			3
合計		14	11	22	

(国立社会保障・人口問題研究所「日本の地域別将来推計人口(平成25年3月推計)」より)

社会保障・人口問題研究所の推計(2012年中位推計)では，2060年の65歳時平均余命はさらに長くなり，男性22.3年，女性27.7年になるとしている．

健康寿命も延びていて，2010年に男性70.42年，女性73.62年と，WHO(世界保健機関)などの推計によるとわが国は世界第1位の水準にある．2001年の男性69.40年，女性72.65年から，それぞれ1.02，0.97年延びていて，今後も健康寿命の延びが期待されている(厚生労働科学研究費補助金「健康寿命における将来予測と生活習慣病対策の費用対効果に関する研究」)．

健康寿命は延びるものの，平均寿命と健康寿命の差，すなわち「健康ではない期間」が縮小しているとは言えない．それは2010年に男性9.13年，女性12.68年であるが，2001年と比較して1.4年程度，長くなっている．老年人口とくに後期老年人口が増えることを考慮すれば，「健康ではない期間」に人口を乗じた延べ人・年は今後，大きく増大する可能性がある(2010～60年に65歳以上人口は17％，75歳以上人口は65％増加)．

高齢者を取り巻く人口学的要因の変化として，世帯類型の変化も考慮する必要がある．1960年代以降，核家族化が浸透したことにより，人生の最終局面を高齢者単独世帯が占める割合が高くなった．生涯未婚率が大幅に上昇していることから，今後，独居老人はさらに増えると予想される．親族の支援を得られにくい高齢者が増加していることも忘れてはならない．

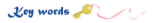

健康寿命
世界保健機関(WHO)は健康寿命を「健康上の問題で日常生活が制限されることなく生活できる期間」と定義している．

参考文献

1) 国立社会保障・人口問題研究所．日本の将来推計人口(平成24年1月推計)
   http://www.ipss.go.jp/syoushika/tohkei/newest04/gh2401.pdf
2) 国立社会保障・人口問題研究所．日本の地域別将来推計人口(平成25年3月推計)
   http://www.ipss.go.jp/pp-shicyoson/j/shicyoson13/6houkoku/houkoku.pdf
3) 国立社会保障・人口問題研究所．人口統計資料集2015年版
   http://www.ipss.go.jp/syoushika/tohkei/Popular/Popular2015.asp?chap=0
4) 増田寛也(編著)．地方消滅──東京一極集中が招く人口急減．中央公論新社；2014．

地域包括ケアシステム構築への社会的背景

疾病構造の変化

飯島勝矢
東京大学高齢社会総合研究機構准教授
医師

- ◆ わが国は世界に例のない少子高齢化が進んでいる．
- ◆ わが国における疾病構造の推移を見直してみると，時代の移り変わりと並走する形で高度先進医療の体得とそれの地域での展開があり，確実に寿命を延ばしてきたが，現在，長寿社会を達成したからこそ顕著化してきた虚弱（フレイル）化の問題に徐々に課題が移ってきている．
- ◆ 弱っても安心して住み慣れたまちで住み続けるためには，24時間365日体制で支える専門職のチーム構築（多職種協働）とシステム化が求められる．

世界の中の長寿フロントランナー・日本

　わが国は世界に例のない少子高齢化が進んでいる．今後，若者〜現役世代〜高齢者の誰もが人間としての尊厳と生きる喜びを享受しながら快活に生きていける，活力ある超高齢社会の実現に向けて挑戦していかなければならない．そのためには，超高齢社会にむけて社会システムをリデザインすることも求められる．また，活動レベルが低下して要介護になった後でも，施設収容により対応するだけではなく，住み慣れた地域社会の中で安心してできるだけ在宅療養を継続できる社会システムを居住環境システムも含めて実現するなど，世界に先駆けてその解決策の先進的モデルを生み出すことが求められている．

　本稿ではわが国の疾病構造の変化を概説し，それを踏まえて今改めて課題を再考してみる．

出生率と死亡率の長期推移

　1 に人口1,000人当たりの出生数および死亡数である出生率と死亡率の明治以降の長期推移を示す[1]．毎年の変動を省き，長期推移でみてみると，出生率は明治以降，大正時代まで上昇し（ピーク1920年〈大正9年〉），それ以降は大きく低下してきている．第二次大戦終戦前後の出生率低下を埋め合わせるように，1947年から1949年までの約2年間は第一次ベビーブームが起こった．さらに，その子どもの世代が生まれる時期に，いわゆる第二次ベビーブームが起こった．

　一方，死亡率をみてみると，（短期的な増減を除くと）明治以降はある程度高い死亡率が続いていた．特に明治から大正にかけて，感染症（流行病，疫病など）により，大きく死亡率が上昇する年が継続して繰り返されていたが，昭和に入ると，徐々に衛生環境の改善や疫病対策の進歩により，毎年の死亡率の変動は大きく減じてきた．そして，医療水準の高度化も重なって，着々と死亡率は低下傾向をたどり，戦後の高度成長期まで大きく死亡率は低下傾向を示すこととなった．それ以降は横ばい傾向となったが，この20年は高齢化の影響で死亡率も若干

1 出生率と死亡率の長期推移（人口1,000人当たり）

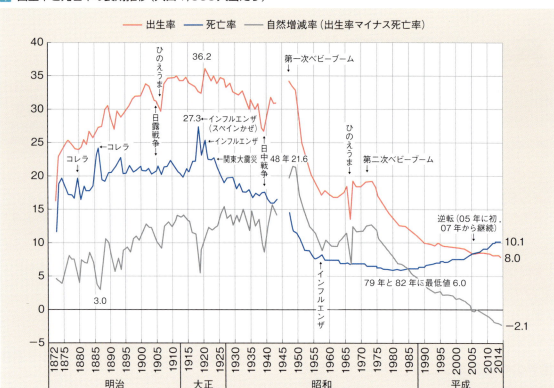

（社会実情データ図録[1]）より．資料：厚生労働省「人口動態統計」〈最近年は概数〉；日本の長期統計系列，1872〈明治5〉年～1898〈明治31〉年は内閣統計局「人口動態ニ関スル統計材料」〈維新以後帝国統計材料彙纂 第四輯〉など）

上昇傾向となってきている．

以上より，出生率の低下と死亡率の上昇の結果，明治以降はじめて自然増減率が2005年にマイナスに転じ，また2007年からは毎年マイナスが続いている．

死因別死亡率

2 に死因別死亡率の長期推移を示す[2]．克服すべき病気の種類が過去から大きく変貌を遂げている状況がつぶさに読み解ける．戦前の死亡原因としてもっとも深刻だったのは，「感染症」（特に代表的なものが肺炎や胃腸炎）であった．一方，気管支炎も頻度は多いが，このグラフの中で示されていない気管支炎を肺炎と含めて考えてみると，1899年から1922年までの約20年強は死因の第1位であった．特に1918年から1920年まではインフルエンザの世界的な流行（いわゆるスペイン風邪）があり，日本でも高い死亡率を示した．このインフルエンザの大流行により，世界中で約2,500万人の死者が出たのではないかと推定されている．感染症対策の医学の進歩に対しても大きくブレーキをかける出来事であり，それこそ大戦の死者をはるかにしのぐ感染性疾患（伝染病）の猛威に襲われたことになる．その現実を踏まえ，ある疫学者から「疫病の時代はまだ去っていない」との言葉があった．

1930年代から戦後しばらくは「結核」が死因の第1位であった．戦後，結核に有効な化学療法が開発されたのを契機として，BCG接種による予防，ツベルクリン検査，全国民一律の胸

2 主要死因別死亡率（人口10万人対）の長期推移（1899〜2014年）

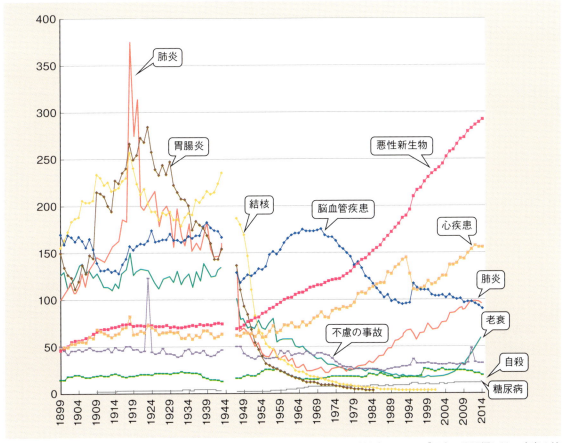

1994年の心疾患の減少は，新しい死亡診断書（死体検案書；1995年1月1日施行）における「死亡の原因欄には，疾患の終末期の状態としての心不全，呼吸不全等は書かないでください」という注意書きの事前周知の影響によるものと考えられる．

（社会実情データ図録[2]）より．資料：厚生労働省「人口動態統計」）

部X線検査による患者発見，さらに化学療法による治療を合わせた対策が急ピッチに進んだ．それが功を奏して，結核事情は良い方向に一変していった．

感染性疾患の時代から生活習慣病の時代へ

第二次大戦後，栄養状態の改善や抗生物質などの出現にともない感染性疾患が大幅に減少していった（2）．同時に，結核対策も進んだ結果，結核による死亡も大きく減少した．これら感染症が中心であった時代から，それに代わって悪性新生物（がん），脳血管疾患，心疾患な

ど老化と関連した疾患が増大してきた．1957年頃からこれらは三大成人病（具体的には高血圧，糖尿病，脂質異常症〈以前は高脂血症〉）と称され，主たる克服対象となり，食事管理と運動推奨を中心とした啓発も活発になってきた．その後，1996年頃からは，三大成人病をはじめとして慢性肝疾患も含めて，長い年月を経ての各個人の生活習慣とそれらの疾患の発症との間に深い関係があることが公衆衛生的アプローチを中心に明らかになり，エビデンスが蓄積されてきた．

そのことから，成人病は新たに「生活習慣病」と称されるようになった．近年の特徴としては，生活習慣病の中でも高血圧対策（具体的に

3 疾病構造の変化のまとめ

		70年前（戦前）	40年前	現在
死亡率	1位	感染症（肺結核）	脳出血（高血圧症）	悪性新生物（がん）
	2位			心疾患（心筋梗塞）
	3位			脳卒中（脳梗塞）
医療環境の変化		抗生物質の発見	食生活の向上 医学の進歩 衛生環境の向上	慢性疾患の増加 超高齢社会
平均寿命		50〜60歳	60〜70歳	男性79歳，女性86歳

（内山裕講演会，2011[4]）より）

は，国民への減塩運動論や降圧薬の進歩，そして内服への啓発など）が功を奏して脳血管疾患の死亡率が低下してきた．その中で，近年になり目立ってきている点として，悪性新生物（第1位）と心疾患（第2位）の死亡率が傾向的に上昇している点，さらには長寿社会を獲得した反面，虚弱化の傾向になっている高齢者たちが肺炎（誤嚥性肺炎含む）で死亡することが多くなっている点などがあげられる．

ここで，悪性新生物（がん）の死亡率が上昇している理由のひとつとして，悪性新生物による死亡率の高い高齢者の比率が上昇している点をあげることができる．もし高齢者比率が不変であるとしたならば，悪性新生物による死亡率は上昇しているであろうかという疑問が湧いてくる．これを確かめるためには年齢調整死亡率という確認方法が存在する．これはある時点の人口構成のまま推移したと仮定した場合の死亡率である（年齢別死亡率から算出）．悪性新生物について，普通の死亡率（粗死亡率）と年齢調整死亡率を対比してみると，実は悪性新生物の死亡率の上昇の大きな理由は高齢化によるものであり，高齢化の要因を除くと，男性は1995年以降，女性は1960年から，悪性新生物による死亡率は低下していることが分かる．すなわち，悪性新生物は減少しているとも言えるのかもしれない．この減少傾向を示している主要な要因としては，男女ともに胃がんが減少傾向を示し，女性については子宮がんが減少して

いるためと言われている（黒木登志夫「健康・老化・寿命一人といのちの文化誌」[3]より）．

以上の時代の変遷を踏まえ，疾病構造の変化を 3 にまとめてみる[4])．

約70年前くらいの時代は肺結核を中心とする感染症が中心であり，40年前の時代は塩分摂取も多い時代であり，高血圧管理が不十分であることから脳血管疾患（特に脳出血）が多かった．そして，近年になると，食習慣も大きく変わり，悪性新生物（がん）や生活習慣病を背景とする心血管疾患が中心となってきたことが分かる．これら全ての要素により，日本人における生存率曲線が 4 [5])に示すような年次推移をたどることとなった．

疾病以外による死亡

疾病以外による死亡をみてみると，まずは老衰で死ぬ人が少なくなった点があげられる．しかし，これは医師が死亡診断書に直接の死因を記述するようになったため，結果的に減少しているという側面が大きいと思われる．さらに，不慮の事故による死亡率が3ポイント（1923年，1995年，2011年）で飛び跳ねており，それぞれ関東大震災，阪神・淡路大震災，東日本大震災という大規模災害に該当する．さらに，自殺率が1998年から上昇した点も目立っており，社会的背景（景気や正規雇用枠なども含め）の問題も大きく関わっているのであろう．

4 生命表による日本人の生存率曲線の年次推移

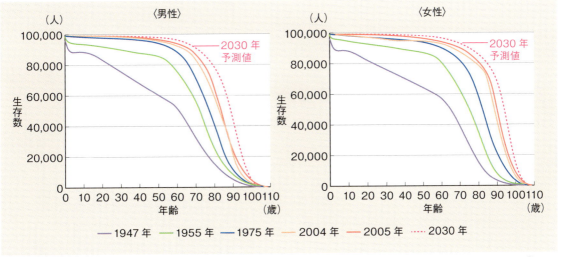

(厚生労働省HP[5]より)

医療費の増加

　超高齢社会に突入していく中で，社会保障を中心とする社会的負担の増加が心配される．その大きさを示す尺度の一つとして，国民医療費をみてみると，国民所得の伸びが毎年せいぜい1％台に留まっている中で，国民医療費は平均して6％前後の増加を見せている．その影響もあり，平成24年度の国民医療費は39兆2,117億円となっており，前年度（平成23年度）の38兆5,850億円に比べ6,267億円（1.6％）の増加となっている．人口1人当たりの国民医療費は30万7,500円で，前年度の30万1,900円に比べて1.9％増加している[6]（ 5 ）．ちなみに，国民医療費の国内総生産（GDP）に対する比率は8.30％（前年度8.15％），国民所得（national income：NI）に対する比率は11.17％（同11.05％）となっている．

　特に老人医療費は，高齢化の進展にともなって毎年8％前後増加し，高齢者1人当たりの年間医療費は，それ以外の非高齢者の人たちの約5倍にまで跳ね上がっている．

なぜ，治す医療から「治し支える医療」が求められているのか

　前述の疾病構造の変化を踏まえ， 6 になぜ，治す医療から「治し支える医療」が求められているのかをまとめる．

　前項（「超高齢社会と人口構成比」p3）で示される人口ピラミッドから分かるように少子高齢化が急ピッチに進んでおり，かつ多世代で同居しない高齢者世帯が増加し，2025年には独居・夫婦のみ世帯が約7割を超えるとされている．

　高度先進医療の進歩を背景に，前述の疾病構造の変化も相まって，徐々に若死にが減り，老いの長期化（虚弱化）へ突入してきている．その結果，加齢性筋肉減弱症（サルコペニア）や筋骨格系の不具合を表すロコモティブシンドローム（足腰の衰え），そして認知症が急増していく．

超高齢社会を見据えて鍵となるフレイル予防

　前述の医療費の高騰の背景には，まずは高齢

5 国民医療費・対国内総生産および対国民所得比率の年次推移

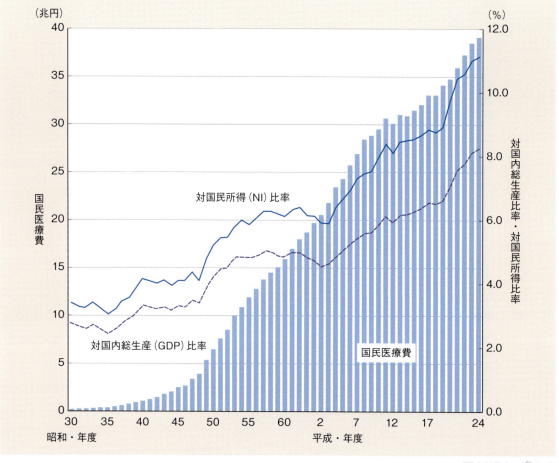

(厚生労働省HP[6]より)

6 なぜ，治す医療から「治し支える医療」が求められているのか

- 人口構造の変化（少子高齢社会）
  「騎馬戦型」から「肩車型」へ，独居・夫婦のみ世帯の増加
- 社会保障制度改革
  医療の課題の重点がシフトしているが，対応できていない
  ⇒医療効率化，社会的入院の是正，「生活の質」重視へ
- 疾患構造の変化・慢性疾患の増加
  若死にが減り，老いの長期化（虚弱化）へ
  ⇒サルコペニア，ロコモティブシンドローム（足腰の衰え），認知症，老衰の増加
- 医学の進歩と 'Cure（治す）' を目指す医療の方向性の限界
  救命できても障害を残す，がん治療の限界（緩和ケアの普及）
- 終末期医療に対する期待の変化：長寿より「天寿」
  延命治療の果て病院で死ぬ文化への「再考」
  ⇒医療の重点が延命よりも「生活の質」へ向かう必要性

化（老齢化）が大きな要因ではあるが，さらに高度経済成長のなかで，食生活をはじめ様々な生活習慣が変化し，文字通り生活習慣病が急増した結果でもある．健康寿命をより長く保つために，生活習慣病への一次予防対策と同時に，介護予防によりできる限りの自立を目指すという予防政策が重要となる．しかし，全ての人が亡くなる前まで自立生活を可能にできる訳ではなく，むしろ大半の高齢者が少なからず「虚弱（frailty：フレイル）」な期間を経ることになる．このフレイルな状態は骨格筋の減弱であるサルコペニアを中心とした「身体の虚弱（physical frailty）」だけで考えられがちであるが，それだけではなく，精神心理的要因を背景とする「こころ・精神の虚弱（mental frailty）」および社会

的要因を含む多次元の「社会性の虚弱(social frailty)」が存在する．よって，今後の高齢化を見据えると，いつまでも心身ともに健全で自立し続けられるようにという視点を国民自身が意識することが必要であり，少なくともこれら全て(3つのフレイル)においてバランスの取れた簡易評価や指導，教育体制が強く求められる．

特に身体機能が伸びていることも分かってきた現在，元気なお年寄りもかなり増加してきていることも事実ではあるが，その反面，虚弱傾向の強い高齢者も増えてきていることも確かである．その意味では，介護予防施策が行われてきた現時点で，改めて効果の評価検証をしっかり行い，その上で有効な虚弱予防活動を各自治体中心に行っていくことが強く求められている．そこには，栄養(食と口腔機能)，運動(活動量)，そして社会性(社会参加，社会貢献)の3つの要素を改めて高齢期の市民側に，もっと言えば高齢期になる前の段階から運動論にしていく必要がある．

地域包括ケアシステム ── 病院完結型医療から地域完結型医療へのパラダイム転換

より虚弱の進んだ要介護期～終末期にかけては，病院医療中心の現在の体制では，通院困難な高齢者に一定程度以上の医療が必要になった時は入院の選択肢しかなく，結果的に入院することにより，ねたきり等の廃用症候群，そして認知症になることも少なくない．不必要な入院防止という観点からも，あるいは，本人や家族が願うなら在宅で看取ることも含めて，住み慣れた住まいという「生活の場」に医療が及ぶことが必要である．よって，患者さん方に対して「病人である前に『生活者』なのである」という理念を医療・介護関係者全てが改めて認識し直し，個々人の生活に密着した形で生から死までを地域全体でみて(診て・看て)いく，という

医療の提供体制の考え方を大きく変えなければならない．言い換えれば，従来の「治す医療」から「治し，支える医療」への転換が必要な時期に差し掛かっている．しかも，様々な大きな連携(例えば，市区町村の行政主導の下，医療・介護・福祉の連携，各地区医師会を中心とした各職能団体，大学などの教育機関，急性期から慢性期管理のできる病院，等)も今まで以上に強い絆と円滑な役割分担(機能分化)が必要になってくる．その結果，生活者でもある患者さんを中心にして，在宅医療を担うかかりつけ医や在宅専門医を含む多職種が一丸となりシームレスな(切れ目のない)現場を作り上げる必要がある．それが，まさにわが国が推し進めている地域包括ケアシステムである．そのためには，制度として在宅医療を軸においた地域医療の再編，そして医療介護連携のシステム基盤の構築が必要であるが，そこにはこれに携わる医療者への一貫した教育の体系が必須となってくる．

今後の展望

わが国における疾病構造の推移を見直してみると，時代の移り変わりと並走する形で高度先進医療の体得とそれの地域での展開があり，確実に寿命を延ばしてきた．そこには目の前の感染症をはじめとする個々の疾患を克服するために闘ってきた背景と医療事情があるが，現在，長寿社会を達成したからこそ顕著化してきた虚弱(フレイル)化の問題に徐々に課題が移ってきている．また，終末期医療に対する期待の変化も時代で変わっていく可能性がある．「老い」や「終末期」というものに対する考えが，個々の国民の中でさらに成熟した考えで理解され，生活の質を重視しながら，いつまでも自立した生活を送るために，健康寿命の延伸のための予防事業にも力を注いでいくことも強く求められているのであろう．

これからの超高齢化を考えると，従来の疾病治療が軸となっていた医療事情に加え，以下の2つの視点が改めて重要と思われる．

①なるべく弱らないように虚弱（フレイル）予防に力を注ぐ．そこには社会性をいつまでも高く保つための本人の意識変容やヘルスリテラシーの高さが必要となる．

②弱っても安心して住み慣れたまちで住み続ける．そのためには，24時間365日体制で支える専門職のチーム構築（多職種協働）とシステム化が求められる．

これらを達成するには個々人の意識変容〜行動変容，さらにはそれを実践するためのまちぐるみでのコミュニティの再構築が必要である．全国の様々な地域において，その地域性を活かした形で，さらに産学官民の皆で繰り広げる形で真の地域包括ケアシステムが構築される必要があり，さらにはそれがその地域に根付き，最終的には次の世代へ引き継がれることになってはじめて意味のあるものになるのであろう．

文献

1) 社会実情データ図録
   http://www2.ttcn.ne.jp/honkawa/1553.html
2) 社会実情データ図録
   http://www2.ttcn.ne.jp/honkawa/2080.html
3) 黒木登志夫．健康・老化・寿命―人といのちの文化誌．中央公論新社；2007．
4) 内山裕．日本尊厳死協会ながさき・平成23年度総会講演会「主役・脇役・いのち」．2011．
   http://www5f.biglobe.ne.jp/~osame/sonngen/sonngenn-kagoshima/uchiyama-page/uchiyama-14/uchiyama-2011-4-23.htm
5) 厚生労働省HP「第21回生命表（完全生命表）の概況」
   http://www.mhlw.go.jp/toukei/saikin/hw/life/21th/index.html
6) 厚生労働省HP．平成24年度国民医療費の概要：国民医療費・対国内総生産及び国民所得比率の年次推移．
   http://www.mhlw.go.jp/toukei/saikin/hw/k-iryohi/12/dl/kekka.pdf

地域包括ケアシステム構築への社会的背景

家族の変化と在宅ケアの可能性

袖井孝子
お茶の水女子大学名誉教授
社会学者

- ◆ 日本の家族は，1960年代を中心とする高度経済成長期と1980年代を中心とする女性の自立時代に大きく変化した．前者では，核家族化の進展が，後者では家族の個人化が特徴である．
- ◆ 家族の幸せよりも個人の自己実現が重視され，家族中心社会から個人中心社会に変化した結果，家族のもつケア機能が弱体化するようになった．
- ◆ 1970年代半ば以降，在宅死と病院死の比率が逆転し，病院死が多数を占めるようになった．しかし，実際には自宅で最期を迎えることを望む人が多数を占めることから，在宅医療が見直されている．
- ◆ 在宅で最期を迎えることを可能にするには，本人の強い意思とそれを可能にする家族および医療福祉の専門家による支援が不可欠である．

変化する日本の家族――家族中心から個人中心へ

　戦後日本の家族を大きく変容させた時期として，1960年代を中心とする高度経済成長期と女性の自立が説かれた1980年代の2つをあげることができる．高度経済成長期は，日本の家族がもっとも安定していた時代である．夫婦と未婚子からなる核家族が理想であるとともに，実際にも多数を占め，マイホーム主義が謳歌された．それに対して，80年代以降は，家族の幸せよりも個人の自己実現が重要視されるようになり，家族危機や家庭崩壊といった現象が目立つようになった．言い換えれば，家族中心社会から個人中心社会へと変化を遂げてきたのである．

　言うまでもなく，いつの時代，いつの社会にあっても，家族は人びとにとって重要な拠り所であり，社会の基礎的な単位である．しかし，近年，自己犠牲を払ってまでも，家族という集団を維持していこうという意思が脆弱化してきている．家族に対する想いや人びとが家族に対して与える優先順位の変化が，家族の形態や機能をどのように変えてきたのかをさぐることにしたい．

高度経済成長期とそれ以前

　伝統的な社会では，生産も消費も教育も娯楽も，そして子どもや病人の世話も家庭で家族の手によって行われていた．産業化や近代化につれて，生産は工場に，消費は商人の手に委ねられ，教育は学校に，娯楽は娯楽施設に移されるようになった．かつて家族が抱え込んでいたたくさんの機能は，家庭外の専門機関に委譲され，専門家の手によって遂行されるようになり，家族はより限定された機能に集中的に取り組むようになる．

　生産力の低い社会では，心身機能の低下した高齢者，病人，障害者など集団の維持存続にとって足かせとなるような存在は，見捨てられることも珍しくはなかった．各地にみられる姨

1 家族類型別世帯数の割合

（国立社会保障・人口問題研究所「人口統計資料集」2015年版をもとに作図）

捨伝説は，集団が生き延びるためのやむを得ない手段でもあった．しかし，生産力が向上した近代社会では，集団の維持存続にとって重荷になるような存在をも取り込んで，世話をすることが可能になった．

乳幼児，病人，心身機能の低下した高齢者など自らの力で生活を営むことが困難な者に対するケアの機能は，かなり長い間，家庭にとどめ置かれた．しかし，高度経済成長期以降は，家族にとって本質的な機能であるケア機能までも，家庭外に放出されるようになった．

1950年代末から1970年代初頭まで続く日本経済の成長は，日本人の生活やものの考え方を大きく変化させた．1960年以前には，就業人口の過半数が農業を中心とする自営業に従事しており，働く人の多くは自営業主とその家族従業者であった．しかし，1960年には，就業人口に占める雇用者の比率が半数を超え，以後，年々その比率を増している（総務省「労働力調査」より）．

家庭内により多くの労働力を蓄えていることが有利に働く自営業と違って，雇用者では家庭内に多くの労働力を保持する必要はない．自営業世帯では，親から子へと生産技術が伝達されるため，親世代と子世代の同居が望ましいが，雇用者世帯では親世代と子世代が同居をするメリットは少ない．さらに，日本経済の発展に伴って，国内はおろか地球の果てまでも出張や転勤が当たり前になるにしたがって，同居世帯は減少していった．

「農業軽視，工業優先」の高度経済成長期には，多数の若者たちが職を求めて農村から都市へと移住し，やがて彼らは結婚をして家庭を形成した．都市には若い核家族が誕生し，農村には残された親世代による老いた核家族が増加することになる．

普通世帯に占める核家族世帯の比率をみると，1955年には59.6％であったが，60年には60.2％，65年には62.6％，70年には63.5％，75年には63.5％と年々増加している（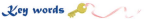，総務省「国勢調査」より）．

核家族化の進展

核家族化の進展をもたらした最大の要因は，

Key words

核家族世帯
夫婦と未婚子，夫婦のみ，ひとり親世帯などを指す．戦前には，日本人の多くが三世代世帯に暮らしていたというのは誤解であり，1920年の第一回国勢調査時に核家族世帯が55.3％を占めていた．

就業構造の変化にあるが，それに加えて人びとの価値観が変化したことも見過ごせない．第二次大戦前の日本社会には，家父長制の家族制度である家制度が存在し，法制度上も家長である父親に絶対的な権限が与えられていた．戦前には，家長の統制下にまとまりをもつ三世代世帯が望ましい家族像であり，その他の家族員，とりわけ嫁の立場にある女性には，ほとんど何の権限も与えられていなかった．

第二次大戦後，家制度は廃止され，日本国憲法の制定（1946年）や民法改正（1947年）を経て，あるべき家族像は，家長が支配する父息子関係中心の直系家族制から，夫婦が対等の立場に立つ夫婦家族制へと変化した．しかし，戦前に教育を受けた世代が社会の中枢を占めていた高度経済成長期以前には，法制度上は廃止された家制度的な慣行や意識が残存していた．

しかし，戦後教育を受けた世代が成長し，テレビを通じて流される情報を得て，人びとの考え方は，しだいに変化していった．夫婦と子ども2人の世帯が標準世帯とみなされるようになり，高齢の親との同居が避けられるようになった．経済の成長に伴って賃金が上昇し，夫1人の収入で生活を営むことが可能になった結果，専業主婦が増加し，「夫は仕事，妻は家事育児」の性別役割分業が定着するようになった．

女性の自立と個の時代

性別役割分業の核家族の幸せに影を投げかけるようになったのは，1973年の第一次石油ショックを契機とする経済の停滞である．上昇する教育費や住宅ローン返済に対処するため，専業主婦として家庭にとどまって，安閑とした暮らしを営むことが難しくなった．既婚女性の労働市場への参加が進み，1985年には有配偶女性の労働力率が5割を超えるようになった（総務省「労働力調査」より）．

経済状況の変化に加えて，もう一つ特筆すべきは，女性の地位向上や男女平等の実現を目指す国際的な動きである．1975年にメキシコシティで開催された第1回世界女性会議，その翌年から始まる「国連女性の10年」の動きを背景に，国や自治体が率先して，女性の地位向上や性別役割分業の撤廃を説くようになった．こうした動きがどこまで一般の女性にまで届いたのかは不明だが，核家族の専業主婦として，狭い団地の一室に閉じ込められる生活に飽き足らないものを感じていた女性たちが，職場や地域社会に活動のチャンスを見出すようになった．離婚，蒸発，家庭内暴力などという言葉がマスコミをにぎわせるようになるのは，この頃である．

未婚率の上昇

かつて日本人は，「結婚好きな国民」といわれ，よほどの事情がないかぎり，ほとんどの人が結婚をした．「結婚をして一人前」とか「女の幸せは結婚にある」などと言われたものである．だが，そうした言葉は，しだいに死語と化してしまった．かつて結婚適齢期と言われた20歳代後半についてみると，男性では1960年には46.1％が未婚であったが，1990年には69.4％にな

Key words

家制度
江戸時代の上級武士の家族制度であったが，明治政府は，国民全体を統治するためにこの制度を採用した．儒教倫理に基づき，家長には家族員のほとんどすべての生活を支配する権限が与えられ，親孝行，長幼の序，男尊女卑が順守された．

直系家族制
子どものうちの一人が結婚後も親と同居し，単独で財産を相続する代わりに親の老後に責任をもつ．子どもとの同居を繰り返すことによって，家名がほぼ永続的に継承される．同居するのは長男であることが多いが，稀には長女や末子の場合もある．

夫婦家族制
結婚後，子どもは，別の家庭を築き，親とは同居しない．結婚によって始まり，配偶者の一方の死によって終わりを告げる一代かぎりの家族である．

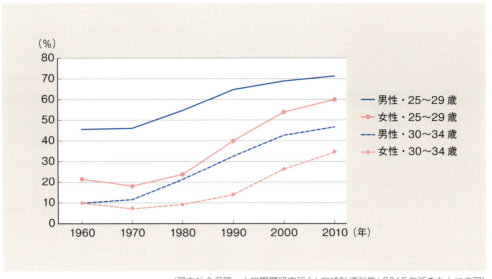

2 男女別25〜34歳の未婚割合

（国立社会保障・人口問題研究所「人口統計資料集」2015年版をもとに作図）

り，2010年には71.8％に達している．女性では，1960年に21.6％，1990年に40.4％，2010年には60.3％にのぼる（**2**，総務省「国勢調査」より）．

国勢調査結果に基づく国立社会保障・人口問題研究所の推計によると，生涯未婚率（50歳時の未婚率）は，1960年には男性1.26％，女性1.88％であったが，1990年には男性5.57％，女性4.33％，2010年には男性20.14％，女性10.61％である．50歳を過ぎて結婚する人もいるだろうが，その数はそれほど多くはないだろう．言い換えれば，男性の5人に1人，女性の10人に1人は生涯未婚であり，その比率はなお上昇し続けている．

未婚率の上昇をもたらした原因としては，第一に結婚のメリットが減少したことがあげられる．かつて女性は経済的に自立できないために，依存できる男性を探し，男性は生活自立ができないために，身の回りの世話をしてくれる女性をさがしたものである．しかし，女性も働いて収入を得るチャンスがあれば，気に染まぬ相手と暮らす必要はない．他方，男性の側も，家庭電化製品や24時間営業のコンビニエンスストアのおかげで，生活に不便を感ずることはなくなった．

第二は，経済的困難である．働く人の4割が非正規雇用であり，20代，30代では半数近くが非正規雇用の現在の日本社会では，結婚して家庭を築くことが，かなり難しい．結婚したくともできないという若者も少なくないだろう．

第三は，異性と知り合うチャンスが少ないことである．学生運動やサークル活動が盛んだった時代には，出会いのチャンスはかなりあった．しかし，携帯やスマホでしかつながりをもたない時代には，直接知り合うチャンスは意外に少ない．

第四に，未婚の男女を結びつける仲人役を務める人がいなくなったことがあげられる．かつては親戚，地域の顔役，職場の上司などが仲人の役割を果たしたものだが，人間関係が希薄になった昨今では，世話焼きの小父さんや小母さんは姿を消してしまった．

そして第五に，結婚への社会的圧力が低下したことがあげられる．1980年代頃までは，「25歳，売れ残りのクリスマスケーキ」「31歳，大晦日の年越しそば」などと揶揄されたものだが，最近ではそうした声はまったく聞かれなくなった．

3 世帯構造別65歳以上の者のいる世帯数

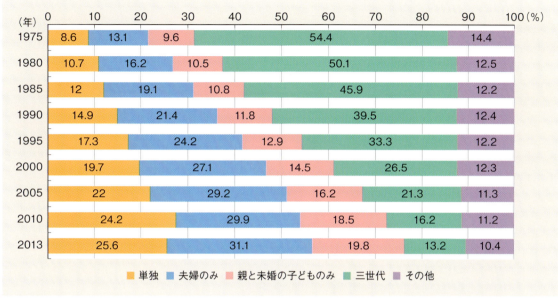

(国立社会保障・人口問題研究所「人口統計資料集」2015年版をもとに作図)

　未婚率の上昇は，老親と未婚子とが同居する世帯を増加させる．65歳以上の者のいる世帯の世帯構造をみると，1980年には10.5％であった親と未婚子のみの世帯が，2013年には19.8％とほぼ倍増している（厚生労働省「厚生行政基礎調査報告」および「国民生活基礎調査」より）．高齢の親と同居する未婚子では，仕事がなく，あるいは非正規雇用で低賃金のため，親の年金で暮らしているというケースも少なくない．

家族の個人化

　家族の個人化には二つの意味がある．一つは，ひとり暮らしが増加し，社会の単位が世帯から個人に変わることを意味する．もう一つは，家族一緒の行動が少なくなり，個別の行動が増すことを意味する．

　高度経済成長期には，夫婦と子ども2人の世帯が標準世帯とみなされ，国や自治体によるサービスの基準とされてきた．たしかに1980年代頃までは，夫婦と子ども世帯が普通世帯の4割を占め，標準世帯とみなされることにも一理があった．しかし，2010年には夫婦と子ども世帯は28.4％に減少している．夫婦と子ども世帯に，夫婦のみ世帯とひとり親世帯を加えると，今なお核家族世帯が半数を超えるが，標準世帯という考え方自体が見直しを迫られている．

　それに代わって増加したのが単独世帯である．1960年には，普通世帯に占める比率がわずか4.7％であったが，1990年には20.2％，2010年には31.0％に達している（総務省「国勢調査」より）．国立社会保障・人口問題研究所の推計によると，2035年には夫婦と子ども世帯は23.3％に低下し，単独世帯が37.2％に達するとされる．近年，高齢の単独世帯が増加しており，65歳以上の者のいる世帯についてみると，1980年には10.7％だった単独世帯が2010年には24.2％に増加し，同じ期間に三世代世帯は50.1％から16.2％に低下している（厚生労働省「厚生行政基礎調査報告」および「国民生活基礎調査」より）．日本の高齢者は子や孫に囲まれて暮らしていると思われてきたが，今日ではわ

4 死亡の場所別にみた死亡数・構成割合の年次推移

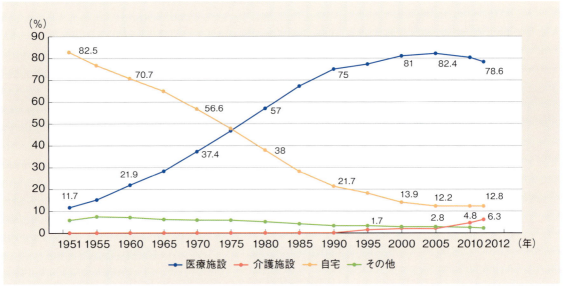

1990年までは老人ホームでの死亡は自宅またはその他に含まれる.

（厚生労働省「人口動態統計」2012より）

ずか6人に1人ということになる（**3**）．

個人化のもう一つの意味は，家族共同の行動の減少である．誰もが忙しい昨今では，家族がそろって食事をしたり，どこかに出かけることが少なくなった．また，たとえひとつ屋根の下にいても，それぞれが別の部屋に閉じこもることも稀ではない．さらに携帯電話やスマホの普及は，同席している家族が互いに話し合うことなく，外部の友人とつながることになる．

在宅ケアを可能にするには

家族中心から個人中心へと変化した日本の家族が，在宅ケアを継続するうえで，どのような困難に直面し，どのような手立てがあれば，そうした困難を乗り越えることができるのだろうか．

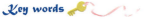
老人医療費無料化制度
70歳以上の医療費の個人負担分を公費で負担する制度．1973年から開始されたが，高齢者の受診が急増し，老人医療費が急増したため，1984年の老人保健法の施行により，この制度は廃止された．

高度経済成長期以前の日本では，生も死も家庭や地域社会の中にあった．多くの人は家庭で家族に看取られ，死後は近隣の助けを借りて葬儀が執り行われるのが普通だった．在宅死と病院死の比率が逆転するのは，1970年代の半ばのことだった（**4**）．

在宅死から病院死へと人びとを誘導する要因として，国民皆保険制度（1961年），老人医療費の無料化制度（1973年）があげられる．日本が貧しかった時代には，金がないために医者にもかかれない人が珍しくはなかったが，医療費における自己負担分がなくなったおかげで，たくさんの高齢者が病院に集まるようになった．病院側も，高齢者を入院させておけば，国や自治体から金が入るので経営上は大いに助かることになる．

他方，高齢者を家庭から排出させ，病院へと向かわせる要因として，核家族化や女性の社会進出があげられる．三世代世帯では家庭内に介護にあたる人が得られやすいが，高齢の夫婦のみ世帯やひとり暮らしでは，家族介護者がいないか，いたとしても高齢病弱である．たとえ三

世代世帯であっても，既婚女性の社会進出がさかんな現在，介護を引き受ける専業主婦はほとんどいない．

入院の長期化による医療費の高騰を抑えるために，あるいは医師にお任せの病院医療が患者自身のQOL (quality of life；生活の質，生命の質) の実現にとって必ずしも望ましい結果を生んでいないことへの反省から，最近では，在宅ケアが奨励されている．家族のもつケア機能が弱体化した現在の日本社会で，最期まで安心して自宅で暮らし続けるには，どのような条件が必要であろうか．

もっとも重要なのは，自宅にいたいという本人の強い意思であり，その意思を活かすのに必要な家族と専門家集団からの支援である．国際長寿センターが実施した調査によると，終末期を迎える場所として，理想では79.2％の人が自宅をあげているが，実際に自宅で最期を迎えられると思っているのはわずか8.2％で59.5％が病院をあげている．言い換えれば，多くの人は，自宅で最期を迎えることをすでに諦めてしまっているのである．

在宅で最期を迎えることができた例をみると，本人自身がかなり強固に意思表明をしているケースが少なくない．しかし，多くの人は，家族に負担をかけるのを恐れて，あるいは自宅にいてもはたして適切なケアが得られるかどうか確信がもてないために，不本意ながら入院を選ぶことになる．

自宅にいたいという本人の希望を実現するには，それを支える支援体制が不可欠である．まず必要なのが家族や親しい友人などによるインフォーマルな支援である．家族には，同居する家族だけでなく，別居する子や孫，あるいは甥姪なども含まれる．もっとも，家族の中には，年金を受給し続けるために高齢者を家庭にとどめておくというケースもあるので，在宅であることが本当に高齢者自身の最善の利益を実現するか否かについては，外部の専門家によるチェックが望ましい．

専門家による支援としては，まず医師や訪問看護師などの医療関係者があげられる．とりわけ往診してくれる医師の存在が大きい．近年，在宅医療に力を入れる医師が増えてはいるが，現在のところ，その数は十分ではない．もう一つは，ケアマネジャーやホームヘルパーなどの福祉関係者である．ケアマネジャーによるケアプランが適切なものであれば，心身機能がかなり低下しても，在宅で過ごすことができる．しかし，豊富な情報や適切な判断力を備えたケアマネジャーは必ずしも多くはない．その他，訪問リハビリテーションや訪問歯科医療などのサービスも欠かせない．こうした多彩な人材が得られることが，望ましい在宅ケアには不可欠といってよい．

家族規模が縮小し，家族のもつケア機能が弱体化した今日，住み慣れた家や地域で安心して最期を迎えるには，専門家集団の存在が欠かせない．そうした人材の育成と確保が，喫緊の課題であることを強調しておきたい．

参考文献

- 国立社会保障・人口問題研究所．人口統計資料集（2015年版）
  http://www.ipss.go.jp/syoushika/tohkei/Popular/Popular2015.asp?chap=0
- 国際長寿センター．平成21年度 在宅介護・医療と看取りに関する国際比較研究報告書．2010
  http://www.ilcjapan.org/study/0901.html
- 西村文夫，宮原伸二．「家で死ぬ」ということ―家族が後悔しない身内の介護と看取り方．三天書房；1998.
- 袖井孝子．変わる家族 変わらない絆―ともに支えあう少子化社会をめざして．ミネルヴァ書房；2003.
- 袖井孝子（編著）．少子化社会の家族と福祉―女性と高齢者の視点から．ミネルヴァ書房；2004.
- 山崎章郎．病院で死ぬということ．主婦の友社；1990.

病院医療の役割——入院医療の可能性と限界
高度医療を担う病院の役割

谷水正人
国立病院機構四国がんセンター副院長
医師

- ◆ 地域包括ケアシステムは，入院に依存しすぎてきた医療提供体制に軌道修正を求めており，病院には急性期病床の縮小と地域包括ケア病床への転換を迫っている．
- ◆ 高度医療を担う病院は，より特化した形で高度医療機器／設備・専門医療スタッフの充実を図り，医療連携／相談支援体制の構築，研修・臨床研究／治験機能の向上に取り組むことが必要である．
- ◆ がん対策推進基本計画やがん診療連携拠点病院の要件で明らかにされたように患者ニーズは多様化している．高度医療を担う病院には地域コミュニティの再生やソーシャル・キャピタル（社会関係資本）に関わる新たな役割が期待されている．

はじめに

地域包括ケアシステムの構築は入院に依存しすぎてきた従来の医療のあり方に軌道修正を求めている．医療提供体制の再構築に関して，がん医療は2006年（平成18年）成立のがん対策基本法，2007年からのがん対策推進基本計画，遡って2002年からがん診療連携拠点病院（以下，がん拠点病院）の指定がある等，医療政策としては社会保障制度改革国民会議の報告（2014年8月），地域医療構想（2016年度中に策定）に数年先行しており，目指すべき方向を具体化している[1-4]．

本稿ではがん拠点病院の整備およびがん対策に着目して，高度医療を担う病院の目指すべき機能を明らかにしたい．

がん医療にみる病院の役割・位置づけ

がんは2人に1人が罹患する疾患として特に国民の関心が高い．がん対策基本法の成立以来，がん対策は地域医療構想に先行する形で整備されてきた．がん医療は機能分化・連携への親和性が高く，均てん化が進んでいる．

がん診療連携拠点病院にみる医療提供体制の階層構造

がん拠点病院の指定は2002年から始まり，がん対策基本法の成立を得て医療提供体制が構築されている．都道府県に設けられる1つ（または2つ）の都道府県拠点病院，二次医療圏に1つの地域拠点病院，それを補完する地域がん診療病院，特定領域がん診療連携拠点病院からなり，それらを国立がん研究センターのがん対策情報センターが統括し，厚生労働省健康局がん対策・健康増進課と連携している．患者代表・マスコミが参加するがん対策推進協議会[5]を中心に指針が立案され，広範な課題に備える補助金・DPC（診断群分類別包括評価；Diagnosis Procedure Combination）加算係数が設けられている．都道府県には有識者によるがん対策推進委員会と，拠点病院の連携を図るがん診療連携協議会が設置されている．さらに地域のがん診療を補完する形で多くの都道府県が独自に拠

点病院に準ずる病院を指定している．以上の階層構造を骨格としてがん対策が進められており，地域医療構想に先行している．

高度医療に求められる医療提供体制

がん拠点病院の指定要件には，がんに関わる診療機能や診療体制が規定されている[4]．高度な医療（診断・治療）の保障として，高度医療機器／設備の整備と専門医・専門薬剤師・専門／認定看護師等の配置が細かく指定され，標準治療（ベストプラクティス）にもとづく診療，多職種カンファレンス，緩和ケアチーム活動，地域対象の研修等が細かく規定されている．標準治療の開発，臨床試験・治験，がん登録の役割も課せられている．さらに診療機能の改善へのPDCAサイクル（plan-do-check-act cycle）活動が求められ，がん診療体制の臨床評価指標の開発が進められている[6,7]．

チーム医療・連携を実現する体制

■院内のチーム医療・連携

がん拠点病院では院内クリティカルパスに代表される多職種協働のチーム医療が進んでいる．例えば手術は外科医が担当，抗がん剤治療は腫瘍内科医が担当，緩和医療は緩和ケア医・在宅医が中心となり，併存疾患はその疾患の別の専門医が担当する．がん医療では急速な医療技術の発展と専門分化の結果，最適化された医療において一人の医師が一連の疾患のすべての過程をカバーすることはなくなっている．

■かかりつけ医との連携

がん拠点病院はがんの地域連携クリティカルパスを備えることが必須とされており，かかりつけ医・回復期／維持期の病院との連携のツールとなっている[8]．地元のかかりつけ医と分担・協力して術後治療の継続や検査のフォローアップ，併存疾患の管理が実施される．

■地域連携室・相談窓口の設置

がん拠点病院側には緊急時などの患者受け入れルートの確保，在宅がん緩和ケア患者の受け入れ体制の整備，退院調整／支援スタッフの確保と地域医療資源の把握と情報提供が求められている．相談窓口には一定の研修を修了した相談員が配置されている．患者・家族のみならず，直接はその病院にかかっていない患者や地域の医療関係者からの相談にも対応する[9]．治療・療養や医療費など直接の医療問題だけでなく，外見ケア・患者サロン・就労支援など療養の質や社会との関係性に関わる支援を行っている．

患者ニーズの多様化に応える体制

患者のニーズは多様化している．がん対策推進基本計画には全体目標として「すべてのがん患者とその家族の苦痛の軽減と療養生活の質の向上」，「がんになっても安心して暮らせる社会の構築」が挙げられ，働く世代や小児へのがん対策，がん教育，就労支援を含めた社会的問題に言及されている．がん拠点病院では就労支援・がん教育などに関して関係機関（労働基準監督署・公共職業安定所，教育委員会，公立図書館）等との協同が始まっている．すなわち拠点病院は地域コミュニティの再生，ソーシャルキャピタルの充実に関わる存在として期待されている．高度医療を担う病院はこれらの新たな役割にも応えていかねばならない．

愛媛県拠点の四国がんセンターでは患者・家族総合支援センターを設立し，業務量の増加にも対応できるよう専従の職員を配置し体制を整えている（1）[10]．

高度医療を担う病院の課題

病院関係者の意識改革は遅れている．前述のがん医療で触れられなかった課題として，病床再編と意思決定支援について取り上げる．

1 四国がんセンター 患者・家族総合支援センター「暖だん」

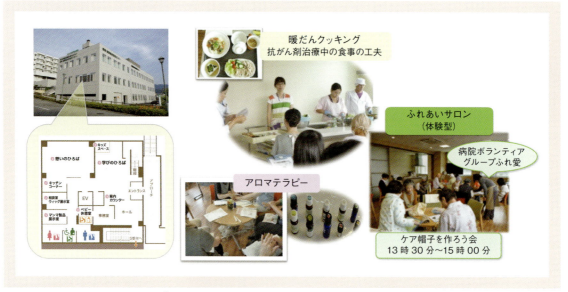

2013年6月開設.総床面積700 m^2.月曜日から土曜日,午前9時から午後4時に開館.
2Fは県民の交流,患者・家族支え合いの場となっており,ウィッグ・マンマの常設展示室,患者図書室,インターネット環境等を備えている.
3Fは医療者用の場として医療関係者の研修・交流の場となっており,医療者用図書,情報検索システム,ミーティングルームを備えている.
専従職員の配置:事務官1名,看護師2名,MSW 1名,他に司書,就職支援ナビゲーターの協力がある.
年間200回以上の患者サロンやウィッグ・マンマ展示会等の患者支援イベント,地域の医療者向け研修を実施.就職支援では2年余で76名の新しい就職を実現している.

(四国がんセンター 患者・家族総合支援センター「暖だん」HP[10]より)

病床の再編,地域内の人事交流

病床の再編についてはがん対策の中では議論されていない.高度医療を担う病院の病床機能は,高度急性期病床と急性期病床の一部が該当し,今後の人口減少を踏まえると病床数は過剰であるとされている.一部の病院ではより専門性の高い病床機能に特化する方向へ向かい,多くの病院では地域に密着した病床機能を強化する方向へ向かう.

地域ごとに喫緊の医療の課題は異なっている.高齢者が急増する都市部においては医療連携と機能分化の加速化が急務であり,人口減少・過疎化が進む地方においては日常医療圏域における基本的な医療の確保が優先される.高度医療を担う病院の医療者は地域全体の医療に責任を負う.地域包括ケアシステムの拠点たる機能を発揮するためには様々なレベルで地域の病院や在宅の現場の医療者支援に出向くことが必要となるであろう.医師・看護師等の地域内・施設間の人材派遣・人事交流を活発化させることが望ましい.

高齢社会の医療を方向付ける意思決定支援

高齢社会では疾患を治す医療から疾患と共存する医療へと重要性が移行している.がん対策では「緩和ケアの充実」,「在宅緩和ケアの推進」に力点が置かれたが,高齢社会の医療としては「患者意思の尊重」,「意思決定支援」が重視される.

人生の最期の時は自宅で自分らしく,そして最後も自然に迎えたいと考える人が増えている.本人の意思を確認することなく高度医療で生命を維持しようとした時代を経て,人間の尊

厳の在り方が問われている．高度医療を使って1分1秒でも命を永らえるよりも誰にも生命の終わりがあることを認める安らかな死の方が人間的ではないかと考える人が増えてきた[11]．社会保障制度国民会議報告書には「死生観・価値観の多様化も進む中，医療の在り方は，医療提供者の側だけでなく，医療を受ける国民の側がどう考え，何を求めるかが大きな要素であり，死すべき運命にある人間の尊厳ある死を視野に入れたQOD（quality of death；死の質）も射程に入れて，人生の最終段階における医療の在り方について，国民的な合意を形成していくことが重要である」と記されている[12]．最初に治療に当たる病院は特に意思決定支援への責任が重い．高度医療を担う病院が率先して取り組むべき課題である．

病院に求められる役割，患者・国民に求められる役割

■ 病院に求められる役割

地域医療構想・地域包括ケアシステムの枠組みの中で，病院にはダウンサイジングと利益率の向上という難しい対応が迫られている．National Database（NDB），DPCデータ，National Clinical Database（NCD）等のデータは厳然たる証拠であるとしても，どういう医療を目指すかは現場の医療者と地域の住民が責任を持つべき課題である．地域医療構想では地域という枠組みでの目標を共有することが謳われているが，利害関係が絡むセンシティブな問題であり独立採算の病院の自主的な取り組みには限界がある．地域医療連携推進法人の動向には注視しておきたい．病院は地域からの信頼を最優先とし，必要な改革・投資を躊躇すべきではない．公的病院が率先すべきである．

一病院としての姿勢を正すとすれば，地域における自病院の役割を見誤ることなく常に現段階で取りうる準備を怠らず，来るべきチャンスを待つしかない．

■ 患者・国民に求められる役割

がん対策が先行した要因として，がん対策推進会議に患者代表・マスコミが直接参加し，国民的議論にすることができたことの意義は大きい．がん対策の視点が国民目線に広がり，多様なニーズに応える成果に繋がった．地域包括ケアシステムのためには，同じく患者・国民が参加する継続的な議論が必要である．地域医療構想に患者代表・マスコミがどこまで関わることができるかに注目したい．私たちはどういう社会を目指すのか，どういう社会に生きたいのかという根源的な課題に対し，国民としての見識が問われている．

患者の大病院・入院医療志向は未だ堅固であり，患者の意識改革への挑戦は今後も続く．

文献

1) 社会保障制度改革国民会議報告書（平成25年8月6日）
   https://www.kantei.go.jp/jp/singi/kokuminkaigi/pdf/houkokusyo.pdf
   http://www.kantei.go.jp/jp/singi/kokuminkaigi/pdf/houkokusyo_gaiyou.pdf
2) がん対策基本法
   http://law.e-gov.go.jp/htmldata/H18/H18HO098.html
3) がん対策推進基本計画（平成24年6月）
   http://www.mhlw.go.jp/bunya/kenkou/dl/gan_keikaku02.pdf
4) がん診療連携拠点病院の指定要件
   「がん診療連携拠点病院等の整備に関する指針」
   http://www.mhlw.go.jp/bunya/kenkou/dl/gan_byoin_03.pdf
5) がん対策推進協議会
   http://www.mhlw.go.jp/stf/shingi/shingi-gan.html?tid=128235

6) がん診療体制の質評価調査報告書
「第3回がん診療体制の質評価調査」結果報告会：調査結果およびPDCA改善サイクルに関する報告（2015年5月24日）
http://ganjoho.jp/data/hospital/liaison_council/files/08/20150703_s3.pdf
7) がん対策の進捗評価
http://www.ncc.go.jp/jp/cis/divisions/06health_s/06health_s_03.html
8) 愛媛県がん診療連携協議会 地域連携パス運用実績報告
http://www.shikoku-cc.go.jp/conference/subcommittee/region/activity/
9) 「がん情報サービス」相談員研修のホームページ
http://ganjoho.jp/med_pro/consultation/index.html
10) 国立病院機構四国がんセンター患者・家族総合支援センター「暖だん」
http://www.shikoku-cc.go.jp/support/
11) 後藤友子．平成24年度内閣府「高齢者の健康に関する意識調査」—国立長寿医療センター在宅連携医療部 在宅医療と介護の連携事例集．在宅医療助成勇美記念財団；2015．p10．
12) 社会保障制度国民会議概要書 2 医療・介護サービスの提供体制改革 （6）医療の在り方 医療法人の事業展開等に関する検討会
http://www.mhlw.go.jp/stf/shingi/other-isei.html?tid = 164077

地域包括ケアシステム構築への社会的背景

病院医療の役割——入院医療の可能性と限界
地域医療を担う病院の役割

小川聡子
医療法人社団東山会 調布東山病院理事長
医師

- ◆ 地域医療を担う病院医療者は，それぞれの地域で求められている医療が何か，そこに病床を持った病院としてどのように機能していくかを積極的にとらえ，10年後20年後の地域の姿を見据え，行動を変化させていくことが必要である．
- ◆ 単身者が増え，85歳以上の高齢者が増えていくこれからの少子高齢社会では，複数の疾患やハンディを持ちながら生活する人々を支える力や認知症に対応できる力を，医療者も地域も持たなければならない．
- ◆ 地域医療を担う病院の役割として考えられるのは，①病院医療で「ねたきり」を作らないこと——入院早期からの多職種協働の退院支援，②生活の場の持っている力と医療の限界を知り，シームレスに生活の場に返すことを入院早期から積極的に目指し，マネジメントすること，③地域の在宅医療，介護をバックアップすることを通して，地域づくりに関与すること，である．

現在の病床機能分類と病院分類

病床機能分類

病床の機能別の分類のことであり，「地域医療構想策定ガイドライン等に関する検討会」で，高度急性期・急性期・回復期・慢性期の4つに分類，定義された①．

例えば，高度急性期と急性期の境界点は，ハイケアユニット等を退出する段階の医療資源投入量で区切られ，患者像は人工呼吸器離脱時などである．急性期と回復期の境界点は，急性期における治療が終了する段階の医療資源投入量で区切られ，患者像は，抗菌薬の治療等が終了したが，輸液管理は継続している状態などである．

病院分類

現在は，高機能急性期病院・急性期病院・回復期リハビリ病院・療養型病院に分類することができるが，その中には，DPC対象病院もあれば，非DPC対象病院もある①．急性期・回復期・療養期を併せ持ったケアミックス病院として地域の医療を一手に支えている病院もある．

高機能急性期病院でも，治療の経過の中で高度急性期・急性期・回復期・療養期の状態の患者が存在している．たとえば700床の高機能急性期病院であれば，700床全てが高度急性期として機能していることはまずないだろう．一方，急性期中小病院では，治療経過中に患者が重症化し，高度急性期対応のために，限られた個室を使って管理し，その後，急性期〜回復期と患者の状態に合わせて大部屋での管理，退院支援を行い，在宅または施設へ退院させている．

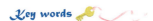

DPC対象病院
DPC（診断群分類）に基づき定額支払い制度を導入している病院

非DPC対象病院
出来高診療報酬制度を導入している病院

1 現在の病床機能分類と病院分類

現在の病院分類と病床機能はイコールではない．DPC：診断群分類

　2014年（平成26年）の診療報酬改定では，地域包括ケア病棟（病床）が，急性期から回復期への移行期を，同じ施設で継続的に受け止め，シームレスに患者を地域に帰すために，新たに創設されたという見方ができる．レスパイト入院（介護者の都合等で在宅での介助が一時的に困難になった場合に短期入院できる制度）対応，高齢者のサブアキュート（在宅や介護施設等で症状が急性増悪した状態）対応など，それ以外の役割を担う機能も期待されている．

　日本が突入している少子高齢社会において，国家財政が厳しい中，この病床機能分類と病院分類の違いは，今後，その地域ごとの人口動態，医療介護受療動向の将来推計を見越して，求められる医療介護の姿に近づくよう再編され，整合性が取られていく方向である．ならば，地域医療を担う病院医療者は，それぞれの地域で求められている医療が何か，そこに病床を持った病院としてどのように機能していくかを積極的にとらえ，10年後20年後の地域の姿を見据え，行動を変化させていくことが必要である．そうすることで，その医療者のいる病院は，地域に必要とされる病院であり続ける．その病院は，「地域医療・介護支援病院」というべきではないかと現在提言されている．

地域で求められる病院医療を理解する

今後，自分の職場（病院）の地域がどのようになっていくのか

　当院が位置する地域（調布市）は，東京都北多摩南部二次医療圏に属している．この二次医療圏の人口は100万人，調布市だけでも22万人いる．比較として，佐賀県南部二次医療圏を見てみると，人口は16.2万人である．東京の一つの市の人口と，佐賀の二次医療圏の人口が同程度であることになる．例えば，80～160床程度の中小病院が，調布市に位置していれば市民に対応するので精一杯だろうが，佐賀県南部二次医療圏に位置していれば二次医療圏全体に対応することになる．1,000床規模の病院の場合，東京であれば100万人二次医療圏に加え，他の

病院医療の役割——入院医療の可能性と限界　地域医療を担う病院の役割　31

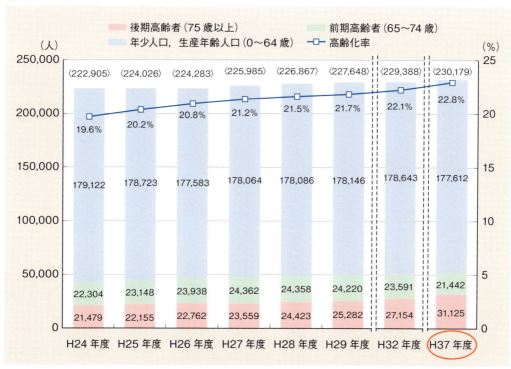

2 調布市の高齢化率

実績値は住民基本台帳から，平成27年度以降の数値は「調布市の将来人口推計」（平成26年3月）を使用．

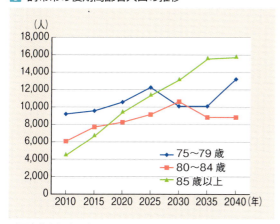

3 調布市の後期高齢者人口の推移

（国立社会保障・人口問題研究所「市区町村将来推計人口」より）

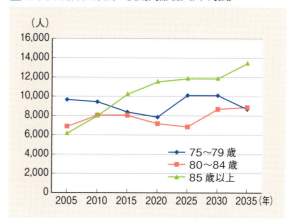

4 佐賀県南部医療圏の後期高齢者人口の推移

（国立社会保障・人口問題研究所「市区町村将来推計人口」より）

医療圏から流入してくる患者にも対応することになろう．病院がどのような規模で，どこに存在するか，周囲にどのような規模機能の病院があるかによって，対応を求められる医療圏の範囲が異なることがみえてくる．

　将来はどうだろうか．東京は，まだしばらく人口は微増する地域である．調布市の高齢化率は，10年後の平成37年度には約23％と，4，5人に1人が高齢者という社会となる（2）．さらに詳しく，後期高齢者の人口の推移を見てみる

5 事故種別・年齢階層別の救急搬送率（2007～2009年平均）

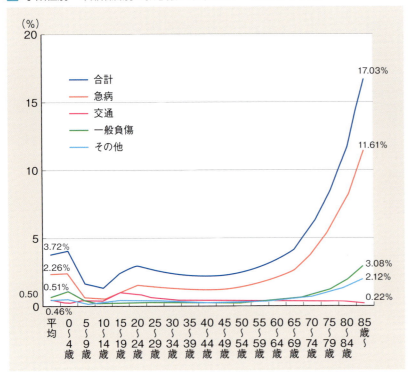

年間の救急搬送人員は2007～2009年の実績値，人口は「各年10月1日現在人口」（総務省データ）を用いて年齢階層別（5歳きざみ）に算出した．
（総務省消防庁「救急搬送の将来推計」より）

6 年齢階層別の推定認知症有病率

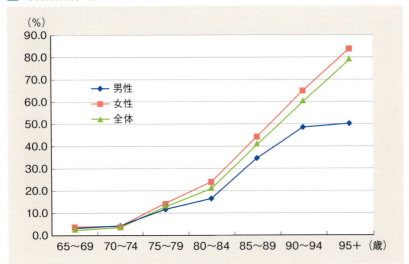

（朝田隆．厚生労働省 認知症対策総合研究事業「認知症有病率」より）

と，約10年後の2025年に85歳以上の高齢者が，75～84歳の高齢者人口を上回る（**3**）．比較として，先ほどの佐賀南部二次医療圏をみると，すでに2015年現在，85歳以上の高齢者人口が75～84歳人口を上回っている（**4**）．

85歳以上の高齢者が増えるということはどういうことかというと，救急搬送が増えるということであり（**5**），認知症有病率が40％以上

7 単身世帯（高齢者単身世帯），三世代同居世帯の推移

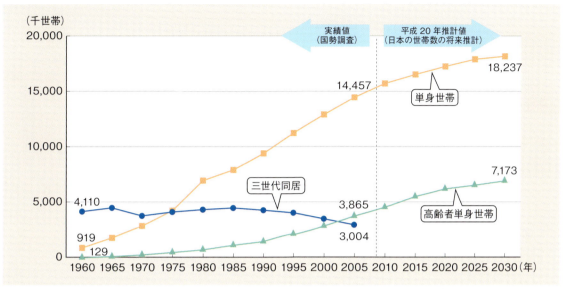

（平成23年版厚生労働白書より）

になるということである（6）．

また今後，単身者世帯も増えてくる．家族の力を借りることが難しくなり，一層地域の力，地域の繋がりが必要となってくる（7）．

対応しなければならない疾病構造はどのように変化していくか

たとえば調布市のICD（国際疾病分類）大分類疾病別入院患者数推計（調布市の年齢階級別人口の推計値に2011年の入院受療率を掛け合わせて算出）を出してみる．悪性疾患（新生物），循環器疾患（これは小分類では心不全や脳血管疾患が多い），感染症，呼吸器疾患，消化器疾患が増えてくることが予測される（8）．死因も，死亡率が増加しているのはがん，肺炎である（9）．高齢者が増え，内科系の救急対応が今後ますます求められる時代になっている．

地域の力・生活の場の力を知る，育む

今まで述べてきたデータをまとめると，これからの少子高齢社会においては，単身者が増え，後期高齢者では85歳以上の高齢者が増える．医療者も地域も複数の疾患やハンディを持ちながら生活する人々を支える力，認知症に対応できる力を持たなければならないということである．そして，持った力をどう発揮するかは，地域ごとに人口構造，医療介護資源の在り様で，少しずつ様子が異なってくる．

2014年に医療法で定められた，「医療介護総合確保推進法」は，このような社会においても，人々が，住み慣れた地域で，病気や障害を持っても自分らしく生活し続け，生き切ることができる地域にしていくために，地域包括ケアシステムを地域ごとで構築しなさいという大号令である．

これを実現するために必要なのは，多職種協働と，医療・介護連携と，地域の情報を繋ぎ合わせるICT化である．

そして最も大切なことは，「生活の場の持っている力」を医療者，地域住民，患者家族が知るということである．病院を退院した患者を往診すると，見違えるように生き生きとしていることに気が付く．退院後に外来に来られた高齢

8 調布市のICD（国際疾病分類）大分類疾病別入院患者数推計（2010～2040年）

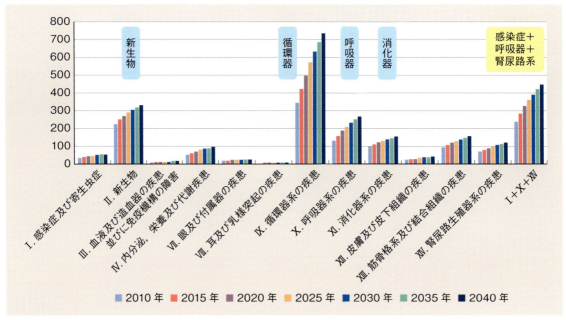

調布市年齢階級別人口の推計値に2011年入院受療率（年齢階級×傷病分類別）を掛け合わせて算出．

9 死因でみた死亡率の推移

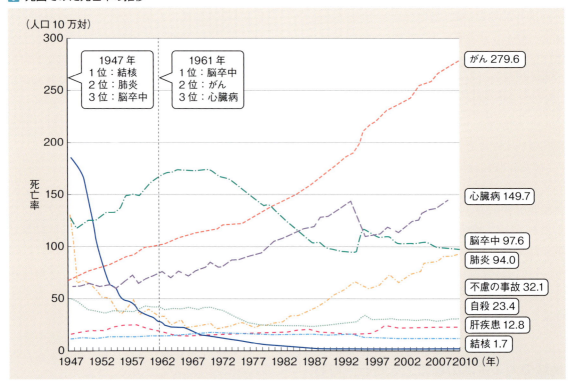

（平成23年版厚生労働白書より）

10 在宅医療における関連機関の連携イメージ図

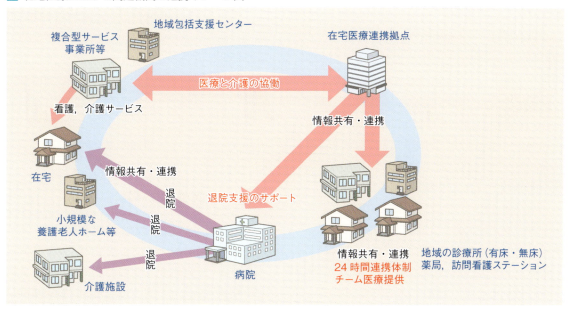

患者が，別人のように力強いことを経験する医師は少なくないだろう．胃ろうを作って退院した患者が，看護小規模多機能型居宅介護施設を利用しながら在宅療養を続け，自分の口から食べられるようになることがある．複合型施設では，認知症の高齢者が，地域の子どもたちに，昔培った稲作りを教え，子どもたちから尊敬されている．そのようにして人から必要とされていると実感できる環境にいる認知症高齢者は，いろいろと体は不自由だが生き生きとその人らしく日々を送っている．

この「生活の場」を支えているのは，在宅の力を信じ家族の力を引出し，支えることを信念に，日々活動している地域の人々，施設，事業所である．

病院医療者は，忙しい業務に追われる毎日ではあるが，それら地域の力を知るために，ほんの少しの時間でもよい，どんな形でもよい，あえて外の世界を見る努力をし，感じる感性を持つべきである．それが，真の地域医療連携である．その連携は，顔が見える連携であればあるほどうまく運ぶ．顔が見える連携をとる時間が

ないのであれば，せめて声が聞こえる連携でもよい．最近はICTを使って，地域で患者の情報を共有する取り組みも増えている．

そうして，「生活の場の力」を知ったならば，それを支える地域のあらゆる資源を支援する．結果的に彼らは，病院医療者にとっても力強い支援者となってくれる．

いつ具合が悪くなるかわからない高齢者，障害者を，地域で支えているのは，介護福祉の人々，地域の診療所の医師である．そして彼らが，安心して在宅医療・介護に邁進できるよう支えられるのは，医療と介護連携を支援する，365日24時間の二次救急に対応するベッドを持った病院医療となる．自院だけで難しければ，他の病院機関と連携しあってでもよい．それが，地域ごとの地域包括ケアシステムの姿である（10）．

入院医療の可能性と限界

複数疾患を抱えた高齢者は，病気になったら薬や手術だけでは治りにくい．例えば，肺炎で

入院して点滴で炎症は治まっても，食事を開始すると肺炎が再燃してしまうなどである．これは共通の認識で，医療の限界を感じることは少なからずあるのではないか．これに対応できるのは，患者を総合的に多職種で診る，地域に近い病院医療機関である．

担える役割としては下記のようになる．これらは地域に近い病院の醍醐味であると筆者は考える．

■地域医療・介護支援病院として機能する
- 24時間365日の二次救急に対応する．
- 地域を支える医療と介護を支援する．
- 急性期医療のなかでポストアキュート機能の役割を果たし，シームレスに在宅に帰す（地域包括ケア病棟・病室）

■多職種協働で，ねたきりを作らず，入院早期から在宅を見据えて機能する

退院支援ナース，医療ソーシャルワーカー（MSW），地域医療連携室，リハビリスタッフ，薬剤師，管理栄養士，医師が，病棟で常に顔の見える情報交換を行い，患者が入院した時から退院に向けてそれぞれの専門分野で動けば，患者の持っている力（機能）を落としきることなく，自宅へ戻るための仕組みを作ることができる．

■地域包括ケアシステム構築に関与する

入院ベッドを持つ病院は，在宅療養を支える人々にとって必要とされる時に役に立つことで地域の信頼を得る．直接治療に関与しない多職種（MSW，ケアマネジャー，地域医療連携室など）が活躍する体制を整え，機能することで，自然に地域づくりに関与することができる立場となりうる．

従来の病院医療の限界とは，高齢者や障害者は，単なる入院，医師による治療という視点だけでは治し切れない，その人の力を引き出し切れないということだと考える．この限界を乗り越えるのに威力を発揮するのが，多職種協働であり，退院支援ナースであり，急性期リハビリから在宅リハビリのシームレスな関与であり，地域とのつながり，機能分担である．

総合診療医のフィールド

大病院では総合診療の，診断学を学ぶフィールドは多くある．しかし，患者の人生，生活を支援する，地域包括ケアの一員であることを学び，実践するフィールドは，地域に近い病院にしかない．患者中心で，家族志向で，地域指向の考え方をもって，継続的・包括的・全人的に診療することを使命としている総合診療医が，地域の病院で今以上に活躍すると，日本の地域医療は，そして地域包括ケアシステムはもっと生き生きとしたものとなる．

当院のある糖尿病専門医が，「地域で患者を診るということは，その人の人生を最後まで見届けるということ．それは，病気自体はもちろん，発病にいたる経緯，闘病を支える環境，治療後のADL，最期の生活の場所，それらをすべて含めて，地域に生きる人としての患者と付き合っていくことを意味する」と言った．

地域で患者と共に寄り添っている沢山の方々を支える，地域を診る，院内の多職種の仲間をエンパワーする，これが真の病院総合医の姿ではないだろうか．

地域包括ケアシステム構築への社会的背景

障害者と医療

堀田富士子
東京都リハビリテーション病院医療福祉連携室室長
医師

- 地域包括ケアシステムは障害者を含む，地域のすべての住民のための仕組みである．
- リハビリテーション医学は米国での第一次世界大戦負傷兵の各種の障害に対する「身体再建」に源流を持ち，リハビリテーションとは戦傷者の社会復帰，特に職業復帰を意味していた．現在リハビリテーション医学は運動，認知，嚥下，排泄を中心とした生体機能および個人の生活機能に焦点をあて，チームでアプローチするQOL向上・障害予防のための医学的技術的体系である．
- 日本では障害とは身体機能の後遺症を指し，障害者の問題は第二次世界大戦後，主として障害福祉施策での解決が求められてきた．
- 1980年代のWHOの国際障害分類ICIDHは障害関連の事業や社会の支援感に大きな影響を与えた．
- それまでは急性疾患に対し，病因を追究し，完全治癒をめざす「医療モデル」が主体であった．これには病院が中心的役割を果たした．しかしこれらを克服しつつ超高齢化の進む現在，慢性疾患が医療の新たなターゲットとなり，病気や障害を抱えたままでのQOLの高い療養を支える「生活モデル」が一般医療現場でも受け入れられるようになった．
- ICIDHは障害者運動や社会状況の変化により改訂が促された．それがICF（国際生活機能分類）である．
- 障害者施策は共生社会を謳い，社会福祉だけでなく労働，教育，所得補償，虐待防止，交通や情報アクセス，政治参加など各方面でのアプローチが始まった．
- 在宅医療の対象である在宅療養者では病気や障害の併存によりいろいろな面での生活機能低下，特に活動障害はほぼ必至であり，原因を問わずすべての在宅療養者にリハビリテーションが必要とされる．またリハビリテーション医学では，障害克服のための研究，ロボティクスなどの工学との連携などとともに，介護・障害予防にもそのノウハウを拡散させている．
- 障害者が安心して地域で生活するには，障害があっても健康感を持って生活できるための医療・リハビリテーションの提供を必要とする．これには子ども・高齢者を含む全世代の多くの地域住民によるネットワークづくりが欠かせない．これはまさに地域包括ケアシステムそのものと考える．

日本の障害者施策の流れと社会保障——第二次世界大戦後まで

わが国の障害者に対する取り組みは「障害者福祉」が中心だった．

20世紀初め，大正時代を迎える頃，日本では「障害」とは身体障害，すなわち治らないもの，後遺症のことであった．当時の障害者はほとんどが障害児であった．「片輪」などと呼ばれ，社会的偏見も強く，外には出さない風潮が強かった．それに対し「隠す勿れ」運動，そして「療育」の考え方が生まれた．これは障害児には治療と教育，そして職業能力を得られる場所が必要という考えだが，実質は「施設入所」であった．

大正から昭和初期にかけて，日本国憲法施行前は1921年に借地・借家法，1922年に健康保険法，1924年に小作調停法，1927年に公益質

屋法，1929年には救護法（生活保護法をもって廃止）など恩恵的慈善的社会政策がとられた．

1929年頃「肢体不自由児」の名称が使われる．原因はポリオ，先天性股関節脱臼，骨関節結核，特に脊椎カリエス，化膿性骨関節炎など骨関節系疾病への罹患であった．また，脳性麻痺が散見されるようになった．1932年11月，日本最初の肢体不自由児養護学校「光明学校」（現 東京都立光明特別支援学校）が創立された．

1937年，日中戦争（支那事変）が起きてから療育施設は戦争で焼失，一方で戦傷兵（傷痍軍人）のための施設が必要だという考えが広まり，1938年に臨時東京第三陸軍病院（現 独立行政法人国立病院機構相模原病院）が開設．主な障害は切断であった．脊髄損傷受傷者はほとんど死亡したとされる．それによって義肢製作と訓練の知見が集積された．収容者は最大6,000人以上の時もあった．戦傷兵のリハビリを行ったのは「軍事保護院」のもとにある傷痍軍人療養所で，1939年には53の療養所があった（これらは戦後すべて厚生省所管の国立病院となり，軍人だけではなく民間人も対象となった）．それとともに東京，大阪，福岡では「傷痍軍人職業補導所」で職業訓練が行われた．

1941年，太平洋戦争，1945年に東京大空襲そして終戦を迎えた．1946年，日本国憲法公布，翌1947年に施行される．その第25条1項では「国民の生存権（すべての国民は，健康で文化的な最低限度の生活を営む権利を有する）」，2項では「国の責務（国は，すべての生活部分において社会福祉，社会保障及び公衆衛生の向上及び増進に努めなければならない）」が規定された．

日本は戦後の混乱と生活困窮者を緊急援護する必要があった．戦後みられた障害の主因は，ポリオなどによる脊髄性小児麻痺およびその他の弛緩性麻痺，脳性麻痺，骨関節結核，化膿性骨髄炎，関節リウマチ，交通事故や労働災害による肢切断，あるいは脊髄損傷などであった．

1946年，連合国総司令部GHQによる「生活困窮者は国の責任で無差別平等に保護しなければならない」との社会救済に関する覚書が公的扶助の基本原則となった．そして1946年，生活保護法，1947年に戦災浮浪児・引き上げ孤児の保護や栄養不良児などに対する保健衛生対策のための児童福祉法，1948年に医療法・医師法，1949年に傷痍軍人援助のための身体障害者福祉法が基盤整備として制定された．さらに1951年には社会福祉事業の全分野における共通的事項を定めた社会福祉事業法（現・社会福祉法）が制定された．

戦後復興のため増えた労働災害につき1947年に労働者災害補償保険法が制定され，1949年には日本最初の労災病院が開院した．同時に交通外傷も増え，脊髄損傷の主因となった．いずれもリハビリテーションが重視された．ただし，内容は身体障害に対する機能回復が目的のリハビリテーションであった．

理念としての"リハビリテーション"とリハビリテーション医療のはじまり

「リハビリテーション（rehabilitation）」は理念である．

rehabilitationは英語で"名誉・地位の回復，復権"，"犯罪者・障害者の社会復帰"を意味する．医学用語として最初は米国で第一次世界大戦中，"機能回復"ではなく，"社会復帰"，特に"職業復帰"の意味で登場した．

戦後日本に入ってきた時rehabilitationは「更生」と訳され，「国立身体障害者更生指導所」の名称など，医学法律用語などに利用された．1949年の身体障害者福祉法では身体に障害がある人の"更生"を支援することを目的としている．同法3条に「国及び地方公共団体は…，身体障害者の自立と社会経済活動への参加を促進するための援助と必要な保護（「更生援護」という）を総合的に実施しなければならない」と

ある．1982年の社会局長通知では「更生の定義は必ずしも経済的，社会的独立を意味するものではなく，日常生活能力の回復を含むものであること，したがって，加齢現象に伴う身体障害および意識障害を伴う重度の身体障害者については，リハビリテーションの可能性に十分配慮して障害認定の可否を決定されたい」と更生の広義の解釈が取り入れられている．

医療法では第1条2において「医療は，生命の尊重と個人の尊厳の保持を旨とし，医師，歯科医師，薬剤師，看護師その他の医療の担い手と医療を受ける者との信頼関係に基づき，及び医療を受ける者の心身の状況に応じて行われるとともに，その内容は，単に治療のみならず，疾病の予防のための措置及びリハビリテーションを含む良質かつ適切なものでなければならない．」と，医療サービスとして扱われている．

世界保健機関（WHO，1981年）では，「リハビリテーションは能力低下や社会的不利の状態の影響を減らすこと，能力障害や社会的不利を被っている人たちの社会的統合を実現することを目的とするあらゆる手段を指す．リハビリテーションは能力低下や社会的不利のある人たちを環境に適合するように訓練するばかりでなく，障害のある人たちの社会的統合を促すために身近な環境や社会において間を取り持つことも目的としている．障害者自身，その家族，そして彼らの住む地域社会はリハビリテーションに関係する諸種のサービスの計画と実施に関与しなければならない」としている．

リハビリテーションには教育的リハビリテーション，職業的リハビリテーション，社会的リハビリテーション，医学的リハビリテーションの4つの側面がある（☞Memo）．

リハビリテーション医学とは，医学的リハビリテーションを実践するための，学問技術の体系である．キーワードは"dysmobility（動けなくなること）"であり，運動機能障害のみならず，心理的社会的問題への解決を含む．医学の歴史のなかでは治療医学，予防医学に続いて発生した第3の医学と称される．

米国において，20世紀初頭のポリオの流行とその治療，第一次世界大戦負傷者に対する軍による「身体再建病院」での整形外科医・内科物理療法医（☞Key words）による身体障害へのアプローチにより近代リハビリテーションは始まった．それとともに行われたのは職業復帰策であり，1918年に「職業リハビリテーション法」が成立，1920年には一般人も対象としたスミス・フェス法が成立され，医学的リハビリテーションに先行して職業リハビリテーションが整えられた．

その後米国では1940年代に障害として脳卒中片麻痺も取り上げられるようになり，1945年前後に日常生活動作（活動）（Activities of Daily Living；ADL）の概念・技法が確立された．これは医学界に初めて「生活」の視点をもたらした画期的なことであった．

1967年，米国職業リハビリテーション局は，保健教育福祉省内の社会・リハビリテーション局の一部となった．担当は児童局，高齢者対

Memo

リハビリテーションの側面：教育的，医学的，職業的，社会的リハ

教育的リハビリテーションとは，対象が小児の場合，医学的リハビリテーションと並行して教育を受けることを指し，障害のある学生であれば進学復学を支援するものであり，成人高齢者の場合は障害教育も含まれている．
職業的リハビリテーションとは，障害のある人が初めて就労する際の支援，あるいは復職支援を指す．
社会的リハビリテーションとは，障害のある人が社会に戻って生きていくうえでの困難を解決することを指し，障害者福祉がこれに入る．

物理医学（物理療法）

物理医学は古来より医療の中で用いられてきた運動療法，電気刺激，温熱，光線療法，装具療法などを用いて，主として運動機能に障害を持つ患者の治療や，運動電気生理学的手法（筋電図等）により病態の検索，診断を行うもの．
物理療法は熱，電気，光線，水，力などの物理的エネルギーを利用した治療体系．

策，公的扶助行政，医療サービス行政と多岐にわたり，リハビリテーションの概念は米国福祉国家出現というイデオロギーの中核となった．

医療やリハビリテーション技術の進歩が障害者に社会で活動する能力を与えたが，障害者の生活の可能性は「特別な」あるいは保護された環境内に留まり，実際の障害以上に制限されてきた．人種差別廃止，黒人解放，女性解放運動などの影響を受けながら，1960年代後半，障害者の社会へのアクセス権，社会参加への権利を求める運動がいくつか生まれてきた．1972年に設立されたカリフォルニア大学バークレー校にある"自立生活センター"がそのひとつである．

1973年，米国の「職業リハビリテーション法」は「リハビリテーション法」へと名称とともに内容も抜本的に改正された．これは職業リハビリテーションプログラムの査定において，戦後のリハビリテーションの目的が米国では"就労"であったのに対し，障害者の高齢化，リハビリテーション技術の進歩などから"職業復帰"が主目的ではなくなってきたことがある．また，従来は就職先を見つけることだけが強調されていたが，1960年代には普通の労働が全く不能な人々に対しても，職業が目的ではなく，日常生活動作ADLが自立し地域で有意義な生活を送ることを目的としたセルフケア・サービスなど，より一般的なリハビリテーションプログラムが提供されたからである．

「リハビリテーション法」の第504条は「合衆国において，第7条(6)で定められた障害を持ついかなる個人も，単に障害者と言う理由で，連邦政府の財政的援助を伴ういかなる施策，ないしは事業への参加において排除されたり，その利益を享受することを拒否，ないしは差別されてはならない．」という障害者の差別禁止条項である．これには種々の反対や否認があり，実効を持ったのは1977年となった．この運動によってそれまでばらばらに活動していた各種の障害者団体は一丸となり，1990年「障害を有する米国人法(Americans with Disability Act：ADA)」が成立する．米国の障害者政策は「善意ないし慈悲」から「人権」へとパラダイムシフトし，これは米国最初の障害者差別禁止法となった．

同様の流れは世界各地でみられ，1992年に豪州の「障害者差別禁止法」，1993年に新西蘭の「人権法」，1995年に英国の「障害差別禁止法」と続く．

職業リハビリテーションプログラムを検討している過程で，1960年代初頭にはリハビリテーション医学専門家からはADLの自立だけではない，社会的自立と精神的自立の重要性を唱えた"自立生活(independent living：IL)"の概念が提唱された．

1980年代，ILの思想から米国リハビリテーション医学会ではその目標をADLからQOLへと転換した．医学界でQOLを取り上げたのはこの時の米国リハビリテーション医学会が世界で初めてとされている．

「生活モデル」の登場とICIDHとICF

かつて，医学の対象は病気の克服であり，疾病の病因と病態を追究する病理学を主体とする"病因(etiology)-病理(pathology)-発現(manifestation)"という「医学モデル」を呈していた．それら疾病の国際的統計基準として「疾病及び関連保健問題の国際統計分類(International Statistical Classification of Diseases and Related Health Problems：ICD)」が使われてきた．しかし，急性感染症疾患などの救命率が向上する一方で，慢性疾患も増加，また対象者そのものの高齢化が進み，後遺症も含めた「障害」をみるという発想が不可欠となった．そこでICDの補助として「国際障害分類(International Classification of Impairment, Disability, and Handicaps：ICIDH)」が1980年WHOにより発表された．

この国際障害分類(ICIDH)の基本的モデル

1 国際生活機能分類（ICF）の概念モデル

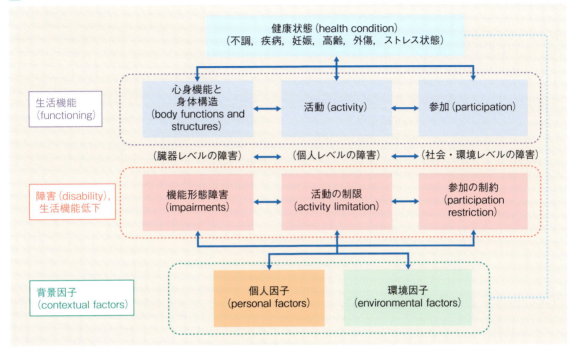

は"疾病（disease）-機能障害（impairment）-能力低下（disability）-社会的不利（handicap）"という疾病以降の障害レベルを3相に分類するものであった．当時は麻痺や切断などの病気による直接の後遺症である身体機能障害のみが障害ととられることが多く，医学のみならず法律や行政にも強く影響を及ぼしていた．ICIDHは"身体機能の障害"およびその帰結として生じる"社会的不利"も障害として評価するという考え方で，障害を3相に分けてとらえる「障害の階層性」を示した画期的なものだった．

治療による回復をめざす「医学モデル」に対して，QOLを目指す思考は「生活モデル」とされた．リハビリテーションはこれらの障害3相すべてにアプローチし，対象者のQOL向上をめざすものであり，「生活モデル」を提唱する医学となった．「生活モデル」のアイディアは障害者福祉の領域において1970年代後半から使われており，ICIDHに明確に反映され新しい障害概念に寄与した．

その後1981年，障害者の完全参加と平等をテーマにした国際障害者年，1983年からの「国連・障害者の十年」のなかで，障害者への社会的関心や理解が進んだ．

ICIDHはその後「疾病の帰結（結果）に関する分類」であるなどの批判を受け，1990年より改訂の動きを示し，2001年「国際生活機能分類（International Classification of Functioning, Disability and Health：ICF）」が採択された．ICFで重視されているのは障害のみの分類ではなく，生活機能と障害の分類であり，その生活と人生その

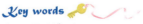

ノーマライゼーション

源流は1950年代のデンマーク社会省バンク・ミケルセンの「知的障害者にノーマルなくらしを」とする考え方にある．運動の結果1959年，「知的障害者および障害者のケアに関する法律（デンマーク法）」が制定された．「ノーマライゼーション」を原理として初めて世に広めたのはスウェーデンのベンクト・ニィリエであり，「ノーマライゼーションの育ての父」とされている．ニィリエは「すべての知的障害者に社会の通常の生活環境と様式に可能な限り近い日常生活のパターンと条件を可能にさせること」と定義している．ニィリエはこの原理を北米に紹介し，さらには欧州全体や日本にも知られていくとともに国際機関が人権について見直す契機を与えた．

ものを評価している点とされている．

ICFでは生活機能として「心身機能・身体構造」，「活動」，「参加」を掲げ，「環境因子」と「個人因子」の背景因子を導入し，万人の健康の構成要素に関する分類とした（■）．これによって生きることの全体像を示す共通言語をめざした．実際の分類項目は1,424項目あり，4つの構成要素に対して決められたコード化とどのくらい問題となるかの程度を示す共通スケールによる評価を行う．臨床応用を含め活用範囲は今後の課題だが，その概念は障害とリハビリテーションへの理解を広め，すべての人に新しい健康感を提起している．

近年の日本における障害者と医療

1960年代の障害者施策は，高度経済成長のもと，1960年に身体障害者雇用促進法が制定された．しかし，身体と精神のように障害種別ごとの施策の展開や精神病床の増加をはじめ障害者の施設入所が増えるなど，世界的潮流とは反する施策であった．

1970年に心身障害者対策基本法が示されたものの，精神障害者は除外され，引き続き施設収容等の保護に重点が置かれた．またスモン薬害により難病対策要綱が作成された．1973年のオイルショックを受け身体障害者雇用促進法が改正，法定雇用率制度が義務化となった．障害児については世界の動向とは反対に，原則分離の教育形態が基盤とされた．

1981年の「障害者の完全参加と平等」をテーマにした国際障害者年，1983年からの「国連・障害者の十年」などの影響を受け，日本でも施設入所中心の施策の転換が開始された．

1990年の福祉八法改正，1993年心身障害者対策基本法の一部改正を行い障害者基本法が定められ，定義の上では三障害（身体障害，知的障害，精神障害）の統一が図られた．1994年，ハートビル法など地域生活の基盤整備にも着手が始まった．1995年，精神保健法も自立と社会参加促進を目的とする精神保健及び精神障害者の福祉に関する法律に改正された．地域基盤整備は交通バリアフリー法，身体障害者補助犬法へと広がった．

1949年に制定された身体障害者福祉法が弱者保護的な措置制度であったため，2003年には障害者が自らサービスを選択し，契約によりサービスを利用する支援費制度が導入された．しかし国の財政破たんを理由に2005年障害者自立支援法が制定された．従来の応能負担から応益負担となったほか，多くの問題点も指摘された．

2009年から各種障害団体の代表を含む障がい者制度改革推進会議が結成され，ここで障害者施策の検討が行われた．2011年には障害者基本法の一部を改正する法律，2012年には障害者総合支援法，2013年に障害者差別解消法が公布され，2006年の国連総会において採択された障害者権利条約の締結が2014年に行われた（❷）．

いずれも障害者の一般的な権利と自由の享受を尊重し，「障害の有無にかかわらず，相互に個性の差異と多様性を尊重し，人格を認め合う共生社会（cohesive society）の実現」を目的としている．欧州等では2000年以降，格差・排

Memo

福祉三法：生活保護法，児童福祉法，身体障害者福祉法
福祉八法：児童福祉法，身体障害者福祉法，知的障害者福祉法，生活保護法，老人福祉法，母子及び寡婦福祉法，高齢者の医療の確保に関する法律（老人保健法），社会福祉法

Key words

共生社会
子ども・若者育成・支援，障害者施策，少子化対策などの総合的な推進により，すべての国民が年齢や障害の有無によってわけへだてられることなく相互に人格と個性を尊重し合いながらともに支え合って生きる社会を共生社会（cohesive society）いう．1893年社会学者デュルケムが「社会分業論」の中で使った"社会的統合（social cohesion）"に源流があり，現在，欧州等でも格差・排除のない社会構築に向けた理念として広く使用されている．

2 日本の障害者施策の流れ

1940	1950	1960	1970	1980	1990	2000	2010
			1970年（昭和45年）身体障害者対策基本法	1981年（昭和56年）国際障害者年「完全参加と平等」	1993年（平成5年）障害者基本法		2011年（平成23年）障害者基本法の一部改正
1949年（昭和24年）身体障害者福祉法						2003年 支援費制度施行（平成15年） / 2006年 障害者自立支援法施行（平成18年）	
		1960年（昭和35年）精神薄弱者福祉法			1998年（平成10年）知的障害者福祉法		2012年（平成25年）障害者総合支援法公布
	1950年（昭和25年）精神衛生法			1987年（昭和62年）精神保健法	1995年（平成7年）精神保健福祉法		
				1983〜1992年 国連・障害者の十年『障害者対策に関する長期計画』	1993〜2002年 アジア太平洋障害者の十年『障害者対策に関する新長期計画』	2003〜2012年 障害者基本計画	2013年 障害者差別解消法公布
					1996〜2002年 障害者プラン『ノーマライゼーション7か年戦略』		2014年 障害者の権利条約の締結
						2009年〜障害者制度改革推進会議	

除のない社会構築に向けた理念として共生社会の概念を使用している．

現在日本では精神障害と障害児への対応が医療に求められている．具体的には精神障害では入院のあり方，児では相談支援のあり方などである．これらは高齢社会，少子化問題とともに全世代へのアプローチが必要とされ，地域で医療以外の介護福祉などとともに包括的に考えていかなければならない．

高齢化とともに障害像も多様化し，リハビリテーション医学もそれとともに研究分野が拡大されてきた．宇宙医学をベースにした廃用症候群の研究や主たる対象病態であった脳血管障害や脊髄損傷に留まらず，がんや認知症などの疾病に対するリハビリテーションについての研究も進んでいる．多職種協働の実践に始まり，障害予防・介護予防，ロボティクスや工学的支援による介護負担軽減，あるいは人生の終末期においてもいかに尊厳を持って全うできるかを支援する終末期リハビリテーションも取り組みが始まっている．これからも障害に一番近い医学として，多方面に期待される．

参考文献

- 上田敏．リハビリテーションの歩み―その源流とこれから．医学書院；2013．
- リハビリテーション医学白書委員会（編）．リハビリテーション医学白書2013年版．医歯薬出版；2013．
- 千野直一（編）．現代リハビリテーション医学，改訂第3版．金原出版；2009．
- リチャード・K・スコッチ（著），竹前栄治（監訳）．アメリカ初の障害者差別禁止法はこうして生まれた．明石書店；2000．

地域包括ケアシステム構築への社会的背景

医療のパラダイムシフト

三浦久幸
国立長寿医療研究センター在宅連携医療部長
医師

- 今後の国内における後期高齢者の増加により，慢性疾患症状と廃用症候群等，日常の生活の中で，進行予防や医療・介護を継続的に受ける高齢者が増加する．
- 臓器単位の疾病を解決することを主眼とする「治す医療」から患者総体の生活の質の最大点を得るために治療の優先順位を再配置する「治し支える医療」への転換（医療のパラダイムシフト）が求められている[1]．
- 医療のパラダイムシフトにおいては，高齢者の住まいの問題も含め，医療，介護，福祉をどう一体化して提供すればよいのか，の具体的対応が必要であり，地域包括ケアの充実と並行し進められるべきものである[2]．

医療のパラダイムシフトが必要となった背景：超高齢社会

まず，本章「超高齢社会と人口構成比」の稿（☞p2）でも述べられた，これからの人口構造の変化について再確認する．

1の日本の人口構造の変化を見ると，団塊の世代の人すべてが75歳以上になる2025年には高齢化率が30％に達するが，この2025年までに，どのように医療・介護体制を整えていくかが今，求められている．

在宅医療が注目されている背景として，日本の高齢化に伴い医療提供体制の見直しが迫られているということがあげられる．日本の高齢化は進み，2010年の高齢化率は23.0％と世界第1位であり，今後も高齢化はさらに進むと予想されている．

このような状況の中，国内の死亡場所の推移をみると1950年頃には自宅死亡率が80％以上で，病院死亡率は10％強であったが，この傾向は1976年以降逆転し，2011年では病院死亡率が78.5％，自宅死亡率が12.5％となっている．人工呼吸器の普及など，病院でなければ当時は行えなかった医療技術等の普及による影響が大きいと考えられるが，この結果として一般の人が身近な生活の中で自然な死を体験する機会がきわめて少なくなっている[3]．

この一方で，最期に療養を希望する場所についての国民へのアンケート調査ではおよそ6割ができるだけ長い自宅での療養を希望している反面，介護する家族に負担がかかることや，症状が急変したときの対応などに不安を感じている人が多いことが明らかとなっている[4]．

これからの高齢者の医療ニーズとは

このように社会構造が変化し，75歳以上の高齢者が増えたことが，なぜ，これからの医療ニーズの変化をもたらすかを見てみる．**2**に示すように，75歳以上の後期高齢者の増加に伴い，老年症候群を有する高齢者が今後増加すると考えられる．老年症候群とは「高齢者に多く

1 日本の人口ピラミッドの変化（1990〜2060年）

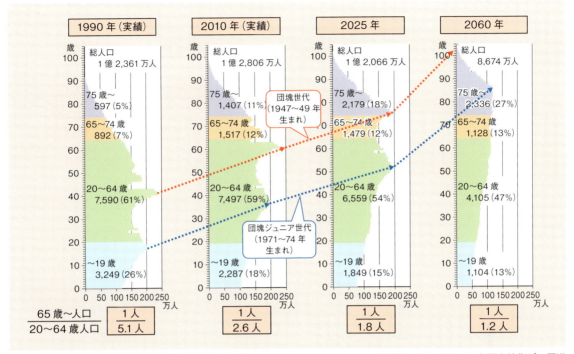

日本の人口構造の変化を見ると，現在は，1人の高齢者を2.6人で支えている社会構造になっており，少子高齢化が一層進行する2060年には1人の高齢者を1.2人で支える社会構造になる．団塊の世代の人すべてが75歳以上になる2025年には高齢化率が30％に達する．
急激に高齢化が進み社会構造が変化する2025年までに，どのように医療・介護体制を整えていくかが求められている．
（厚生労働省．平成24年7月11日 在宅医療連携拠点事業説明会資料より）

みられ，原因は様々であるが，治療と同時に介護・ケアが重要である一連の症状，所見」を指す．

老年症候群は大きく3つに分類される．第1に，主に急性疾患に付随する症候で，若い人と同じくらいの頻度で起きるが，高齢者では若い人と違って，対処方法に工夫が必要な症候群である．第2に，主に慢性疾患に付随する症候で，65歳の前期高齢者から徐々に増加する症候群である．第3に，75歳以上の後期高齢者に急増する症候で，日常生活動作（ADL）の低下と密接な関連を持ち，介護が重要となる，一連の廃用に関連した症候群である．

上記3つの老年症候群の分類と加齢変化は，高齢者の複合的疾患構造を説明し，医療と介護が不可分であることの実証である．特に慢性疾患症状と廃用症候群については，高齢者に多く，日常の生活の中で，進行予防や医療・介護を継続的に受ける必要があり，より「治し支える医療」が重要であることを示している．かかりつけ医はこれらの疾患をトータルに把握し，対応する技量が求められる．

医療のパラダイムシフトとは

療養生活を支えるための医療や介護の提供における新しい仕組みと担い手を考える上で，先ほど述べた，超高齢化と疾病構造の変化をさら

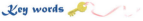
老年症候群
高齢者に多く見られ，原因は様々であるが治療と同時に介護・ケアが重要である一連の症状，所見を指す．老年症候群の評価は，高齢者に接する上での最初の重要な手がかりとなる．

2 高齢者の医療ニーズ──疾病構造と老年症候群

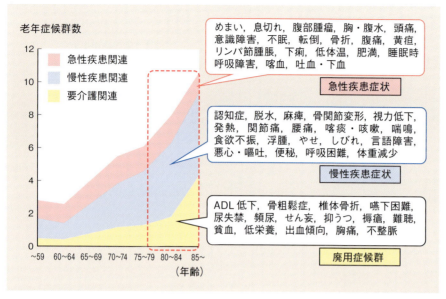

に詳しく見る必要性がある（**3**）.

2に示したような高齢者特有の疾患や障害が増加し，疾患や障害に対する価値観の変化も相まって，医療は，これまでの急性期医療を主体とした病気の完全治癒，社会復帰，救命・延命を目指す医療よりも，高齢者・慢性期医療を中心とした，障害と共に生きる，社会参加など希望するライフスタイルの遂行，希望する人生の終え方をサポートする医療がより求められるものとなった．

このように日本は，医療体制や医療そのものの理念についての大きな転換期にあり，これが「医療のパラダイムシフト」と呼ばれるようになった．

このパラダイムシフトについては，一般的に「キュアからケアの時代へ」等と呼ばれることも多いが，2014年に日本学術会議から提言された「超高齢社会のフロントランナー日本：これからの日本の医学・医療のありかた」[1])の中では，「臓器単位の疾病を解決することを主眼とする「治す医療」から患者総体の生活の質（quality of life；QOL）の最大点を得るために治療の優先順位を再配置する「治し支える医療」

3 超高齢社会に求められる医療像

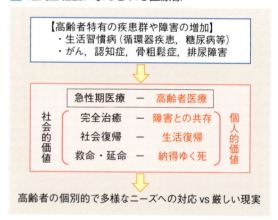

への転換であり，「病院中心の医療」から介護・福祉と連携する「地域完結型医療」への転換である」と述べられている．

この一方，高齢者の個別的で多様なニーズに対応する必要性が台頭したことで，医療のパラ

Key words
地域完結型医療
高齢患者が中心となる時代の医療は，病気と共存しながらQOLの維持・向上を目指す，支える医療が重要となる．地域完結型医療は住み慣れた地域や自宅での生活のための医療，地域全体で支える医療のこと．

4 在宅医療の推進に関わる制度・事業等の変遷

	診療報酬	医療法・介護保険法等	関連事業等
1981年	在宅医療における指導管理料の新設(インスリン在宅自己注射指導管理料の創設)		
1985年		第1次医療法改正:地域医療計画の創設	
1986年	訪問診療の概念導入		
1991年			老人保健法改正(老人訪問看護ステーションの創設)
1992年	寝たきり老人在宅総合診療料の新設	第2次医療法改正:「居宅」を医療提供の場として位置づけ	老人保健法改正(老人保健施設の創設等)
1994年	在宅終末期医療の評価の充実(在宅時医学総合管理料,在宅末期総合診療料,ターミナルケア加算)	健康保険法改正:在宅医療を「療養の給付」として位置づけ 指定訪問看護制度の創設	
1998年	寝たきり老人在宅総合診療料に24時間連携体制加算を新設		
2000年		介護保険法施行	
2004年	重症者・終末期患者に対する在宅医療の充実		訪問看護推進事業
2006年	在宅療養支援診療所の創設	第5次医療法改正:在宅医療の確保に関する事項を医療計画に位置づけ 介護保険法の改正	
2008年	在宅療養支援病院の創設		
2011年			在宅医療連携拠点事業
2012年	機能強化型在宅療養支援診療所・病院の新設	在宅医療の体制構築に係る指針を発出	在宅医療連携拠点事業
2013年			在宅医療推進事業
2014年	地域包括ケア病棟加算の新設 機能強化型訪問看護ステーションの新設	地域における医療及び介護の総合的な確保を推進するための関係法律の整備等に関する法律 制定	
2015年	地域医療ビジョン策定	介護保険改正,改正法施行 在宅医療・介護連携推進事業	

ダイムシフトを実行する必要があるが,独居老人,老老夫婦世帯の増加による弊害等,厳しい現実にも直面している.

「治し支える医療」としての在宅医療の変遷

ここで,「治し支える医療」としての在宅医療の国内における変遷について確認する.

診療報酬上の在宅医療が制度化されたのは,1981年インスリンの在宅自己注射指導管理料の導入である(**4**).

その後,第1次医療法改正により医療計画がスタートした翌年(1986年)に老人保健法が改正され,この改正で,診療報酬に「寝たきり老人訪問診療料」が新設された.1992年の第2次医療法改正では,「居宅」が「医療提供の場」として位置づけられた.さらに1994年健康保険法の改正において在宅医療が「療養の給付」と位置づけられた.

その後も1998年の診療報酬改定において,寝たきり老人在宅総合診療料に「24時間連携体制加算」が新設され,2006年および2008年には,「在宅療養支援診療所」と「在宅療養支援病院」がそれぞれ診療報酬上の制度として整備されている.

このように在宅医療は，国が政策課題として取り上げて以来，20年以上の歴史がある．しかしながら，在宅医療そのものは依然，十分な体制で希望する人に供給されているとは言いがたい状況にあるため，厚生労働省は2012年を「在宅医療・介護あんしん2012」[5]と銘打ち，多くの全国的な事業を開始した．

さらに2012年度の診療報酬改定では医療と介護の連携強化や在宅医療の充実に1,500億円が充てられ，介護報酬改定でも，24時間定期巡回・随時対応訪問介護など新メニューの創設をはじめ地域包括ケアに重点的な配分が行われた．2012年度の医療計画の改定に当たっては，「在宅医療の体制構築に係る指針」が設けられるなど，在宅医療は5疾病・5事業と並ぶ大きな柱と位置づけられた．

「在宅医療・介護あんしん2012」では，中心となる事業として，在宅医療連携拠点事業が全国的に行われた．2011年度は全国10か所であったが，2012年度は全国105か所で事業が行われた．この連携拠点事業では，在宅医療を提供する機関等を連携拠点として，多職種協働による在宅医療の支援体制を構築し，医療と介護が連携した地域における包括的かつ継続的な在宅医療の提供を目指すものとして活動が行われた．

この連携拠点事業は，2013年度以降，地域医療再生臨時特例交付金により県の在宅医療推進事業として継続され，この数は全国約1,700か所の自治体の3分の1以上にのぼった．2014年に「地域における医療及び介護の総合的な確保を推進するための関係法律の整備等に関する法律」が制定されたことにより，この事業はさらに2015年以降，介護保険による地域支援事業（在宅医療・介護連携推進事業）として恒久化され，2018年度以降はすべての市町村がこの「連携事業」を行うことが義務づけられた．

上記のように，在宅医療そのものの充実については，在宅医療のリソースの充実に加え，在宅医療・介護連携のための拠点作りなど，2012年度より急速に整備が行われてきた状況にある．

「治す医療」から「治し支える医療」への病床再編

在宅医療そのものの充実が図られる一方で，「病院中心の医療」から介護・福祉と連携する「地域完結型医療」への転換のための病床再編も進められている．

医療を受ける患者にとっては，急性期，回復期，慢性期などの状態に応じて質の高い医療が適切に受けられるとともに，必要に応じて介護サービスと連携・協働するなど，切れ目のない提供体制が確保されることが重要となる．

このためには，医療機能の分化，強化，連携を進め，在宅医療・訪問介護などの整備を含め，効果的・効率的で質の高い医療提供体制を構築する必要がある．

将来像に向けての医療・介護機能再編の方向性イメージを示す（5）．今後さらに医療機能分化の推進を進め，高度急性期，一般急性期，亜急性期など，ニーズに合わせた機能分化・集約化と連携強化をはかるとともに，施設から地域へ，また，医療から介護の流れを促進するために，在宅医療の計画的整備や，居住系，在宅サービスのさらなる拡充を目指すものとなっている．このように病床再編の中でも，「生活を支える」機能の充実が喫緊の課題となっている．

このような病床再編は，「医療介護総合確保推進法」[6]で定められた，病床機能報告制度により集積されたデータの解析に基づき2015年度より各地で，検討（地域医療構想の策定）が開始されている．

Key words

地域医療構想（ビジョン）
2025年に向け，病床の機能分化・連携を進めるために，医療機能ことに，2025年の医療需要と病床の必要量を推計し，定めるもの[7]．

5 将来像に向けての医療・介護機能再編の方向性イメージ

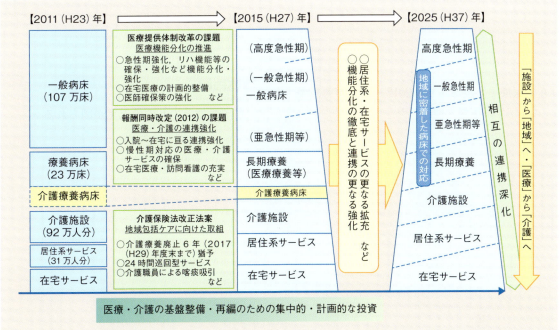

病院・病床機能の役割分担を通じてより効果的・効率的な提供体制を構築するため,「高度急性期」,「一般急性期」,「亜急性期」など,ニーズに合わせた機能分化・集約化と連携強化を図る.併せて,地域の実情に応じて幅広い医療を担う機能も含めて,新たな体制を段階的に構築する.医療機能の分化・強化と効率化の推進によって,高齢化に伴い増大するニーズに対応しつつ,概ね現行の病床数レベルの下でより高機能の体制構築を目指す.
医療ニーズの状態像により,医療・介護サービスの適切な機能分担をするとともに,居住系,在宅サービスを充実する.
(厚生労働省.平成24年7月11日 在宅医療連携拠点事業説明会資料より.原図は「医療介護に係る長期推計(主にサービス提供体制改革に係る改革について)」,第10回社会保障改革に関する集中検討会議(2011年6月2日)より)

地域包括ケアと医療のパラダイムシフト

島崎[2]が述べているように,「患者の生き方に関する意思や選択を尊重し,住み慣れた居宅において,他者との関係性を持って生活を送ることを支える医療」が在宅医療とするならば,高齢者の住まいの問題も含め,医療,介護,福祉をどう一体化して提供すればよいのかの具体的対応が必要となってくる.つまり,医療のパラダイムシフトと地域包括ケアの充実とは表裏一体のものということができる.

さらに,地域包括ケアシステム推進において は,医療のパラダイムシフト実現による医療サイドの充実のみでなく,医療を受ける側の意識改革が必要と考えられる.厚生労働省が示しているように[8,9],患者・家族の選択と心構えがなければ全体的な変革は難しく,このパラダイムシフトの流れについての市民への啓発活動も重要である.

医療のパラダイムシフトの実現には,在宅医療そのものの充実,病床再編のみでなく,並行した地域包括ケアの推進が必要である.

文献

1) 日本学術会議臨床医学委員会老化分科会.提言「超高齢社会のフロントランナー日本:これからの日本の医学・医療のありかた」(2014年9月30日)

http://www.scj.go.jp/ja/info/kohyo/pdf/kohyo-22-t197-7.pdf
2) 島崎謙治．在宅医療の現状・理念・課題（第7章）．国立社会保障・人口問題研究所研究機構（編），地域包括ケアシステム—「住み慣れた地域で老いる」社会をめざして．慶応義塾大学出版会；2013.
3) 厚生労働省HP「在宅医療の推進について」
http://www.mhlw.go.jp/stf/seisakunitsuite/bunya/0000061944.html
4) 厚生労働省HP「人生の最終段階における医療に関する意識調査」
http://www.mhlw.go.jp/toukei/list/saisyuiryo.html
5) 厚生労働省医政局指導課 在宅医療推進室．在宅医療・介護あんしん2012
http://www.mhlw.go.jp/seisakunitsuite/bunya/kenkou_iryou/iryou/zaitaku/dl/anshin2012.pdf
6) 厚生労働省HP「医療介護総合確保推進法に関する全国会議（平成26年7月28日）資料」
http://www.mhlw.go.jp/file/05-Shingikai-10801000-Iseikyoku-Soumuka/0000052610_1.pdf
7) 厚生労働省HP「地域医療構想」
http://www.mhlw.go.jp/stf/seisakunitsuite/bunya/0000080850.html
8) 厚生労働省HP「地域包括ケアシステム」
http://www.mhlw.go.jp/stf/seisakunitsuite/bunya/hukushi_kaigo/kaigo_koureisha/chiiki-houkatsu/
9) 厚生労働省HP「地域包括ケア研究会報告書 〜今後の検討のための論点整理〜」の公表について
http://www.mhlw.go.jp/houdou/2009/05/h0522-1.html

地域包括ケアシステム構築への社会的背景

市民の意識の変化——長寿から天寿へ

山﨑一洋
下野新聞社編集局社会部長代理
記者

- ◆ 命を永らえることばかりを重視した「長寿」ではなく，一人一人のその人らしい「天寿」を全うするには，市民である患者，家族が在宅医療・介護（在宅ケア），地域包括ケアについての情報を十分に理解した上で，多くの選択肢の中からどう生ききるかを選ぶ必要がある．
- ◆ 医療・介護の専門職と市民である患者や家族には著しい情報の非対称性があり，医療・介護に関わる知識，経験は専門職の方が圧倒的に豊富で，市民の情報量は限られている．
- ◆ 市民の意識変化を促すには，専門職や行政から市民に医療・介護についての情報を積極的に提供するとともに，具体的な提供サービスの姿を示すことが欠かせない．

下野新聞社では，2011年12月から2012年6月にかけて「終章を生きる 2025年超高齢社会」を計50回連載した（☞p52 **column** 参照）．

本稿では，前立腺がん末期の男性の実例を取材した連載記事を読み解きながら，「どう生ききるか」を選択することについての考え方について言及してみたい（青い文字は連載記事からの抜粋．年齢等は掲載当時のまま）．

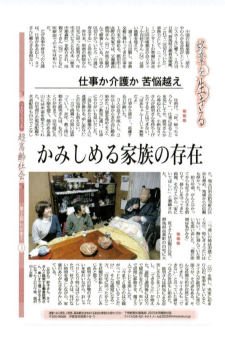

取材から見えた市民の意識変容

前立腺がんの自宅療養で少しずつ落ち着きを取り戻した栃木県鹿沼市，藤倉政男さん（77）．病院を退院した直後，家族は不安にさいなまれていた．自宅に戻った2011年末の深夜，妻タイさん（78）と娘小谷好子さん（54）はまんじりともせず，政男さんのベッドに寄り添った．群馬県邑楽町に嫁いだ好子さんは，介護のため里帰りした．

息苦しさを訴える政男さん．四方を山に囲まれた静かな自宅に「はー，はー」という呼吸が響く．「寒い」とも繰り返した．がんの症状だ．「何もしてやれない」．タイさんらを襲った無力感．政男さんは「帰ってきて失敗した」と漏らした．

病院で抗がん剤投与中に容体が急変し治療を止めた．好子さんは，病院から「当面の治療はない．容体がある程度安定したら置いておけない」と告げられた．

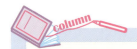

下野新聞連載「終章を生きる　2025年超高齢社会」

本稿でとりあげた「終章を生きる　2025年超高齢社会」は，栃木県を発行エリアとする下野（しもつけ）新聞社が記者3人とデスク1人による取材班を組織し，2011年12月から2012年6月にかけて計50回連載したキャンペーン報道である（2013年に新書として刊行）．

今後の超高齢社会を描いた第1部「足音」，在宅ケアのありようを取り上げた第2部「わが家で」，胃ろうをめぐる実情を取材した第3部「『食べる』への挑戦」，人が老いていく姿を見つめた第4部「老いのものがたり」，地域包括ケアを意識した第5部「支え合うまちへ」，豊かな終章に向けた「取材班5つの提言」で構成されている．

5本柱の提言の一つとして，「在宅ケア いつでもどこでも可能な体制に」と訴え，サービス提供側が在宅ケアの需要を先取りする形で「成功事例」を積み上げていくことの重要性を指摘している．

豊かな終章実現へ — 本紙取材班5つの提言

1. **超高齢社会を認識し「命の質」最重視を**
   - 未来図の議論は社会全体で
   - 「安心」をもたらす社会保障を

2. **在宅ケア いつでもどこでも可能な体制に**
   - 「供給」を先行させ「需要」拡大を図れ
   - 地域医療再生のてこに

3. **自然な老いを見つめ直そう**
   - 終章は人生の「ものがたり」に沿って
   - 高齢者にも緩和ケアを

4. **終章の生き方，熟考し周囲と共有を**
   - 意志決定は生活の場で
   - エンディングノートも助けに

5. **最期まで安心して住める支え合うまちに**
   - もったいない力を引き出せ
   - 市町は強力にけん引を

「仕方がないのか」．好子さんは，そう思いながらも「家族で全て世話できるの？」との思いがぬぐえなかった．政男さんは「家に帰りたいが，今は無理だ」と思ってしまう．タイさんは「もう少し，ここにいさせて」と頼み込んだが，泣く泣く病院を離れた．

退院した夜，タイさんは一睡もせず朝を迎えた．

「こんにちはー」．在宅ホスピスとちの木（栃木市）の渡辺邦彦医師（52）が訪れた．政男さんは「息苦しさはどうですか」と聞かれ，「ちょっと苦しいですね」．同行した看護師の片見明美さん（41）が小さな機器で，血液中の酸素濃度を計測する．「77です」．90を下回ると呼吸不全の恐れをきたす．

「酸素の吸入方法を変えましょう」．在宅用吸入器は前日の初診後すぐに用意された．導入を指示した渡辺医師は吸入器から延びたチューブの先を，口に当てるマスクから，鼻に直接入れ

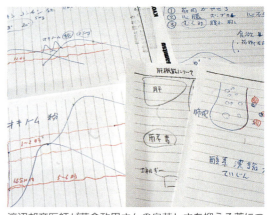

渡辺邦彦医師が藤倉政男さんの息苦しさを抑える薬について図解した手書きのメモ．病状の説明などもあり，診療のたびに増えていく

（下野新聞2012年1月23日付より）

るタイプに付け直した．すぐに酸素濃度は「94」に上がった．息苦しさの原因となる胸水も持ち運びできる小型の超音波検査器でチェックした．

渡辺医師は，病状などをかみくだいて話す．息苦しさを抑える薬の特性をメモ用紙に図解し

て説明する．「いずれ自分で排せつをしたい」という政男さんの思いを知った渡辺医師は，ポータブルトイレを持ち込んだ．

症状などへの迅速な対応と丁寧な説明──．「先生の視線は病気だけではなく，患う人間やその家族にまで向けられている」．好子さんはそう感じた．

「困ったら連絡くださいね．土日でも祝日でも夜中でもいつでも」．片見さんは，渡辺医師と自分の携帯電話の番号を伝えた．在宅ホスピスの強みは24時間体制の対応だ．「明日もまた来ますからね」．渡辺医師は政男さんの手を握り，ほほ笑みかけた．家族3人，在宅療養をめぐってあれほど募った不安が和らいでいた．

読み解くと

患者自身が在宅療養を望みながらも二の足を踏む二大理由と言われる「容体急変時の対応が不安」（こちらは家族の心情も含む）「家族に迷惑がかかる」がうかがえる．この男性の場合，病院での抗がん剤治療中，容体が急変し，一時，生命の危機に陥ったこともあり，本人や家族の不安は大きかった．

在宅医は，「すぐ」をキーワードに，症状，患者や家族の意思に対応する．初診後すぐ，在宅酸素機器を用意し，翌日には，がんの症状である「息苦しさ」の緩和のため，吸入方法を変更した．「息苦しさ」の原因となる胸水の状態をその場でチェックした．本人の希望に沿ってポータブルトイレを用意した．

患者や家族に警戒感が強い医療用麻薬の効果，特性などについても，在宅医は図解しながら解説．患者の状態については，現状に加えて，近く起こる可能性のある症状，その時の対処法まで説明した．困った時には，24時間いつでも電話を受け付けていることを伝え，不安を和らげた．そうした対応をすると，却って，緊急の電話は減るという．

政男さんは約1か月，自宅で療養し亡くなった．

政男さんは体調がいい時，ベッドから車いすで居間に移り，お茶を楽しんだ．見舞いに訪れた親戚や近所の人に，冗談を言って笑わせる気遣いもみせた．

容体は日によって変わった．渡辺医師と看護師は退院間もない元旦，家族を居間に集めた．「今は容体が安定しています．でも，がんは進んでいるんです」．状態が持ち直していると感じた家族を現実に引き戻した．「避けて通れないこと．家族がそろい比較的状態がいい時だからこそ話せる」と渡辺医師は考える．政男さんの苦痛や家族の不安に対応しながら，病状を的確に伝えていく．その繰り返しが自宅療養を価値ある時間に導いた．

告別式．

出棺を控え，花で埋め尽くされた棺．むせび泣く好子さん，タイさんは涙をぬぐった．家族は口を真一文字に結び天を見上げた．

出棺の場以外は穏やかな雰囲気に包まれた．荼毘に付す間，思い出話が途切れることはなかった．「お酒を飲み過ぎだったじいちゃんを注意したら，取っ組み合いになったんだ」と孫の周平さん（28）．家族は「そうそう，それでね…」とうなずく．

菩提寺の住職（64）は，身内を失い涙に暮れる家族を数多く見てきた．政男さん家族の様子に「病気を受け入れ，精いっぱい介護した．心残りのない時間を過ごせたのだろう」と受け止めた．

自宅裏山の高台にあるお墓．納骨を終えたタイさんは「これから，いっつもじいちゃんに上から見張られっちゃうよ」と笑みを浮かべた．

墓前につながる山道は，「ばあちゃんが歩きやすいように」と，ものづくりが好きだった政男さんが整えた．その足元を確かめるかのようにゆっくりと歩いたタイさん．寄り添った好子さんは，看取りを通して父親の最期を正面から受け止めることができた．

「自宅だからでしょうね」．父親の生き抜いた

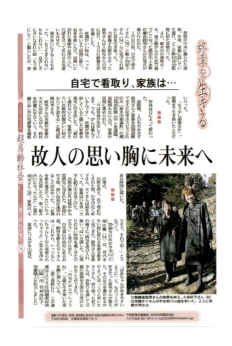

姿を胸に刻んでいる.

読み解くと

　在宅医は症状がコントロールされ，本人や家族が比較的落ち着いた時，病状は落ち着いていてもがんは進んでいること，残された時間が限られていること，それは避けては通れないことを丁寧に説明した．

　家族は，その事実を受け入れ，限られた時間を本人とともに悔いなく過ごせた（もちろん100%厳しい事実を受け入れ全く悔いがないことはあり得ない．この家族にも「あの時，こうしておけば」という思いは残った）．在宅医側のアプローチが奏功したことは明らかである．

一人一人の意識変容

　上記ケースでは，家族の意識変容がくっきりと読み取れる．娘の好子さんはその後，座学と実習計500時間を修了し，介護職員の資格を取った．「医療や介護などの支えがあれば，多くの人が自宅療養できる可能性は広がる」と痛感したという．身近な高齢者が相次いで亡くなり，超高齢社会も強く意識した．「自分も『在宅』のお手伝いができたら」との思いにかられ，研修への参加を決めたという．

　好子さんの息子（政男さんの孫）亮平さん(26)も，新聞社にメールを寄せた．「（亡くなる直前，自宅療養した祖父の）その姿から多くを知ることができ，幸運に思います．素晴らしい医師にめぐり会えたため，私たち家族も晴れやかな気持ちで最期の別れを迎えられました」「いくら情報伝達やコミュニケーションの方法が変わっても，結局は『誰かにそばにいてほしい』『手をとってほしい』と思うのが，人間なのでしょうね．『家族の存在は大きいのだな』と考えさせられます」．近しい人を近くで穏やかに看取ったからこその内容だった．

　取材では，在宅介護について「無理です．点滴をしたまま家に帰ってきても…」と言っていた家族が，病院の退院支援看護師を中心にしたアプローチによって少しずつ変化し，「やってみようかな」と思い至ったケースも目の当たりにした．

連載記事への反響

　連載記事には，読者から多くの反響が寄せられ，自らが経験した在宅での看取りを思い起こし，「自分の住まいで看取られる方が増えることを願う」との主旨の内容が目立った．

　また，63歳の女性は「連載で実際に心の通った多くの手が差し伸べられていることを学ばせていただいております．こういう形で命を見つめるということがより深く浸透していきますことを願ってやみません」との思いを寄せてくれた．

　59歳の女性は「母は入退院を繰り返し病院で最期を迎えました．父も突然の心疾患で入院し，「機器を付けても自宅に帰りたい」という父や身内の願いもむなしく，病院で息を引き取りました．介護は，父の入浴介助くらいで，両親とも私の手を煩わすことはありませんでし

市民の意識の変化——長寿から天寿へ

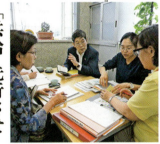

情報の非対称性

取材班の提言から

　東京大学高齢社会総合研究機構の辻哲夫特任教授（元厚生労働事務次官）は指摘する．「一般の消費者は自分が欲しいものを言える．しかし医療では患者側はどうしたらいいか分からないことが多い．だからサービス提供側が行動を起こさねばならない．需要の高まりは，提供側に左右される」

　辻教授は「需要が一定レベルを超えると，一気に広がるだろう」と分析する．連載の取材では「在宅ケアを受けたいが，どこに頼ればいいのか分からない」などの声が多く聞かれ，需要の高まりは明らかだ．

　国は，診療報酬などで医師が在宅医療に取り組みやすい環境づくりにかじを切っている．

た．介護の記事を見る度，退院を望んでいた父が，機器を付けたまま自宅に戻ったら，どこまで介護できたろうかと考えます．退職し，時間にゆとりができた今でも，心優しく介護できるかと思うと疑問です．でもこの記事を読む度，自宅で最期を迎えられる幸せを感じ，介護できるかもしれないという思いが沸いてきます」という率直な心情を教えてくれた．

　連載後，記者は，大規模病院の退院支援看護師から「今まで退院支援看護師は患者さんを病院から追い出す人と見られがちだったが，記事を片手に『こんな風に過ごせるなら（患者を）家に連れて帰りたい』と言われるようになった」と聞かされた．訪問看護ステーションからも「新たな利用申し込みが飛躍的に増えた」との話もあった．

　在宅ケアへの需要の大きさ，意識変容の可能性を感じさせた．

サービス提供側が需要を先取りする形で「成功事例」を積み上げていくことが重要だ．

読み解くと

　取材では，超高齢社会の重要な選択肢である在宅ケアについて，行政関係者や医療関係者の中から時折，「まだ『在宅』の需要は小さい．需要が大きくなってから本格的な対応を考える」との声も聞かれた．

　提言で「『供給』を先行させ『需要』拡大を」と訴えた通り，在宅ケアを牽引すべき行政，サービス提供側の医療職，介護職らが在宅ケア，地域包括ケアについてよく知り，何ができるかを具体的に示すことこそが，市民の意識変容の第一歩である．

おわりに

　読者の反響では，以下のような厳しい内容のものもあった．

　「90歳代の義母を自宅介護する自営業者です．手厚い看護もたくさんありますが，経済的にどれくらいかかるかも載せるべきです．長男の嫁だから当然のように介護を任せっぱなしにするのはとても精神的負担です．質のよい在宅介護を，というなら介護者のケアをどうするかも取り上げて下さい．先の見えない介護に何か最近疲れます」

　「暴力を振るう父が在宅介護となり，母は眠れないと言っています．母は父が死んだら，もう暴力を振るわれることもなく，やっと自分らしく生きていけると思うのです．それでも在宅介護をしないといけませんか？ 『あなたがみれば』と言われても仕事を休んでまでみれません．毎日，睡眠時間3時間で働いています．そうしないと母子家庭なんて子どもを抱えて生きていけません」

　さまざまな家族の事情，地域ごとの在宅ケアの資源にはばらつきがあり，現状では，望んでも在宅ケアを受けられない人もいる．しかし，サービス提供側の積極的なアプローチと市民の側の意識変容が繰り返されていけば，少しずつでも在宅ケアをめぐる環境は充実していくものと考えている．

参考資料
- 下野新聞連載．「終章を生きる 2025年超高齢社会」；2011～2012．
- 下野新聞編集局取材班．終章を生きる―2025年超高齢社会．下野新聞新書．下野新聞社；2013．

地域包括ケアシステム構築への社会的背景

地域居住(エイジング・イン・プレイス)
──施設のパラダイムシフト

松岡洋子
東京家政大学人文学部教育福祉学科准教授
社会福祉士

- 戦後の経済成長を背景に大規模施設が世界各地で増設された．しかし，施設批判は1960年代から行われており，オイルショックを契機に欧米諸国では「施設の代替」が模索され始めた．デンマークでは「高齢者三原則」が確認されるなど，高齢者観は「介護の対象」から「生活の主体」へと大きく変革していった．
- 1988年，デンマークでは高齢者施設「プライエム」の新規建設が禁止され，オランダでは施設に代わる「住まいとケア革新プロジェクト」(1983)によって，施設に代わる新しい高齢者の住まいとケアのあり方が模索された．
- 1990年代に入り，アメリカで「エイジング・イン・プレイス(地域居住)」という概念が提唱されるようになった．エイジング・イン・プレイスとは，「住み慣れた地域でその人らしく最期まで」という意味である．要介護状態となっても，安易に施設入所するのではなく，住み慣れた地域の自宅で，在宅ケアを活用しながら，最期まで住み続けることである．
- エイジング・イン・プレイスの推進手法として「住まいとケアの分離」を実践したのはデンマークである．オランダもこの手法を採用した．イギリスでもこの手法を採用しており，ヨーロッパのスタンダードとなっている．「住まい」機能を社会住宅として提供している点が住宅政策を社会保障の基盤に据えてきたヨーロッパの特徴であり，住宅政策が欠如したままの日本との大きな落差である．

「介護の客体」から「生活の主体」へ

　高齢者介護施設は，戦後の経済成長を背景に多くの国で増設されていった．1960～1970年代は高齢者施設の時代である．施設とは，機能を集中させることによってケアを必要とする人々を集め，専門的なサービスを効率的に提供しようという極めて合理的な装置である．しかし，1961年ゴフマンは施設批判の書を刊行し，1962年タウンゼントは『Last Refuge(最後の避難所)』で施設の弊害を明らかにし「誰も施設に入りたくて入っている人はいない．施設に代わる住宅が必要である」と説いた(☞p58 Memo)．
　しかしその後も，施設は「高齢者ケアの高度なシステム」と見做され，高齢化の進展を背景に建設され続けた．イギリス，ドイツ，フランスを抜いて，突出した施設整備率を誇ったのが，北欧とオランダである．スウェーデンでは100万床，デンマークでは4万床を超える施設が整備された．これは，当時の高齢者の7%に相当する[1]．
　ノーマライゼーションや自己決定，自立の理念が広がる中で施設批判はますます高まっていくが，決定的な方向転換のきっかけとなったのは，オイルショック(1973年)による財政の逼迫である．各国で「施設の代替」の模索に本腰が入れられ，デンマークでは1979年に政府内に設置された高齢者政策審議会において「高齢

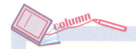

アメリカはエイジング・イン・プレイス後進国？

　エイジング・イン・プレイスの概念は世界同時発生的であるが，その文言はアメリカで生まれた．しかし，その手法としての「住まいとケアの分離」はアメリカでは希薄である．

　また，「住まいとケアの分離」によってエイジング・イン・プレイスを進めているヨーロッパ的な文脈からは，「アメリカは住宅とサービスをパッケージ化する政策にいまだ依存している」(Pacolet, et al, 2000) と評されている．老年心理学者であるLawtonも，ケアを住まいに内在化させるのか，地域ケアを活用するのかについて，苦渋してきた様子を論文で展開している．Ballも「アシステッド・リビングはナーシング・ホームへのつなぎでしかない」と批判的な評価を下している．

者は介護の客体ではなく，生きる主体である」ことが確認された．有名な高齢者三原則（☞ ）が提言されたのは，この審議会の報告書においてである[2]．

　オランダでも，介護ニーズが変化するたびに引っ越ししなければならない施設のあり方に対して高齢者からの不満が高まり，1983年，政府は「住まいとケア革新プロジェクト」を募集した．そして，施設に代わる住まいとケアの新しいあり方について，施設提供事業者にプロポーザルの形で競わせた．初期には15件の応募しかなかったものが，1989年には150プロジェクトに増え，患者から生活者への高齢者観の変化，高齢者住宅の質的向上，24時間在宅ケアの発展，「住まいとケアの分離」を推進していく上で大きな貢献を果たした．

エイジング・イン・プレイスとは

　模索の1980年代を経て，アメリカで「aging in place（エイジング・イン・プレイス，地域居住）」という概念が登場した．「政治家は費用面での合理性に価値を認め，サービス提供者は利用者の広がりに事業としての魅力を感じ，高齢者は今住んでいる場所で暮らし続けられることを非常に喜び，エイジング・イン・プレイスは国民的呪文のように広がっていった．これが実際に何を意味するのかはっきりせず，政策面でもぼんやりとしていたにもかかわらず…」[3]と言われるほどであった．

　1990年初頭，この言葉を冠する書籍が複数

Memo

ゴフマンの施設批判
アメリカの社会学者ゴフマン（Goffman, Erving）は，Asylums: Essays on the Social Situation of Mental Patients and Other Inmates（石黒毅訳『アサイラム―施設被収容者の日常世界』1974）の中で，「全制的施設（total institution）」の特徴として，住人を集団として扱う，官僚的な管理，統制的なコミュニケーション，家庭人としての役割の剥奪，地域から遠ざける，などを挙げて施設批判を展開している．

タウンゼントの施設批判
イギリスの社会学者タウンゼント（Townsend, Peter）は1962年，"The Last Refuge : A Survey of Residential Institutions and Homes for the Aged in England and Wales"（最後の避難所―イングランドとウェールズにおける居住施設と高齢者の自宅に関する調査）を著した．そこでは，施設で高齢者は役割を喪失し，家族・友人・コミュニティとの関係も喪失し，入所者同士の関係も隔離され，プライバシーと自立を喪失して，孤独と不安にさいなまれている高齢者の実態を明らかにした．そして，「施設に入所している人の多くは，貧困・住宅困窮・社会的孤立，親族・友人からの援助の欠如が理由で入所している．自分で望んでいるものではない」ということを明らかにした．

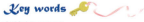

高齢者三原則
1981年の高齢者政策審議会で報告されたものである．「自己決定の尊重」とは，高齢者自らの自己決定を周りは尊重すること．「継続性の維持」とは，これまで通りの生活を継続できるようにすること．「自己資源（残存能力）の活用」は，高齢者を介護の対象と見るのではなく，高齢者がもつ能力に着目して徹底して活用できるような支援を行うことの重要性が確認された．

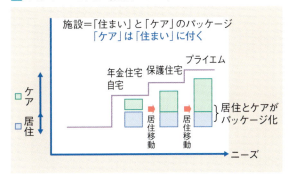
1 ステア・モデル（施設モデル）

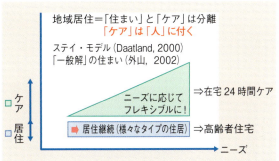
2 ステイ・モデル（地域居住モデル）

冊刊行されたのはアメリカである．しかし，ヨーロッパの文脈からすれば，アメリカはエイジング・イン・プレイスの実践に失敗した国であると見做されている（☞column「アメリカはエイジング・イン・プレイス後進国？」）．

エイジング・イン・プレイスには，4つの下位概念がある．「高齢者の自立と尊厳を重視する」「住まいとケアの要素がある」「地域の変化をも含むダイナミックな概念である」「地域・自宅での最期までの居住を支える」というものである．

現在，エイジング・イン・プレイスは世界を席巻する潮流であり，各国ともにこの方向を指向している．高齢者の住まいについては，施設は閉鎖・減少傾向にあり，社会住宅として提供される住宅の面積は55㎡がヨーロッパ標準である．24時間在宅ケアについては，パラダイムシフトとも言える合理化も進められ，退院後の在宅復帰からさらに進んで「out of hospital（病院に行かせない）」に力が入れられるなど，家庭医と看護・介護の連携の重要性がますます高まっている．地域居住にも，単に「最期まで」というだけでなく，より革新的な地域医療・看護・介護概念が生まれ始めている．

住まいとケアの分離

エイジング・イン・プレイスを推進する上で重要なのが「住まいとケアの分離」という手法である．この手法に関する文脈においては，施設を「住まいとケアが固定化されている」「住まいにケアが付いた状態」と捉える．両者がパッケージ化されているからこそ，24時間ケアが必要になった際に，地域に住んでいる人間が施設に移動しなければならない．その際，地域・家庭でもっていた人間関係や居場所，役割を奪われ，個性とアイデンティティさえも剥奪されて，集団生活の中へと埋め込まれてしまうのである．また，施設ごとに固定化されたケアの量が異なるため，何度も引越ししなければならない．より多くのケアを求めて階段を昇るように引越ししなければならない様子は，「ステア・モデル（階段モデル，施設モデル）」と呼ばれる．

そこで，施設にある「バリアフリーの住まい機能」と「24時間のケア機能」を分離して地域に配置すれば，そこに住む人が移動しなくても，安心の住まい機能と24時間ケア機能を享受することができる（**1**，**2**）．具体的には，質のよい高齢者住宅を地域に建設し，24時間ケアを地域密着の在宅ケアとして提供すれば，人は地域の自宅で最期まで住み続けることができるのである．この状態を「ステイ・モデル（地域居住モデル）」「ケアが人に付いている状態」と言う[4]．

「ステイ・モデル」では，「ケア」は人に運ばれるため，人はどこにいても同様のケアを受け

3 デンマークの高齢者住宅（自立型エルダーボーリ）

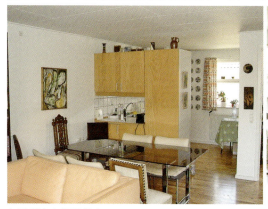
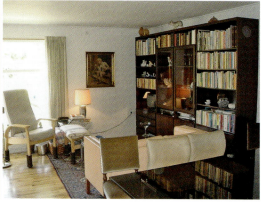

台所（左）と居間（右）．

4 デンマークの24時間在宅ケア

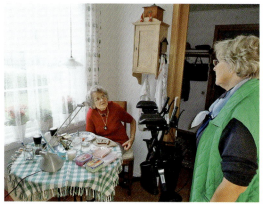

介護者が利用者宅を訪問している．

ることができる．よって，施設に引っ越しする必要がない．施設，高齢者住宅，地域の自宅の同質性・等価性が保障されている状態である．

デンマークでは，1988年1月1日をもって高齢者施設「プライエム」の新規建設を禁止し，その代替として高齢者住宅の建設を奨励した．これは，公営賃貸住宅（public rented house）であり「社会住宅（almene boliger, social housing）」である（**3**）．

地域密着の24時間ケアについては，実は1980年代初頭より整備を始めており，85％を超える自治体で24時間ケアが整ってから施設禁止に踏み切ったという戦略的脱施設を成し遂げたのがデンマークである（**4**）[4]．

24時間在宅ケアは，ニーズに合わせて毎日，複数回訪問して必要なサービスを24時間にわたって提供する．滞在時間は比較的短く，短時間巡回型のサービスである．日本の定期巡回・随時対応型訪問介護看護がこれにあたる．

地域に住まいがあり，24時間ケアが整えば，ニーズに合わせて柔軟にサービス提供できるため，最期までの居住が可能になるのである．

地域をも含むダイナミックな概念

住まいとケアがパッケージ化された施設では，一たび入居してしまえば，医療・看護・介護はもちろん，食事・洗濯・掃除などの家事支援，見守り，レクリエーションから通院付添，金銭管理まで，本来なら家族が行っていたあらゆる生活支援までパッケージとしてサービス提供される．こうした中で高齢者の生活力が剥奪されていくのであるが，高齢者にとっては安心できる居住環境ではある．

一方，地域（エイジング・イン・プレイス）では，住まい（高齢者住宅）とケア（医療・看護・介護）は提供されても，本来なら家族が行っていたような，制度として規定されていない生活支援（☞**Point**）については，提供主体が

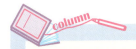

デンマークの「ボランティア憲章」

　2015年，デンマーク政府は「ボランティア憲章」を議会で認証して，各自治体にボランティア活動の振興を呼び掛けた．

　もともと，デンマークは高齢者の権利擁護や生活の質の向上を目指す「エルドラセイエン（Ældre Sagen）」などの組織があり，地域でのボランティア活動を盛んに繰り広げていた．この組織は，広く国民から会費を徴収し会員は50万人（デンマーク人口は565万人）もいる全国最大のNPO組織である．200を超える支部があり，地域のアクティビティ・ハウスを中心に活動をしている．

　ボランティア活動の盛んなデンマークにおいて，さらに活動促進を図るのは，財政の限界に加えて，市民の生活課題についてのニーズが多様化・複雑化してきたことが挙げられる．行政ではできない利用者視点に立った市民による支援が期待されている．この憲章では，ボランティアと行政の協働を強め，企業やより多くの市民を巻き込み，新しい価値の創造を目指そうとしている．

　エイジング・イン・プレイスにおいても，地域生活の中で生まれる多様で複雑なニーズに対応する働き手として，ボランタリーな活動はこれから大いに期待が高まっていく．

明らかでない．核家族が基本である場合，そのライフコースの最終場面に独居がある．セルフケアができる場合はよいが，できなくなると問題が生じる．

　今，世界では，こうした生活支援をどのセクターが担えばよいのかについての議論が活発である．共通する要素は，ボランタリー・セクター活用の方向である．制度を完璧なまでに整えてきた福祉国家であるデンマーク，オランダ，イギリスにおいても，こうしたインフォーマライゼーションと再家族化の動きが顕著である．再家族化とは，高齢者のケアにおいて家族の役割を再度見直そうというものである（☞ column「デンマークの『ボランティア憲章』」）．

　エイジング・イン・プレイスとは，要介護者のケアを，大規模なハコモノの中で完結させてきた施設ケアへの強烈なアンチテーゼであり，医療，看護，介護，生活等の広い領域におけ

生活支援
地域包括ケアでも重視されている領域．見守り，ゴミ出し，病院への付添，書類の記入支援，社会的交流，役割づくりなど，地域包括ケアの「植木鉢モデル」の植木鉢の土にあたり，これがなければ医療・看護・介護，リハビリ，予防もうまく機能することが難しい．

る，利用者主権の奪還とも言える．

エイジング・イン・プレイスと看取り

　エイジング・イン・プレイスの下位概念の一つに，「最期までの居住を保障する」というものがある．これは，最期のステージで施設や病院に搬送されることなく，高齢者本人の声に耳を傾けて自然な死を受け入れ，地域での看取りを行う，ということである．アメリカの研究者Ball[5]は，「死ぬまでそこに暮らすことができることが，完全なエイジング・イン・プレイスである」としている．

　そこでBallは，エイジング・イン・プレイスのアウトカムを図る指標として「最期までの居住」に着目し，実態調査を行った．アシステッド・リビングからの退去者の行き先を調べ，その89.1％がナーシング・ホームへとリロケーションしている実態を明らかにし，「アシステッド・リビングはナーシング・ホームへのつなぎでしかなく，エイジング・イン・プレイスを実践していない」と結論した．

　「アメリカは個人にはサービス提供してこなかった」と批判したMunroe[6]も，アシステッ

ド・リビング毎に退去基準が異なることを明らかにして，最期までの居住を支えるためには，柔軟にサービス提供する必要があることを訴えた．

これに対してデンマークでは，自立型の高齢者住宅では年間，住人の約15％が退去する．このうち78.8％は住宅での看取りで逝去し，施設へのリロケーションは3.3％に過ぎない．リロケーションの主たる理由は認知症である．

デンマークでは全ての国民が家庭医（general practitioner：GP）を持ち，各市で訪問看護・介護が整い，両者が統合してチームを組み，人口2万人毎に完璧な巡回システムを構築している．GPは今日では訪問診療することは極めて少なく，地域看護師リーダーからの現場情報を受けて指示を出す．極めて合理的なシステムである．

地域での看取りを行うには，人々の意識改革を行うことも重要であろう．とくに医療信仰が根強く，家族に遠慮して自らの希望を発露しにくい高齢者においては，医療者側からその声に耳を傾けていくこと，利用者の立場に立って看取りについてのインフォームをわかりやすく行うなどの配慮も，利用者の意識改革と同様に求められている．

進化する地域ケア

エイジング・イン・プレイスの過程で発達した地域ケアは，超高齢化に向けてますます進化している．デンマークでは2013年，各市の在宅ケアに関する革新的な取り組みについて政府内研究会を立ち上げ，「在宅ケアのパラダイムシフト」と題する報告書を発表した．

そこでは，「在宅ケアを提供する前にリハビリを！」と謳っている．よって，利用者は「改善グループ」と「維持グループ」に分けられ，機能改善する可能性のある利用者にはリハビリで自立をめざし，重度で複雑なニーズをもつ利用者にはケア提供を続ける，などして在宅ケアのパラダイムシフトを図っている．また，予防に力を入れ，民間企業のさらなる参入，福祉テクノロジーの活用，ボランティアの活用などを挙げている．

デンマークでは，地域看護師による保健センターを作り，看護師による早めの治療で予防を行い，できるだけ医療にかからないように水際で食い止めることに力を注いでいる．医療には家庭医も含まれ，日本の看護小規模多機能型居宅介護に見られるような臨時ステイベッドを設けて，予防的看護に力を入れている．

この傾向はイギリスでも見られ，NHS（National Health Service；国民保健サービス）の地域看護師とGPが運営する駆け込み医療センターとも言える「ウォークイン・センター」には「out of hospital team」がいて，在宅で訪問看護を利用している市民に対して，疾病が悪化する前に発見して医師・看護師・介護士・OT/PT，栄養士からなるチーム医療の提供で，できるだけ在宅で食い止めようというチームも登場している．また，退院しても高齢者は再入院のケースが多く，それを食い止めるために「joint community rehabilitation」—看護師・介護士・OT/PT中心のチームケアも増えている．

エイジング・イン・プレイスは施設のアンチテーゼとして生まれた．四半世紀がたち，税収の伸びが望めない中での想像を絶するような高齢化の進展に，革新的な取り組みが世界で生まれている．

Memo

ヨーロッパの高齢化率
ヨーロッパ各国の高齢化率は18％前後で，日本ほど高くない．しかし，後期高齢者の増加や今後迫りくる超高齢社会に対して危機感をもって政策を立案している．これは子供が生まれているためであり，各国ともに子育て支援金を中心に，「子供を産んで育ててみたい」と思わせるような施策を打ち出している．高齢化率・合計特殊出生率はそれぞれ，デンマーク18.3％・1.73，オランダ17.6％・1.72，イギリス17.8％・1.92である（2015年7月）．

文献

1) 松岡洋子.エイジング・イン・プレイス(地域居住)と高齢者住宅―日本とデンマークの実証的比較研究.新評論;2011.
2) 松岡洋子.「老人ホーム(プライエム)」を超えて―21世紀デンマーク高齢者福祉レポート.クリエイツかもがわ;2001.
3) Pastalan LA. An introduction to international perspectives on shelter and service issues for aging populations. Journal of Housing for the Elderly 1997;12(1-2):1-7.
4) 松岡洋子.デンマークの高齢者福祉と地域居住―最期まで住み切る住宅力・ケア力・地域力.新評論;2005.
5) Ball MM, et al. Managing decline in assisted living: the key to aging in place. J Gerontol B Psychol Sci Soc Sci 2004;59(4):S202-212.
6) Munroe DJ, Guihan M. Provider dilemmas with relocation in assisted living: philosophy vs. practice. J Aging Soc Policy 2005;17(3):19-37.

地域包括ケアシステムの概念
──5つの領域の役割

2章

医療の視点から
協力病院の役割

三浦久幸
国立長寿医療研究センター在宅連携医療部長
医師

◆ 地域包括ケアシステムの構築のために「病院完結型医療」から「地域完結型医療」への転換と「地域包括ケア」の充実が打ち出されている[1].
◆ 2014年度より在宅療養支援病院に加え,在宅療養後方支援病院や地域包括ケア病棟が新設され,緊急時における後方病床の確保の充実や在宅療養中の患者受け入れについても充実が図られた[2].
◆ これからの超高齢社会に伴う疾病構造の変化に合わせて,急性期,回復期,慢性期病床の再編,「地域医療構想」の策定が始まっている[3].
◆ これまでの在宅医療支援の専門病棟の活動では,自宅退院率,自宅死亡率が,継続して高く維持され,一定の効果が得られている[4,5].

地域包括ケアシステムの推進と病院の役割

在宅医療の充実が叫ばれているが,2013年8月に提出された社会保障制度改革国民会議報告書では,「病院完結型医療」から「地域完結型医療」への転換と「地域包括ケア」の充実が打ち出されている[1].しかしながら,国内の在宅医療は,従事する人材の不足等によりなかなか進んでいないのが現状である.

今後の地域包括ケアシステムの構築には,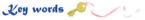に示すように病院と地域が協働した取り組みが必要である[3].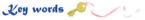の右のように退院後は,その地域での住まいを中心に,在宅医療・訪問介護等の医療,デイサービスなどの介護,生活支援や介護予防などが一定して提供されることで,住民が最期までその地域に住み続けることができるような地域の基盤形成を構築することが重要である.

図の赤字で書かれた数字は,今後,2025年に向けた地域リソースのさらなるニーズを示している.

一方,急性期疾患等,実際,在宅医療だけですべての病態に対応できるわけではなく,また,いろいろな医療処置を受けている在宅患者の家族が介護困難となった時など,地域では対応できない場合もある.このような時には病院による支援が必ず必要となる.

急性期疾患の場合,高度急性期・急性期病院に入院後,直接に在宅療養に戻れない場合は,回復期・慢性期病院や介護老人保健施設等を利用後,在宅復帰する流れとなる.このように在宅療養→急性期病院→回復期病院等→在宅療

Key words

病院完結型医療
主にこれまで青壮年期の患者を対象として行われてきた救命・延命,治癒,社会復帰を前提とした医療で,これらの医療行為は病院で行われてきた.この医療体系が「病院完結型医療」と呼ばれている.

地域完結型医療
高齢患者が中心となる時代の医療は,病気と共存しながらQOLの維持・向上を目指す,支える医療が重要となる.地域完結型医療は住み慣れた地域や自宅での生活のための医療,地域全体で支える医療のことである.

1 医療・介護サービス保障の強化

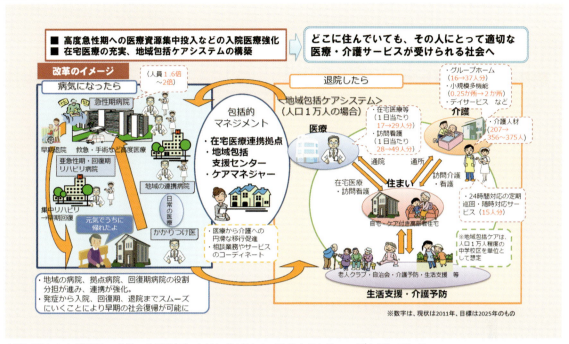

赤字で書かれた数字は、今後、2025年に向けた地域リソースのさらなるニーズを示している。
(http://www.mhlw.go.jp/stf/shingi/2r9852000002tbl1-att/2r9852000002tbrh.pdf 第2回社会保障制度改革国民会議〈平成24年12月7日〉資料より)

2 在宅医療支援に係る主な病院機能・報酬制度について

病院機能・診療報酬等	機能・報酬等の内容
在宅療養支援病院	診療所のない地域において，在宅療養支援診療所と同様に，在宅医療の主たる担い手となっている病院． ＊200床未満または4km以内に診療所がない病院． ＊24時間往診や訪問看護が可能である等の施設基準が設けられている．
在宅療養後方支援病院	在宅医療を行うにあたり，緊急時における後方病床の確保のための病院．2014年度に新設された． ＊許可病床200床以上の病院であること． ＊当該病院を緊急時に入院を希望する病院としてあらかじめ当該病院に届け出ている患者である等の施設基準が設けられている．
地域包括ケア病棟	急性期治療を経過した患者および在宅において療養を行っている患者等の受け入れ並びに患者の在宅復帰支援等を行う機能を有し，地域包括ケアシステムを支える役割を担う病棟または病室．
在宅患者共同診療料	在宅医療を担当する医師と在宅療養後方支援病院の医師が共同で訪問診療等を行った場合の評価． ＊在宅を担当している医療機関と共同で往診または訪問診療を行う等の算定基準が設けられている．
退院時共同指導加算	入院中の患者が退院するにあたり，病院の医師，看護師等が，地域の医療者とともに退院時に共同指導を行うことで算定される．
在宅患者緊急入院診療加算	在宅時医学総合管理料等を算定中の患者が緊急入院した場合，病院が算定できる加算．

養，再び，急性期病院と，多くは循環型の施設利用により，医療・介護を継続することになる．
2014年度の診療報酬改定[2]では，従来の200床未満の病院を対象とした，在宅療養支援病院に加え，在宅療養後方支援病院や地域包括ケア病棟が新設された（2）．在宅療養後方支援病

3 病床の役割の分化・連携強化，在宅医療の推進（2014年度から実施）

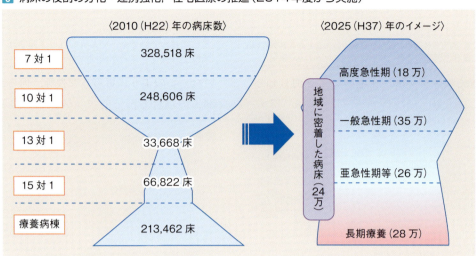

(http://www.mhlw.go.jp/seisakunitsuite/bunya/hokabunya/shakaihoshou/dl/260328_01.pdf 厚生労働省HP.
社会保障改革の全体像，p24より)

院の新設により，緊急時における後方病床の確保の充実が図られたとともに，地域包括ケア病棟により，急性期治療を経過した患者や在宅療養中の患者受け入れについても充実が図られたこととなる．

病院の機能分化の流れ

医療を受ける患者にとっては，急性期，回復期，慢性期などの状態に応じて質の高い医療が適切に受けられるとともに，必要に応じて介護サービスと連携・協働するなど，切れ目のない

提供体制が確保されることが重要となる[6]．

このためには，医療機能の分化，強化，連携を進め，在宅医療・訪問介護などの整備を含め，効果的・効率的で質の高い医療提供体制を構築する必要がある．

3は，病床の役割の分化・連携強化の図を示している[3]．

3の左のように2010年の病床数は看護単位が，7対1や10対1の急性期病院と療養病床が多く，ワイングラスタイプの病床構成であったが，今後2025年に向け，地域に密着し，在宅医療を支える病床を24万床に増やすなどの再編が2014年度から行われている．

このような病床再編は，「医療介護総合確保推進法」[7]で定められた，病床機能報告制度により集積されたデータの解析に基づき，2015年度より各地で検討（地域医療構想の策定）が開始されている．

医療機能の名称と内容[8]
- **高度急性期機能**：急性期の患者に対し，状態の早期安定化に向けて，診療密度が特に高い医療を提供する機能．
- **急性期機能**：急性期の患者に対し，状態の早期安定化に向けて，医療を提供する機能．
- **回復期機能**：急性期を経過した患者への在宅復帰に向けた医療やリハビリテーションを提供する機能．特に，急性期を経過した脳血管疾患や大腿骨頸部骨折等の患者に対し，ADLの向上や在宅復帰を目的としたリハビリテーションを集中的に提供する機能（回復期リハビリテーション機能）．
- **慢性期機能**：長期にわたり療養が必要な患者を入院させる機能，長期にわたり療養が必要な重度の障害者（重度の意識障害者を含む），筋ジストロフィー患者または難病患者等を入院させる機能．

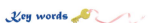
医療介護総合確保推進法
平成26年6月25日に公布された法律．消費税増税分を活用した新たな基金の創設による医療・介護の連携強化や地域医療構想の推進，地域包括ケアシステムの構築と費用負担の公平化等，地域医療や介護に関する総合的な内容が制定された．

国立長寿医療研究センター在宅医療支援病棟とは

 これまで，在宅医療にかかわるサイドからは，「病院スタッフは，在宅のことを何も知らない」という厳しい評価すら受けている．これからは病院が「はっきりとした意図を持って」在宅療養を重視した，診療・看護体制を組み，実践していかないと，在宅医療の将来の道は開かれないということがいえる．

 このような状況への対応を目的として，国立長寿医療研究センターでは，厚生労働省の地域ケア体制の整備事業の一環で，2009年4月に在宅医療チームと病院スタッフのシームレスな連携を目指すモデル病棟（在宅医療支援病棟）を開設し，具体的な地域の在宅医療活性化に向けての活動を開始した[4,5]（☞p197「国立長寿医療研究センターの取り組み」を参照）．

 病棟の運営においては，近隣の訪問診療を行っている診療所の医師を「登録医」，登録医の訪問診療を受けている方の中で当センター入院・通院歴のある人を「登録患者」とした登録制で行われている．登録患者であれば，どのような状態，疾患であれ，登録医の入院適応の判断に従い，入院を受け入れる体制とした．

在宅患者の入院需要について

 病棟開設後2009～2012年度の4年間の入院患者は延べ1,008人（22～104歳；平均78.0歳±12.2歳，男：女＝57：43）であり，平均入院日数は20.5日であった．入院患者の基礎疾患としては神経・筋疾患（24.7％）が最も多く，悪性腫瘍（24.5％），脳血管疾患（17.7％），認知症（10.7％），呼吸器疾患（8.7％）が続いた．

 入院形態は時間外・休日の救急入院16.8％，時間内救急32.3％，復帰支援（他病棟からの転棟）11.2％，予約入院37.7％と，救急入院はほぼ半数であった．

 入院目的としては，治療目的55.8％，胃ろう交換等（維持療法）10.4％，他病棟からの在宅調整目的での転棟9.6％，レスパイト8.5％，精密検査6.3％，オピオイドの調整など6.1％が続いた．このように胃ろう交換等，何らかの処置がある場合も部分的にレスパイトの要素があり，合計すると，約2割程度がレスパイトの要素を含んだ入院であった．

 再入院率は高く，2回以上入院している人は51.8％と半数を超えていた．

 死亡退院を除くとレスパイト入院患者の約94％が自宅に退院しており，在宅療養継続のためのレスパイト入院の必要性を裏付けていた．

 このように在宅医療を積極的に支援するためには，肺炎や脳血管障害などの急性期疾患や外傷への対応など，地域のICUとしての役割が求められる．

 この一方で，レスパイト入院など，医療処置の多い方に対する介護者への対応もさらに必要とされてくるように予想される．

在宅医療を積極的に支援する病棟の効果

 病棟開設後2009～2012年度の4年間に，地域の在宅医（診療所）と病院の連携が開設時の登録医12人から82人に広がり，登録患者も開棟時72人から190人前後と増加し，病院とかかりつけ医，在宅医との連携が広がった．

 死亡退院患者を除く在宅復帰率は約91％で，自宅復帰がスムースに行われていた．再入院率は高い状況だったが，再入院を許容すること

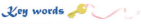
退院時（前）カンファレンス
退院時カンファレンスは，病院の医師，看護師，ソーシャル・ワーカー，理学療法士などの院内スタッフと地域のかかりつけ医，訪問看護師，ケアマネジャー，サービス提供事業所など地域の関係機関が一堂に会し，退院後の医療の内容や生活上必要なことがら，サービス内容について情報共有する会議であり，入院医療から在宅医療への引き継ぎにおいては重要な位置づけとなる．

で，「いつでも入院できる安心感があるから在宅療養を継続できる」という気持ちとなり，自宅退院率が高い状況を維持できていると思われた．

4年間の病棟利用患者の退院後の在宅看取り率は平均33.3％であり，これは同じ時期の愛知県平均（約12％）の約3倍高い割合であった．この病棟は在宅死亡率の上昇をその目的としているわけではないが，シームレスな病診連携が結果として在宅看取り率を上昇させる可能性があることが示された．

一方で，悪性腫瘍に対する各診療所の自宅死亡率は異なり，在宅における在宅医の緩和ケアのスキルのばらつきが影響していると考えられた．

これからの病院による在宅医療支援の姿について

社会保障国民会議で「地域完結型医療」の推進について報告され，さらに2015年度の診療報酬では，在宅療養後方支援病院や地域包括ケア病棟の新設など，病院が地域在宅医療を支援する体制をいかに構築するかに焦点があたり始めている．

これまでは在宅療養支援病院という，200床未満の病院が中心となり在宅医療ないしその支援を行ってきたが，今は，特に200床以上の急性期病院の在宅医療支援のありかたが問われている．特に地域のICUとしての役割である．

当センターの在宅医療支援病棟のこれまでの課題やその解決に向けた活動内容は，これから新たに地域在宅医療支援に乗り出す医療機関，特に急性期病院には参考になると思われる．

一方，大病院が積極的に継続的な在宅医療を自ら行うことで，地域のかかりつけ医の活動を萎縮させてしまう恐れがあることが指摘されている．このため，今後，地域との調和の中で，どのように200床以上の病院が在宅医療支援を行っていくかが，大きなテーマとなっている．

当センターの在宅医療支援病棟は現時点では，そのまま継続しているが，この活動が引き継がれるべく，地域包括ケア病棟が新設された経緯がある．2025年までに地域包括ケア病棟が真に地域の在宅医療や地域包括ケア構築に寄与できるような位置づけになることが期待される．

文献

1) 社会保障制度改革国民会議．社会保障制度改革国民会議報告書―確かな社会保障を将来世代に伝えるための道筋．平成25年8月6日
   https://www.kantei.go.jp/jp/singi/kokuminkaigi/pdf/houkokusyo.pdf
2) 厚生労働省保険局医療課．平成26年度診療報酬改定の概要【在宅医療】．平成26年3月20日在宅医療推進会議資料
   http://www.ncgg.go.jp/zaitakusuishin/zaitaku/documents/08_2-2.pdf
3) 厚生労働省HP「社会保障・税一体改革」社会保障改革の全体像
   http://www.mhlw.go.jp/stf/seisakunitsuite/bunya/hokabunya/shakaihoshou/kaikaku.html
4) 三浦久幸．特集2 "在宅医療支援病棟"でのナースの役割．在宅と病院をつなぐ継続した医療を支える"在宅医療支援病棟"．看護2013；65(12)：66-69．
5) 後藤友子，洪英在，三浦久幸．特集 高齢者医療における在宅医療の新しい展開．Seminar 7．地域の在宅医療を支える後方支援病床，病棟の役割と今後の展開．Geriatric Medicine 2013；51(5)：509-513．
6) 厚生労働省HP「平成28年度診療報酬改定の基本方針」
   http://www.mhlw.go.jp/file/05-Shingikai-12601000-Seisakutoukatsukan-Sanjikanshitsu_Shakaihoshoutantou/0000106247.pdf
7) 厚生労働省．医療介護総合確保推進法等について．全国会議(平成26年7月28日)資料
   http://www.mhlw.go.jp/file/05-Shingikai-10801000-Iseikyoku-Soumuka/0000052610_1.pdf
8) 厚生労働省．第12回病床機能情報の報告・提供の具体的なあり方に関する検討会．資料3．平成26年7月24日
   http://www.mhlw.go.jp/file/05-Shingikai-10801000-Iseikyoku-Soumuka/0000052563.pdf

地域包括ケアシステムの概念——5つの領域の役割

医療の視点から
有床診療所の役割

長縄伸幸
特定医療法人 フェニックス理事長
医師／薬剤師

- 有床診療所は日本独自の医療文化から誕生した医療施設であり，地域包括ケアシステムでは地域特性を柔軟に発揮させうる地域密着型施設として重要である．
- 2014年の診療報酬改定，2015年の介護報酬改定にみられるように，地域包括ケアシステムの本格的構築が始まっている．これは団塊の世代（約800万人）が75歳以上となる2025年に向け，「施設から地域へ・医療から介護へ」を合言葉に，医療・介護機能の再編成・連携・融合と，サービスの質と効率化を同時進行させる大改革である．その最重要キーワードは「在宅復帰（在宅復帰率）」である．
- そのためには，急性期大病院を頂点とし，かかりつけ医（診療所）を底辺とするピラミッド型垂直連携の医療システムから，かかりつけ医を中心とする地域の中核・小規模病院，地域包括支援センター，ケアマネジャー，地域住民などが水平方向に統合的に強く連携する包括的ケアシステムへの大転換が必要となる．
- 古くから地域に根ざしている有床診療所は，地域のコーディネーターとして地域包括ケアシステム構築の中心となるべき存在である．

最も身近に「かかりつけ医」機能を果たしてきた有床診療所

高齢者は加齢に伴い徐々に活動範囲が狭くなり，病気を抱えていてもやがて定期的に通院ができなくなる．地域の有床診療所は，在宅医療への対応も含め，これまでも地域密着型の医療および介護の対応を実践してきたところが多い．

本稿では，地域密着型の小規模多機能（医療・介護）複合施設としての有床診療所の可能性，その役割と機能強化について言及する．

有床診療所をめぐる主な動き

第二次大戦後から現在に至る有床診療所をめぐる主な動きを下記に列記する．

- 1948年．医療法で，20床以上を病院，19床以下を有床診療所と規定する．
- 1998年．第三次医療法改正で，有床診療所における療養型病床群の設置が可となる．
- 2006年4月．在宅医療推進のため，診療報酬改定で在宅療養支援診療所を設置する．
- 2006年7月．第五次医療法改正で，有床診療所の一般病床における48時間規制（48時間の入院期間制限の努力義務）を撤廃する．
- 2007年1月．有床診療所の一般病床が医療計画上の基準病床制度の対象になり，都道府県知事の許可が必要となる（病床規制の対象となる）．
- 2009年4月．有床診療所の一般病床（医療法に基づく病床）も介護保険サービス事業であるショートステイ（短期入所療養介護）とし

- て管理者の判断で適時利用可となる．
- 2010年4月．診療報酬で在宅支援機能を評価する．
- 2012年2月．「医療提供体制の中での有床診療所の活用について」日本医師会会長・横倉案発表．有床診療所が地域医療で果たした実績を認め，今後の地域医療の推進役として期待される．
- 2012年4月，2014年4月の診療報酬改定で，有床診療所の入院機能再評価，診療所のかかりつけ医機能および在宅機能強化について明示される．

自由度の高い有床診療所
――施設基準と人員配置等の主な違い

病床20以上で施設基準が複雑である病院に比べ，有床診療所は自由度が高い．

■医師

病院では，常勤3人以上，当直医必須，外来患者数に応じた医師の増員が必要である．

診療所は1人で，当直医は不要，外来患者数とも連動しない（1人の医師で開設可能である．複数の医師では配置加算あり）．

■看護師

病院では，外来・病棟ごとに定数常時配置し，事前の届けが必要である．

診療所では，看護師の総数で入院基本料が規定されている（7人以上，4人以上7人未満，1人以上4人未満，さらに10人以上の看護師がいれば加算）．したがって，その時の業務状況により臨機応変に配置転換が可能である（例：午前外来勤務，午後訪問看護や病棟勤務，週に2回は夜勤など）．筆者は，1～4人の看護師で有床診療所の運営を認めていることは，夜勤でなく当直でも，時には医師の管理下で介護士だけの夜勤でも可能ではないかと考えている．

■その他の主な配置加算
- 看護職員夜間配置加算（2人以上，1人は夜勤，他は当直で可）．
- 看護補助加算．
- 薬剤師（常勤医師3人以上では常勤配置）．
- 管理栄養士．

有床診療所の現状

2013年1月現在，総施設数は9,471，総病床は124,216，その2/3は10床以上である．また，21.1％が在宅療養支援診療所を申請している（2011年10月現在）．

病床の内訳は，一般病床が89.5％，療養病床が10.5％である（2013年1月現在）．主な診療科別では，内科系35.9％，整形外科10.7％，外科系9.3％，産婦人科系24.5％，眼科8.6％である．また，内科系・外科系の医師は在宅医療に積極的である．

有床診療所は年々減少しており，1990年の23,589（100％）が，2013年には9,471（40.2％）と半数以下になっている．その主な要因は，看護職員の確保の困難，人件費の高騰や入院基本料金が極めて低いなどの経営上の理由が大半である．

有床診療所の病床機能の特徴

有床診療所はかかりつけ医機能を持つ診療所であることから，外来からの切れ目のない入院医療が可能である．

診療科にかかわらず多彩な病態の患者が入院しており，急性期・初期対応可能な一般病棟，療養病床（医療療養型，介護療養型），ショートステイ等，医療保険と介護保険サービスの適時相互乗り入れが可能な病床利用ができる．病院の病床機能分化の中で生じる様々な隙間を埋める自由度の高い役割を持つ地域密着型の小規模多機能（医療・介護）複合施設であるといえる．

日本独自の医療文化を持つ有床診療所がその自由度を新たな視点で組み合わせることによ

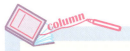

メディカルセンター・フェニックスの取り組み —— 地域と医療が融合したユートピアを求めて

　筆者が，メディカルセンター・フェニックスの前身となる外科系有床診療所・鵜沼中央クリニックを開業して満27年を迎えた．開業3年目には，地域医療を強く意識して看護師・柔道整復師とチームを結成，在宅医療を開始し，やがて，在宅支援に必要な社会的インフラも徐々に整備されてきた．
　少子超高齢社会の成否の鍵は団塊世代が握っていると言われ，「地域包括ケアシステム2025」構築に向け，当事者の筆者は真剣に日々自分と戦っている．これらを背景にして2014年11月に2つの有床診療所を基軸とした近未来的な複合施設「メディカルセンター・フェニックス」を開設したので，そのコンセプトと概要を紹介したい．
　コンセプトは"地域包括ケアの時代に向けて，多世代で共に支え合う次世代のコミュニティづくりに貢献する"ことである．そのキーワードは，日本の厳しい経済社会的変化に迅速に対応しやすい組織をめざして，①自立支援と予防，②小さいこと（small），③単純であること（simple），④見える化，⑤柔軟な思考，とした．
　まず，あらゆる機能が混在した既存の強化型在宅療養支援有床診療所（鵜沼中央クリニック）の機能を2つの有床診療所（「フェニックス在宅支援クリニック」「フェニックス総合クリニック」）に分化し，「見える化」した．さらに小規模老健（「リハトピア・フェニックス」）を併用し，診療所の機能強化と効率化を図った．筆者が管理者である5Fの在宅支援クリニックは多彩な病変や病態が不安定で医療的関与が強い患者さんの在宅復帰に向けた総合的な評価と在宅支援方針を決めるグループ全体の中枢機関の役割を果たしている．また，外来は限りなく一本化させた上，中小病院規模の設備投資をした．職員の配置は，診療所の医師は老健も兼用でき，他の職員の配置も医師同様自由度が高い．さらにそれぞれの診療所は可能な限りの人員配置や加算を申請し，経営の安定化を図っている．また，ワンストップ型の総合相談センターも1Fの社会交流広場に設置した．さらに，センターは今後の社会変化に対応できるような建築基準で設計されている（病院，介護保険施設や有料ケア付き高齢者専用住宅などへの全館もしくは局所的転用も可能）．
　筆者は地元では五代目を数える家に育ち，地域への貢献を常に意識し，生誕の地で開業（医業は初代）することは悲願であった．地域医療のメッカの佐久総合病院・若月俊一院長（1910～2006）の言葉「地域医療なんてない．そもそも医療はすべからく地域医療である．今の医療はいかに地域を無視しているか．医療は地域のためにあるし，そこで暮らしている人のためにある」が今でも筆者の心の支えである．

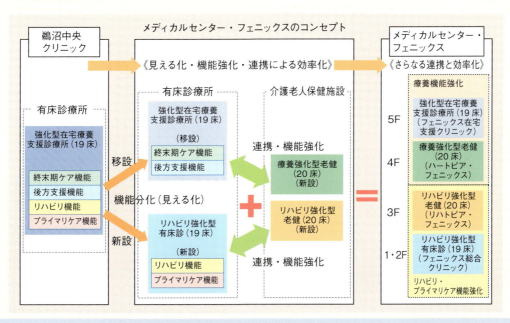

り，効率の良いサービスを迅速にかつ的確に提供できる可能性を秘めている．

有床診療所に期待される近未来的役割——「病床機能報告制度」からみた5つの機能

　2014年に成立した「地域における医療及び介護の総合的な確保を推進するための関係法律の整備等に関する法律」(医療介護総合確保推進法☞p128参照)では，一般病床および療養病床を有する病院・有床診療所は「病床機能報告制度」の対象となった．そのなかで有床診療所は，下記の①〜⑤から最も現状に即している機能を選択して(複数可)報告することになっている．

①病院からの早期退院患者の在宅・介護施設への受け渡しとしての機能．
②専門医療を担って病院の役割を補完する機能．
③緊急時に対応する医療機能．
④在宅医療の拠点としての機能．
⑤終末期医療を担う機能．

　大別すると，単科で専門性を重視するグループ(産婦人科・整形外科・眼科・耳鼻科など)と，地域密着型・総合医機能を持つグループ(内科・外科・整形外科)に2分化される．
　今後増加すると思われる地域密着型・総合医機能を持つグループは，①〜⑤の機能を複数有している．

在宅医療・在宅ケアにおける有床診療所の意義と課題

　現在，在宅医療を本格的に行っている医師の多くは，かかりつけ医(診療所)として地域に深く関わっている中で，必然的に在宅医療・在宅ケアを開始・継続していると考えられる．地域にはそれを支える土壌が自然に熟成し，診療所を中心に人間関係も良好であることが多い．診療所を有床にすべきか否かは地域の医療事情を優先し，後方支援医療機関を確保し，互いの特性を生かして共生すべきである．余力があれば，小規模でも多機能のあるサービス(1ユニット3人のデイサービスが現行の施設基準でも行えるようになったグループホーム，訪問診療・看護と重層的にサービスが行える地域密着型の小規模多機能施設，困った時何でも気軽に相談できるワンストップ型総合相談センターなど)を考えるのも効果的な地域貢献といえるだろう．
　中小規模病院，特に在宅療養支援病院や地域包括ケア病棟，さらに後方支援病院が今後どのように政策誘導され，有床診療所の特性が生かされて行くのかがこれからの課題である．

参考文献

- 全国有床診療所連絡協議会．病床機能情報の報告・提供の具体的なあり方に関する検討会．2013年
  http://www.mhlw.go.jp/stf/shingi/other-isei.html?tid=127371
- 日本医師会有床診療所に関する検討委員会．平成25年度有床診療所に関する検討委員会　答申．2013年11月
  http://dl.med.or.jp/dl-med/teireikaiken/20131120_52.pdf
- 中医協　総-2　25.12.4：個別事項(その4：有床診療所について)．2013年12月4日
- 福岡市医師会医療情報室．特集 地域医療を支える有床診療所の未来．医療情報室レポート2014；No190．
  http://www.city.fukuoka.med.or.jp/jouhousitsu/report190.html
- 沖一郎(北海道有床診療所協議会)．【報告】平成26年度北海道有床診療所協議会研修会「地域包括ケアシステムにおける有床診療所の役割」(講師：日本医師会常任理事・鈴木邦彦)．北海道医報2015；第1161号：16-20．
  http://www.hokkaido.med.or.jp/cmsdesigner/dlfile.php?entryname=medical_report&entryid=00001&fileid=00000362&/1161-09.pdf&disp=inline

地域包括ケアシステムの概念──5つの領域の役割

医療の視点から
在宅療養支援診療所・在宅療養支援病院の役割

新田國夫
医療法人社団 つくし会理事長
医師

◆ 戦後の日本の医療制度は，診療報酬制度を変えることにより，診療所，病院のあり方を変え，様々な変遷を示してきた．
◆ 2006年に在宅療養支援診療所，2008年に在宅療養支援病院，2012年には強化型・連携強化型の在宅療養支援診療所，在宅療養支援病院が創設され，さらなる在宅医療の強化体制が診療報酬上でも行われている．
◆ 今後，かかりつけ医には在宅医療への参入が求められるが，地域医療体制が構築されないかぎり限度がある．

入院から在宅療養へ

2006年に在宅療養支援診療所の創設があり，同時に在宅時医学総合管理料が診療報酬にて算定されるようになった．これは入院から在宅療養への円滑な移行にかかわる評価として考えられたものであった．在宅医療を行っている人たちには，この時点ではすでに，単に急性期病院からの受け皿ではなく，通院困難だから在宅療養を行うことではない時代に入り，積極的に在宅療養に優位性を考えていたからこそ，診療所報酬点数として，この課題をすんなり受け入れることが出来たといってよい．

在宅療養支援診療所
地域において在宅医療を支える24時間の窓口として，他の病院，診療所等と連携を図りつつ，24時間往診，訪問看護等を提供する診療所．
在宅療養支援病院
診療所のない地域において，在宅療養支援診療所と同様に，在宅医療の主たる担い手となっている病院．

それぞれの詳しい施設基準等については，厚生労働省保険局医療課「平成26年度診療報酬改定の概要」【在宅医療】，「平成28年度診療報酬改定の概要」等を参照．

病院の世紀における診療報酬制度の変遷

日本の医療制度は診療報酬制度を変えることにより，診療所や病院のあり方を変え，戦後の医療は様々な変遷を示してきた．

戦後の医療の動きを考えるとき，様々な観点がある．とくに医療費に合わせた場合，医療費はGNPを上回る増加を示してきた．増加要因は社会的要因と技術的要因である．国民皆保険制度の確立は潜在需要の顕在化であり，誰もがどこにいても平等の医療を受けることができるようになり，そのため国民医療費は当然増大した．さらに1960年以後，疾病構造の変化に伴う医療技術の革新により医療行為が高度化するとともに診療報酬が高くなる．この医療供給体制を支えるのは病院，診療所である．課題の中で医療は患者-医師関係の問題と医療技術を基本として考えられるが，医療技術が進歩する中で優位に立ち，病院の世紀の中心となる．

しかしながら，疾病構造の変化の中で，最先端と言われる技術が有効性を持ち得ない時代になった．日本の医療制度では医療技術の進展を

1 在宅医療に対する診療報酬上の主な評価の変遷（昭和61～平成18年度診療報酬改定）

	【診療報酬】	【老人診療報酬】
昭和61年		・寝たきり老人訪問診療料の創設（～H18年）； 定期的に訪問して診療を行った際に算定 ・寝たきり老人訪問指導管理料（月ごと）の創設（～H18年）； 寝たきり老人訪問診療料を算定すべき診療を行った際に、療養上必要な指導管理を行った場合に算定
昭和63年	・在宅患者訪問診療料の創設； 定期的に訪問して診療した際に算定	
平成4年		・寝たきり老人在宅総合診療料（月ごと）の創設（～H18年）； 計画的な医学管理の下に、1月に2回以上訪問して診療した場合に算定
平成6年	・在宅時医学管理料（月ごと）の創設（～H18年）； 計画的な医学管理の下に、週1回以上訪問して診療した場合に算定	
平成18年	【診療報酬】 ・在宅時医学総合管理料（月ごと）の創設； 計画的な医学管理の下に、月2回以上訪問して診療した場合に算定	

中央社会保険医療協議会 総会（第312回） 議事次第〈中医協 総-2 27.11.11〉在宅医療（その4）、p6より、http://www.mhlw.go.jp/file/05-Shingikai-12404000-Hokenkyoku-Iryouka/0000103907.pdf）

中心とした医学教育とシステムの構築がなされてきた．日本の病院は人口比で見ると欧米諸国に比し過剰なベッド数を占めている．欧米諸国がベッド数を削減し始めたとき，日本では1980年代にはベッド数が増加した．この問題は在院日数とも関係する．在院日数が長期化すれば回転数が減少し，不必要な入院と必要ベッド数が増すことになった．2000年になるとこの病院ベッドは高齢者時代にふさわしいとは言えなくなる．長期入院は高齢者のQOLを落とすことでしかなく，寝たきり高齢者を増加させることになった．

在宅医療に見る診療報酬の変遷

2008年には在宅療養支援病院が創設された．その後，在宅療養支援病院の届け出許可病床数が200床未満の病院に拡大された．2012年には強化型，連携強化型の在宅療養支援診療所，在宅療養支援病院が創設され，さらなる在宅への強化体制が診療報酬上でも行われた．その他往診料の引き上げ，在宅ターミナル加算の緩和，訪問診療料が自宅と居住系に分類された．同一建物以外，特定施設等，上記以外の同一建物に分類されたのも2012年である．

診療報酬上の評価のなかで在宅医療を考えると，1986年に寝たきり老人訪問診療料，指導管理料が創設された（ 1 ）．言葉のごとく，今の在宅医療の観点ではなく，老人病院における寝たきり老人問題であった．高齢者医療の質が問われるのは先のことで，寝たきりとなり溢れる老人の問題でもあった．また，寝たきり状態を作る医療の問題点であるが，病院を中心とした医療が問われるのは際のことでも先のことでもある．しかしながら病院医療の問題は存在していた．病院医療は治療を優先とし，結果として点滴づけ医療が行われていたことになる．無目的な点滴が行われていたが，それに変わる方法も，リハビリテーション概念も持ち合わせていないのが当時の日本の病院医療でもあった．筆者は当時，救命救急センターに所属していたが，脳卒中の救命が医療の多くを占めていた．結果として，救命はしたが，寝たきり状態になる多くの患者，高齢者を見てきた．脳卒中が脳出血から脳梗塞へと病気のタイプが変化した時期でもあった．

2 在宅療養支援診療所・病院の届出数の推移

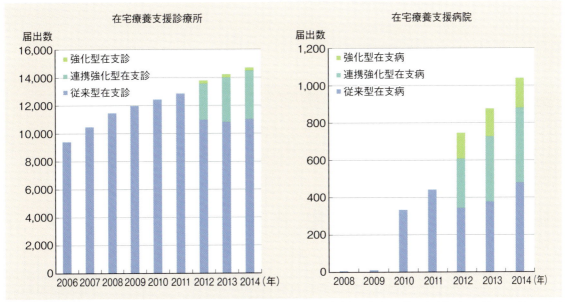

(中央社会保険医療協議会 総会(第305回)議事次第〈中医協 総-3 27.10.7〉在宅医療(その3) p11より, http://www.mhlw.go.jp/file/05-Shingikai-12404000-Hokenkyoku-Iryouka/0000099999.pdf)

　要介護の状態像も時代により変化する．現在寝たきりになる状態像は病的要因のみでなく高齢の問題がある．1988年の在宅患者訪問診療料では，定期的に訪問して診療した際に算定する診療報酬は在宅における病院回診の延長として組み込まれ，在宅医療を明確に訪問診療に位置付けたものであった．

寝たきり老人から在宅高齢者へ

　2006年の在宅時医学総合管理料は計画的な医学管理のもとに，月2回以上訪問して診療した場合に算定することとした．これは在宅医療をさらに発展させる要因となる．寝たきり老人の概念から，在宅療養者にとって必要な医療は単に寝たきり老人だけでないことが理解され，様々な疾患を持って在宅医療を行うことが求められる人に対して考えられた診療報酬であった．この時点で在宅医療の基本的考え方が示され，あるいは理解されたと考える．同時に入院から在宅療養への円滑な移行が質的，量的に求められることになる．

　在宅療養支援診療所制度の創設はどのような意図があるにせよ，基本として日本における在宅療養支援のための良質な医療提供体制を整えるための，組織形態として求められるものである．2006年以後増大を見せたが，2012年以後，従来型の在宅療養支援診療所は連携強化型在宅療養支援診療所，強化型在宅療養支援診療所に転化しながら伸びを見せている．在宅療養支援病院も同様に変化しながら伸びをみせている（2）．

　一方，検証部会での調査によれば，在宅医療に取り組む医療機関（在宅療養支援診療所，在宅療養支援病院）または在宅時医学総合管理料（在総管），特定施設入居時等医学総合管理料（特医総管）の届け出を行っている医療機関のうち，約40％の医療機関では1年間の看取り患者数が0人との報告がある（3）．この数字は登録機関の40％は実数値でないことを物語って

3 在宅医療に取り組む医療機関における看取り状況

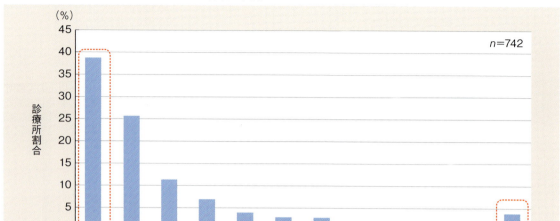

年間自宅死亡患者数別の医療機関分布を示す．在宅医療に取り組む医療機関（在支診，在支病または在総管・特医総管の届出を行っている医療機関）のうち，約40％の医療機関は1年間の看取り患者数が0人であった．一方，一部の医療機関では21人以上看取りを行っている医療機関がみられた．
（中央社会保険医療協議会 総会（第305回）議事次第〈中医協 総-3 27.10.7〉在宅医療（その3）p22より，http://www.mhlw.go.jp/file/05-Shingikai-12404000-Hokenkyoku-Iryouka/0000099999.pdf）

4 訪問診療件数・看取り件数の内訳

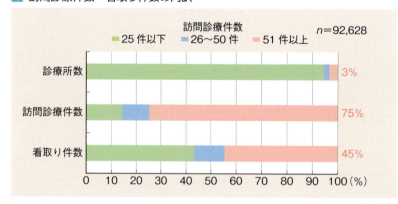

訪問診療件数が51件以上の診療所は全診療所のわずか3％であるが，訪問診療件数の約75％，看取り件数の約45％はこうした施設によって実施されていた．
（中央社会保険医療協議会 総会（第305回）議事次第〈中医協 総-3 27.10.7〉在宅医療（その3），p21より，http://www.mhlw.go.jp/file/05-Shingikai-12404000-Hokenkyoku-Iryouka/0000099999.pdf）

いるが，約25％の医療機関では1～2人の看取りを行っていることがわかる．この中に含まれるかかりつけ医は重要な位置を示していると言える．つまり約40％の医療機関において年間の見取り患者が0人であったことが問題とされているが，これらの医療機関は今後の在宅医療の主要なメンバーになる可能性がある．
　一方，登録機関でない医療機関での看取りがあることも忘れてはいけない．訪問診療件数と看取り件数の内訳から分析すると，診療所の95％が25件以下であり，51件以上は3％とすると，訪問診療件数51件以上の診療所が全体の75％を担っている．このことから訪問診療は3％の診療所が75％の業務を担うことになることから，日本における在宅医療は面の展開よりは点の展開にて行われている可能性がある．

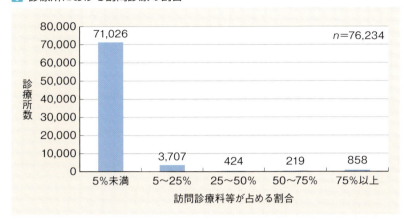

5 診療所における訪問診療の割合

往診・訪問診療料算定レセプト件数が初診・再診・訪問診療料算定レセプト件数に占める割合別の診療所数を示す．90％以上の診療所において在宅患者の割合は5％未満であった．一方，在宅患者の割合が75％を超える診療所も一部に存在した．
〈中央社会保険医療協議会 総会（第305回）議事次第〈中医協 総-3 27.10.7〉在宅医療（その3）p16より，http://www.mhlw.go.jp/file/05-Shingikai-12404000-Hokenkyoku-Iryouka/0000099999.pdf〉

地域包括ケアシステムにおける在宅医療

　日本の在宅医療は地域包括ケアシステムの中に明確に組み入れられた．地域包括ケアシステムの構築は各区市町村にて取り組まれている．しかしながらこの実態から市町村で取り組みが求められるとしても，市町村に政策を進める方法が理解できない．その為に地域医師会が重要な役割を果たす．

　従来，市町村の取り組みの中で医療モデルを取り入れることはなく，医療システムは都道府県，および国の政策に委ねられてきた．市町村が現在，地域包括ケアシステムの取り組みに対しての新しい方法論を示されている．在宅医療モデルを医療と介護連携にて作り上げる課題が示されている．

　今までに述べてきた基本的な問題をまとめると，地域には従来，在宅療養支援診療所を中心とした在宅医療が全国の各地域で見受けられるが，しかしながら，面の世界としては残念ながら満たされていない．

　一方，新しい流れの中で在宅医療への取り組みが始まっている．各地域モデルでは，従来型の在宅療養支援診療所は，新しく構築される市町村地域包括ケアシステムの中で作られるかかりつけ医との連携体制の構築が必要である．

　一方で診療報酬は貴重な連携作りを妨げた．在宅医療は両極へ分化している．その分化の原点は2012年の診療報酬改定と考える．2015年現在，90％以上の診療所において在宅患者の割合は5％未満であり（**5**），一方，訪問診療を実施している診療所は，保険診療を行っている診療所全体の30％弱である．在宅療養支援診療所もまた外来機能を持ちながら，在宅医療を行っている診療所が，95％を占めている．

　こうした在宅療養支援診療所は連携強化型体制の中で地域医療体制が作られるのが望ましい．看取り体制も一部の医療機関が21人以上であるが，1〜2人が25％，4〜5人が約10％，5〜20人が各5％以下である．こうした在宅療養支援診療所が今後さらに中心的役割を果たす．さらに新しく在宅医療への参入がかかりつけ医に求められるが，地域医療体制が構築されないかぎり限度がある．

中小病院を含めた在宅療養支援体制

　地域医療体制とは，在宅支援を行う中小病院を一部組み入れる体制である．中小の病院の役割は，在宅復帰を中心として考えられる病院である．都市型の大規模在宅療養支援診療所の機能は，50％以上がかかりつけ医にて行われ，年

6 年齢別の入院受療率の推移

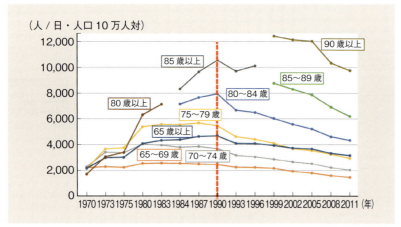

1990年以降，高年齢層ほど低下傾向を示している．
(第3回地域包括ケア研究会〈2015.10.1〉．千葉大学・近藤克則先生資料より)

間，月単位にてあまり変化のない患者に対しての在宅医療が求められるが，複雑，24時間体制を必要とする患者に対して機能を発揮すべきであり，5％程度の予測がある．かかりつけ医と大規模在宅療養支援診療所が相互に連携体制を整える必要がある．

患者の状態による訪問回数は医学管理の必要性が高い疾病，処置等に該当する患者では，他の患者と比べて，1か月の訪問回数が3〜5回該当が50％を示している．在宅での医療の必要性と，頻回の訪問により入院することなく在宅での医療が行われている．1990年以降，高年齢層ほど入院は低下傾向にある（6）．こうした事実は，現在行われている在宅医療の質がさらに求められることを示す．

今後，質の確保をしながら，面の展開のためには研修を頻回に行うこと，在宅医療の標準化が必要である．標準化された在宅医療は生活臨床を基本として，QOLの評価がアウトカムである．今，その標準化作業に入り込んでいる．

参考文献
- 新田國夫．病院に期待したい在宅医療の後方支援とは．地域連携 入退院と在宅支援 2016；1-2月号：21-28.

地域包括ケアシステムの概念──5つの領域の役割

介護の視点から
介護保険施設の役割

大河内二郎
社会医療法人若弘会 介護老人保健施設竜間之郷施設長
医師

- ◆ 2000年に介護保険制度が開始された当初,介護施設は,老人保健施設,療養病床,特別養護老人ホーム,施設系サービスとしてはグループホーム(GH)が中心であった.
- ◆ 現在の高齢者介護施設の中心となる介護老人保健施設(老健),特別養護老人ホーム(介護保険法上の名称は「介護老人福祉施設」),介護療養型医療施設(療養病床)について概説する.

　平成12年(2000年)に介護保険制度が開始された当初,介護施設は老人保健施設,療養病床,特別養護老人ホーム,そして在宅系の施設サービスとしてのグループホーム(GH)が中心であった. **1**に介護保険制度が出来た当初の介護施設の状況と,現在の介護施設の状況の変容を示した.居住系サービスの不足が指摘されサービス付き高齢者向け住宅や有料老人ホームが増え,地域の介護保険の運用の中で,介護施設の意義は変わってきた.

　こういったなかで,地域包括ケア研究会では,介護施設は,その「機能」を中心に見直すべきとされ,それぞれの施設機能を軸に制度の見直しが行われている.

介護老人保健施設の機能

　介護老人保健施設(老健)の対象者は,リハビリテーションや看護・介護を必要とする要介護者とされているが,リハビリテーションの第一の目的は在宅復帰と社会参加である.他の施設と比べると医師が常勤であること,そしてリハビリテーション職員が常勤していることが特徴である.

介護老人保健施設における在宅復帰機能

　1の右側において,老健のみが赤い矢印で示す「在宅復帰機能」がある施設であることが特徴である.「地域包括ケア」は高齢者が地域で生活することを前提とするのであれば,老健の在宅復帰機能はなくてはならない機能である.

　老健は,介護保険制度以前は病院から退院した人がリハビリテーション等により機能を回復させ,地域に戻るための「中間施設」として老人保健法に基づいた医療施設として整備された.介護保険制度においては「介護保険施設」として再スタートしたが,当初は特別養護老人ホームとの機能の区別が不明確であると指摘されてきた.そこで2011年の介護報酬改定から,在宅復帰率,および回転率といったアウトカム指標に基づく介護報酬が導入され,在宅復帰の機能が見直された結果,老健と特別養護老人ホームとの機能の差が明確になった.

　この見直しでは退所者に占める在宅復帰率が50%を超える施設は「在宅強化型施設」で,老健施設の約1割がこれにあたる.在宅復帰率30〜50%の施設である「在宅支援加算施設」は約25%を占めていた(2013年10月調査).なお,

1 介護施設の様変わり

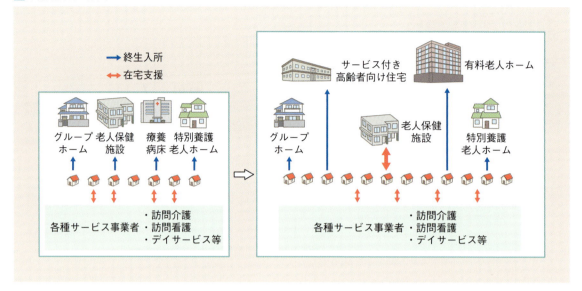

これらの在宅復帰型老健は増加傾向にある．

さらに，在宅復帰のニーズは高い．2014年度の厚生労働省が行った「介護老人保健施設の在宅復帰支援に関する調査研究事業」で高齢者の退所先の希望についてみると，本人の約20〜30％が「自宅」を希望している．今後もいわゆる「団塊の世代」がさらに高齢化するにつれ，在宅復帰を希望する割合は増えると考えられる．

しかし，在宅復帰施設だからといって，在宅復帰をしない高齢者を受け入れないわけではない．こういった施設でも在宅復帰を繰り返しているうちに，機能が低下し，施設内での看取りを行うことになる高齢者が存在する．また疾病や家族の事情で，入所当初は在宅復帰予定だったが，それが困難となり，長期入所している利用者も多い．

介護老人保健施設におけるリハビリテーション機能

在宅復帰を可能にするため，老健では理学療法士や作業療法士が常駐している．また利用者に対してはリハビリテーションの提供がされている．

リハビリテーションは通常のリハビリテーションと，入所後3か月のみ提供できる「短期集中リハビリテーション」がある．在宅復帰にむけたリハビリテーションとして実施するとより効果が高い．

2は，老健から在宅復帰した115名（59施設から抽出）について，機能を5つの領域に分けて検討したものである．平均入所期間は79日であった．入所中の移動およびADL，食事，認知機能が著しく改善していた．周辺症状（得点が高いほうが悪い）は，入所してやや改善するが，環境の変化によって再度悪化し，その後再び改善する．社会参加は入所中も改善するが，在宅復帰後も維持された．

以上のことから，心身機能は，老健に入所しリハビリテーションを受けることで改善するが，在宅復帰後はリハビリテーションの頻度が減り，機能が低下するため，居宅でも機能低下を予防するためのリハビリテーションを継続することが望ましい．また，社会参加については，当然ながら在宅復帰によりその可能性が広がる．

介護老人保健施設における認知症対応機能

これまで，認知症に対する治療は医療保険に

2 在宅復帰した高齢者の入所中および在宅復帰後の諸機能の変化

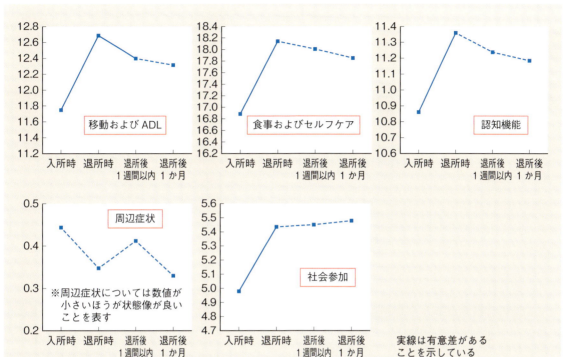

実線は有意差があることを示している

おける薬物治療が中心であった．老健においては，認知症短期集中リハビリテーションが実施されている．これは2004年に全国老人保健施設協会が行った認知症者を対象としたリハビリテーションの研究事業がきっかけとなり，2006年に初めて介護報酬請求が可能となった．

また2013年度の診療報酬改定においては，精神科の認知症病棟にも導入された．認知症リハビリテーションは，対象者の個別性に着目し，それぞれの人の認知機能，コミュニケーション力および周辺症状などを多角的に評価したのち，個別のプログラムを作成し，3か月にわたって実施するものである．薬物療法とは異なり認知症罹患歴が長期にわたる方でも効果があり，在宅復帰にも効果があるとされている．

介護老人保健施設における看取り機能

高齢者が施設入所や在宅復帰を繰り返しているうちに，利用者の機能がさらに低下し，遂には寝たきりとなった場合，これまで利用していて慣れた環境として老健での看取りが選択肢となる．実際には在宅強化型老健の34％に対して通常型は19％の施設がターミナルケア加算を算定していることから，在宅強化型のほうが看取りを行っている割合が高い．

介護老人保健施設における在宅支援機能――通所リハビリテーションと訪問リハビリテーション

老健退所後の高齢者の在宅生活を支える機能として，通所リハビリテーションと訪問リハビリテーションがある．**2**に示したように，高齢者は在宅復帰後機能低下が始まる．この機能低下を防ぎ，在宅生活を維持することが，老健における通所および訪問リハビリテーションの目的である．

通所リハビリテーションにおいては，通常のリハビリテーションの他，認知症に対する短期

集中リハビリテーションも実施できる．訪問リハビリテーションは，何らかの理由で外出が困難な高齢者に対するリハビリテーションとして有用である．いずれも医師の指示に基づいて行われている．これらは，デイサービスにおける機能訓練とは区別されている．

介護老人保健施設の課題

　老健は，薬剤費が介護療養費に原則含まれている．したがって1人あたりに使用できる薬剤の費用が高い場合は，入所を断られる可能性がある．たとえば神経難病であるが，脊髄小脳変性症やパーキンソン病などでは薬剤費用が高額になる．患者の施設利用時の自己負担および薬剤費の施設負担という壁があり，積極利用が進んでいない可能性がある．この他の薬剤でも，老健では，1か月平均5,800円となっている．このような受け入れ拒否が起きにくい制度の見直しが望まれる．

特別養護老人ホーム

　特別養護老人ホームの対象者は「常時介護が必要で在宅生活が困難な要介護者」とされている．特に要介護度が3以上の介護の手間がかかる方，低所得者や身寄りがないなどの事情がある方が優先的に入る仕組みとなっている．たとえば，要介護度，認知症による周辺症状，介護者の状況，在宅サービスの利用状況，居住地などを点数化して，入所を決めるため，条件によっては待機が長い可能性がある．したがって特別養護老人ホームの機能は，「重度な高齢者」対応機能とその看取りの機能である．

　また老健や療養病床と異なり，医師が常駐していないため，何らかの理由で病状が不安定で，入退院を繰り返すような要介護者には，利用しにくい場合がある．しかしながら，比較的低コストで重度の高齢者のケアを行う特別養護老人ホームは，ケアおよび看取りの場として必

3 介護療養型医療施設（療養病床）存続の枠組み

1. 重篤な疾患のある人や合併症のある認知症高齢者が入院患者の一定割合以上であること．
2. たんの吸引など医療処置を受けている人が一定割合以上であること．
3. ターミナルケアを受けている人が一定割合以上であること．
4. 生活機能を維持改善するリハビリテーションを行っていること．
5. 地域に貢献する活動を行っていること．

要とされている．施設内で提供する医療は，医療保険で給付されることも特徴である．

　また，特別養護老人ホームには在宅を支えるサービスとして通所サービスがある．老健における通所リハビリテーションと組み合わせて利用することで，高齢者の機能維持を図ることが可能である．

　しかし特別養護老人ホームは，医師が常駐していないため，看護師等の判断で病院の受診や，終末期における入院などが行われている可能性がある．今後の地域包括ケアでの適正な活用のためには，高齢者の疾病特性や終末期のケアのあり方についての研修を受けた看護師などの育成が望まれる．

療養病床

　対象者は「常時医療管理が必要な要介護者」と定められているが，急性期病院から退院してまもなくの高齢者や，医学的に重度な高齢者，そして看取りが必要な高齢者などが利用している．2011年度までに廃止し，老健などに転換することとされていた．しかし，その後も地域のニーズがあること，そして医療費がよりかかる医療保険の病床に転換する施設も多かったため，存続していた．さらに厚生労働省は2015年の介護報酬改定で，3 の枠組みで，新たな類型を認めることとなった（療養機能強化型Aおよび B）．2017年の療養病床の廃止後は，地域医療構想の中で新たな対応が検討されると考えられる．

地域包括ケアシステムの概念——5つの領域の役割

介護の視点から
介護サービス事業所の役割

境野みね子
千葉県ホームヘルパー協議会会長
介護福祉士／介護支援専門員

◆ 高齢化の進展に伴い，要介護高齢者の増加，介護期間の長期化，核家族化の進行，要介護者を抱える家族の変化等，介護のニーズが増大した高齢者を社会全体で支え合う必要が生じ，介護サービスの重要度が高まるとともに新しいサービスも増えている．

◆ 介護職は日常生活支援の専門職であるが，在宅の現場では医療的ケアが必要とされる利用者を支えるために有効な施策を考える必要がある．

介護サービス事業所の概要と訪問介護

介護サービス事業所は，利用者が可能な限り自宅で自立した日常生活を送ることができるよう，訪問介護員（ホームヘルパー）が利用者の自宅を訪問し，食事・排泄・入浴などの介護（身体介護）や，掃除・洗濯・買い物・調理などの生活の支援（生活支援）のサービス，通院などを目的とした乗車・移送・降車の介護の提供を行う事業者である．

要介護状態となった利用者等に対して，その利用者が有する能力に応じて自立した日常生活を営むことができるよう，ケアマネジメントの下でサービスが実施できる．

訪問介護ではサービスの区分があり，身体介護，家事援助（生活支援）の2区分と，身体介護と生活援助を組み合わせて提供する3区分がある．

訪問介護の介護報酬については，「指定居宅サービスに要する費用の額の算定に関する基準及び指定居宅介護支援に要する費用の額の算定に関する基準の制定に伴う実施上の留意事項について」（2000年3月，厚生省老人保健福祉局企画課長通知）において具体的な取扱いが示されている．また，同3月の老計第10号「訪問介護におけるサービス行為ごとの区分等について」（厚生省老人保健福祉局老人福祉計画課長通知）で，サービス行為ごとの一連の流れが示されているので（**1**），訪問介護計画および居宅サービス計画を作成する際の参考とする．

介護サービス事業所（訪問介護）の変化

■定期巡回・随時対応型訪問介護看護

「定期巡回・随時対応型訪問介護看護」が2012年4月に創設された．日中・夜間を通じて訪問介護と訪問看護の両方を提供し，定期巡回と随時の対応を行う．

定期巡回・随時対応型訪問介護看護については，以下の2つの類型を定義している．

①一つの事業所で訪問介護と訪問看護のサービスを一体的に提供する「一体型事業所」．

②訪問介護事業所が地域の訪問看護事業所と連携をしてサービスを提供する「連携型事業所」（訪問看護〈居宅での療養上の世話・診療の補助〉は連携先の訪問看護事業所が提供する）．

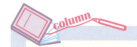

身体介護と生活援助

訪問介護では，本人の持てる力を十二分に発揮できるように援助を行うことは身体介護として給付する．また，家事援助（生活援助）を利用する場合には，下記のような制限があることに注意が必要である．

■ **訪問介護における生活援助の算定の留意点**

同居の家族等がいる利用者について生活援助費を算定する際は，なぜ同居家族が行うことができないのか，なぜその内容・時間・回数でサービス提供が必要なのかをサービス担当者会議などで検討する．

〈生活援助算定の判断例〉

- 本人ができるか（本人ができることは，訪問介護サービスを利用することはできない）
- 本人に必要なサービスか（単に利用者が希望することではなく，日常生活を営む上で必要な内容・回数・時間）
- 同居の家族等ができるか（同居の家族ができる場合は，家族等の状況は担当者会議にて検討する）
- 代替となる手段があるか（ボランティア・民間の食事配達サービスの活用などが可能か）

1 訪問介護におけるサービス行為の区分（老計第10号通知より抜粋）

- 身体介護
  - ▶ 健康チェック，排泄・食事介助，洗面等，身体整容（日常的な行為としての身体整容），更衣介助，体位変換，移乗・移動介助，通院・外出介助，特段の専門的配慮をもって行う調理，清拭・入浴，起床及び就寝介助
  - ▶ 服薬介助の一連の行為
  - ▶ 自立生活支援のための見守り的援助（自立支援，ADL向上の観点から安全を確保しつつ常時介助できる状態で行う見守り等）
    - ▷ 利用者と一緒に手助けしながら行う調理（安全確認の声かけ，疲労の確認を含む）
    - ▷ 入浴，更衣等の見守り（必要に応じて行う介助，転倒予防のための声かけ，気分の確認などを含む）
    - ▷ ベッドの出入り時など自立を促すための声かけ（声かけや見守り中心で必要な時だけ介助）
    - ▷ 移動時，転倒しないように側について歩く（介護は必要時だけで，事故がないように常に見守る）
    - ▷ 車イスでの移動介助を行って店に行き，本人が自ら品物を選べるよう援助
    - ▷ 洗濯物を一緒に干したりたたんだりすることにより自立支援を促すとともに，転倒予防等のための見守り・声かけ
    - ▷ 痴呆性の高齢者の方と一緒に冷蔵庫の中の整理等を行うことにより，生活歴の喚起を促す
- 家事援助（生活援助）
  - ▶ 健康チェック，掃除，洗濯，ベッドメイク，衣類の整理・被服の補修，一般的な調理・配下膳，買い物・薬の受け取り

（厚生省老人保健福祉局老人福祉計画課長通知 http://www.kaigoseido.net/kaigohoken/k_document/rokei10.htm より）

いずれにおいても，医師の指示に基づく看護サービスを必要としない利用者が含まれるとされている．

■ **サービス付き高齢者向け住宅**

単身や夫婦のみの高齢者世帯が増加する中，高齢者向け住宅の不足が課題となっている．これまでの高齢者住宅は，高齢者円滑入居賃貸住宅（高円賃），高齢者専用賃貸住宅（高専賃），高齢者向け優良賃貸住宅（高優賃）の3つが制度化されていた．しかし，制度が複雑な事等より2011年10月から「サービス付き高齢者向け住宅」に一本化された．

在宅と同じ扱いで，ケアプランに基づき在宅サービスの利用を行い日常生活が送れること，60歳以上の（あるいは，介護保険の要支援・要介護認定を受けている）人が入居対象で，バリアフリー構造等の一定基準を満たし，「安否確認と相談援助」ができる体制で，自宅扱いで施設のように24時間安心プランも備わっている．介護職はその施設に常駐している事業所が多

2 介護職が行う行為で，あきらかに医療行為ではないものの例示

1. 体温計による体温の計測
2. 自動血圧測定器による血圧の計測
3. パルスオキシメータの装着
4. 軽微な切り傷，擦り傷，やけど等の処置
5. 医療品の使用の介助（ただし下記の3条件（①～③）を満たした場合にのみ）
   - 皮膚への軟膏の塗布（褥瘡の処置は除く）
   - 皮膚への湿布の貼付
   - 点眼薬の点眼
   - 一包化された内服薬の内服（舌下錠の使用含む）
   - 肛門からの坐薬挿入
   - 鼻腔粘膜への薬剤噴霧
   ① 治療する必要がなく状態が安定していること
   ② 副作用の危険性や投薬量の調整等のため，医療または看護職員による連続的な容態の経過観察が必要でないこと
   ③ 内服薬や坐薬についてはその使用に関して専門的な配慮が必要なこと
6. その他
   - 爪切り（爪に異常がなく，周囲の皮膚にも化膿や炎症がない，糖尿病等の管理が必要でない場合）
   - 日常的な口腔内の刷掃・清拭（重度の歯周病等がない場合）
   - 耳垢を除去すること（耳垢塞栓の除去を除く）
   - ストマ装具のパウチにたまった排泄物の処理（肌に接着したパウチの取り替えを除く）
   - 自己導尿を補助するためのカテーテルの準備，体位の保持
   - 市販のディスポーザブルグリセリン浣腸器を用いての浣腸

（厚生労働省医政局長通知「医師法第17条，歯科医師法第17条及び保健師助産師看護師法第31条の解釈について」2005年7月26日〈医政発第0726005号〉より抜粋）

く，即時対応ができるようになっている．しかし，在宅扱いであるために移動の時間がかからないことから，給付は減算になる．高齢者の住み替えニーズに対応しているといえる．

在宅介護の現場での混乱

現在の医療適正化政策により患者の入院期間の短縮化が図られている中で，医療依存度の高い患者も退院せざるを得ない状況が増えており，在宅介護の現場において医療行為を必要とする利用者が多く，さまざまな混乱が起きている．

訪問介護サービスは限られた介護を行うものであるが，医療依存度の高い利用者を在宅生活で介護する場合，医療側としても，患者さんのために訪問介護に高いニーズを求めるが，その行為制限のために連携や協働がしづらくなってしまっている．

たとえば糖尿病患者へのインスリン注射は，本人・家族等は行うことができるが，医療行為であるため介護職はできないことになっている．そのため在宅で認知症，視覚障害等がある場合，インスリン注射を内服薬に変更するなどの必要がある場合がある．

2000年4月に介護保険制度がスタートして，一部の事業者や市町村の介護の現場では爪切りや血圧測定等を「医療行為ではない」としたが，医療職がこれらの行為を「医療行為である」と主張するなどサービス提供の妨げがあった．

それらの混乱を整理し，2005年，厚生労働省医政局長通知「医師法第17条，歯科医師法第17条及び保健師助産師看護師法第31条の解釈について」により，医療行為とはならない行為の条件が提示された（2）．これにより現場では各種行為について計画に基づいてケアとして行えるようになった．

医療と介護の連携・課題について
—— 医療職と介護職の狭間で

2012年4月の法改正により，介護職員等によ

3 ホームヘルパーらの医療行為について

研修課程の区分	研修を受けることで認定を受けられる行為	研修の特徴
省令第1・2号研修(不特定多数の者対象)	不特定多数の誰に対しても下記の喀痰吸引等の医療的ケアを行うことができるようになる． 第1号 喀痰吸引(口腔・鼻腔・気管カニューレ内) 経管栄養(胃ろう・腸ろう・経鼻) 第2号 喀痰吸引(口腔・鼻腔内のみ) 経管栄養(胃ろう・腸ろうのみ) 注意：人工呼吸器装着者に対する喀痰吸引を行う場合には，対応した研修を別途受講する必要がある．	計50時間の基本研修(講義)に加え，決められた回数以上のシミュレータ演習及び実地研修を受ける必要があり，一通りの研修を修了するのにはおおよそ合計15日程度の日数を必要とする． 第1号と第2号の違いは，実地研修において実施する行為の種類のみである(左記の「研修を受けることで認定を受けられる行為」を参照)． 現に多数の利用者に対して喀痰吸引等を行う必要がある特別養護老人ホーム等の介護施設に所属する介護職員が受講することが望ましいとされている． なお，実地研修については，基本的に各所属施設で実施する．その場合，指導者(正看護師等)および各行為の対象者が所属施設にいることが必要条件となる． 介護職員実務者研修の修了者は基本研修(講義・演習)についてのみ履修免除が可能．
省令第3号研修(特定の者対象)	現に喀痰吸引等を行う必要がある特定の利用者個人に対して，下記の医療的ケアのうち，その個人が必要とする行為を行うことができるようになる． ・喀痰吸引(口腔・鼻腔・気管カニューレ内) ・経管栄養(胃ろう・腸ろう・経鼻)	行為を行う対象者が限られるため，講義(8時間)とシミュレータ演習(基本1時間)からなる基本研修と実地研修により，特定の利用者に限っては喀痰吸引等を行うことが可能になる． 喀痰吸引等が必要な利用者が限られている訪問介護事業所に所属するホームヘルパーなどが受講するのが一般的で，カリキュラム内容は障害者介護従事者向けの内容となっている．障害者支援施設等の介護施設に所属する職員が受講することも可能． 第3号研修をすでに受講したことがあり，これから実施する行為または対象者を新しく増やす場合には，第3号研修の実地研修を改めて受講しなければならない．

(厚生労働省資料から筆者作成)

る喀痰吸引等(痰の吸引・経管栄養)についての制度が始まった．

　これは，痰の吸引・経管栄養などの医療行為について，研修を受けた介護職が実施出来るというものである(3)．その背景には，国の方針として在宅重視の政策を掲げているが，看護師不足を介護職の医療行為で補おうとしているようにも思われる．

　研修を終えて医療的ケアを行えるようになったとしても，実施の前にいくつかのハードルが待ち構えている．医療的ケアの実施には医師の指示書と看護師による計画書を基に，医師と看護師を交えた打ち合わせを利用者宅で何度も行わなければならない．また，実施となれば，医師の指示に基づく正確な記録を残し，当然その報告も必要となってくる．

　このために，医療的ケアの実施に対して，介護サービス事業所の取り組みは二極化している．1つは利用者の立場に立って実施に取り組む事業所，2つ目は危険性が高いのに報酬が低いために事業所として取り組まない．現在，2つ目が圧倒的に多い．

　万一，医療的ケアを実施中に事故が発生した場合，事業所だけでなく実施者である介護職にも責任が問われてくる不安を抱えている．

　在宅現場においては利用者一人ひとりの身体の状態も異なり，かつ使用する機種も家庭でそれぞれ異なっている．利用者の数が多ければ多いほどその対応方法や機種の使用方法・特性に対する理解も習得しなければならず，同時に利用者の安全を確保するために医療職との連携が不可欠である．

　喀痰吸引等の容認で，利用者や医療関係者の負担の軽減となるはずだったが，研修内容や研修項目の制限が厳しいため事業所自体が高いリスクを負うことになるが，それに伴った報酬はなく構造的に問題が生じており，事業所も積極的な喀痰吸引を行えず，負担の軽減がなかなか

進んでいない現状である.

今後の医療と介護において必要なもの

今後,さまざまな医療的ケアを日常的に必要とする高齢者のニーズが増えていくことを鑑みると,医療と訪問介護の連携はますます多様化し重要となるであろう.

連携をはかる際に問題になってくるものがコミュニケーションの問題である.情報共有の難しさや,医師との間にある精神的な壁を感じるといったことがある.

また,介護職の能力・スキルアップの訓練が不十分なことも問題となる.介護・医療の連携のためには,介護職の医療的ケアを保障するものが必要であり,教育・訓練などについては合理的なカリキュラム,キャリア・ディベロップメント(キャリア形成を長期的視点で計画的に支援すること)においては上昇と分化のメカニズム,報奨を伴う制度設計が急務である.

多くの専門職によるサービスを切れ目なく提供するためには,医師との円滑な連携が必要である.それが在宅生活を継続・拡大することにつながっていく.

地域包括ケアシステムの概念──5つの領域の役割

介護の視点から
居宅介護支援事業所の役割

服部万里子
NPO 渋谷介護サポートセンター
看護師／社会福祉士／主任介護支援専門員

- ◆ 居宅介護支援事業所とは，在宅の要支援・要介護認定者等が適切な居宅サービスを受けられるようなケアプランを作成し，支援する事業所である．
- ◆ 在宅で暮らし続けるためには入院させないことが第一である．入院しなければならない悪化リスクのアセスメントをして入院防止に繋げる．
- ◆ 肺炎などで入院すると疾患は完治しても廃用症候群が進み，在宅に戻れなくなることがある．入院したら，その日から在宅に戻れる状態像を示し退院支援を具体化する．
- ◆ 介護者が「ダメ」といえば在宅で暮らしていくことができなくなる．同居，近居，別居を問わず，介護者への支援は在宅生活継続の重要なポイントである．
- ◆ 在宅で自分らしく暮らすため虚弱化を防止する．自宅は家賃がかからず，また本人の「役割」がある．その役割を継続するために，やる気とできることの引き出しを支援する．
- ◆ 介護保険のサービスは生活の一部であり，近隣，友人，ボランティア，民生委員など地域資源を活かしたケアマネジメントで生活全体を支援する．

　日本は高齢化率が世界一で，2015年9月（敬老の日）の内閣府データでは，65歳以上人口は26.3％，100歳以上人口が5万人を超えた．介護保険の認定者は600万人，利用者も500万人を超えている．

　この約500万人の居場所は，介護老人福祉施設（特別養護老人ホーム）49.3万人，介護老人保健施設34.8万人，介護療養型医療施設（療養病床）6.3万人で，89.6万人（全利用者の19％）が施設で介護サービスを利用している．要支援認定者で居宅でサービスを利用している人が107万人（21％），要介護1〜5で居宅でサービス利用している人が361万7,800人（49％）である．他に認知症対応型共同生活介護（グループホーム）と特定施設の居住系施設で41万7,400人がサービスを利用している．居宅のサービス利用者で訪問介護と通所介護とショートステイを1つの事業所が提供する「小規模多機能型居宅介護」とそれに訪問看護が加わった複合型サービス（2015年度から「看護小規模多機能」に名称変更）を2％が利用している．

　介護保険のサービス利用者の72％が居宅でサービスを利用している．居宅にはサービス付き高齢者住宅や特定施設ではない有料老人ホームやケアハウスも含まれるが，82％は自宅である．

　居宅介護支援事業所とは，在宅の要支援・要介護認定者等が適切な居宅サービスを受けられるようなケアプランを作成し，支援する事業所で，そこに所属する介護支援専門員（ケアマネジャー）が介護に関するさまざまな相談に応じる．

ケアマネジメントの目的

　介護保険法第2条2項「保険給付は，要介護状態等の軽減又は悪化の防止に資するように行われる」ならびに，介護保険法第2条4項「保険

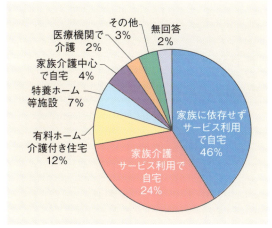

1 介護が必要になった場合どこでケアを受けたいか

（厚生労働省2010年5月パブリックコメントより）

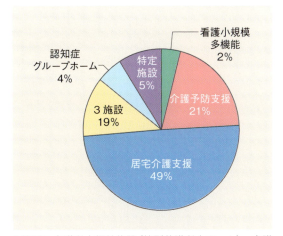

2 介護サービス利用者の内訳（n＝4,998,600）

3施設：介護老人福祉施設（特別養護老人ホーム），介護老人保健施設（老健），介護療養型医療施設（療養病床）．
（厚生労働省介護給付費実態調査2015年4月審査分より）

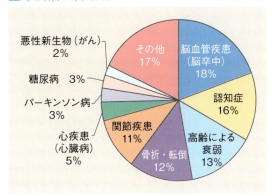

3 要介護の原因疾患

（2013年度国民生活基礎調査より）

給付の内容及び水準は被保険者が要介護状態になった場合においても，可能な限り，その居宅において，その有する能力に応じ自立した日常生活を営むことができるように配慮されなければならない」──これが介護保険の理念である．

利用者の希望を見ても，在宅で介護生活を継続できるよう支援すること，要介護状態の軽減・悪化防止，そしてその利用者の個別の力を引き出し居宅で日常生活ができるよう支援することがケアマネジメントの目的である．

原因疾患に留意したケアマネジメントのポイント

要介護の原因疾患となる脳血管疾患では高血圧，高脂血症，動脈硬化，糖尿病の予防と治療が大切である．また，認知症の原因にも脳梗塞などがある．高血圧では投薬が効果的であり，糖尿病や高脂血症などでは毎日の食事と栄養摂取など日常生活の見直しや体を動かしたり歩いたりすることが効果的である．反面ではさらに食欲がなく低栄養でふらつき転倒・骨折したり，自宅の段差で転んだりなどが起きないよう生活指導や服薬管理，住宅の物理的障壁の除去（改修）などがケアマネジメントで必要である．

主治医は，正しく服用していると思い与薬するが，実際の生活では残薬が多い．その理由は「自己判断で中止」「量が多いので捨てる」「苦い，飲みにくいからやめる」など多様であるが，薬剤師の療養管理指導と連携することで解決できる．また，熱中症や脱水による救急搬送は一挙に体調を悪化させるが，これもケアプランでリスクを抽出し対応することで予防できる．秋の昼夜の温度差による肺炎や食事の誤嚥予防に対する摂食嚥下専門歯科医の訪問や看護職による嚥下リハビリテーションなど，悪化原因のアセスメントから予防のケアプランによる在宅生活

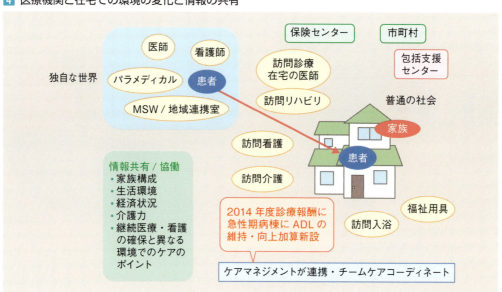

4 医療機関と在宅での環境の変化と情報の共有

の悪化要因の除去は在宅継続のポイントである．

入院した日からの在宅復帰支援

　医療機関は医師をはじめ看護・リハビリ・薬剤・栄養などのプロ集団のいる365日24時間体制のバリアフリー空間であり，治療に専念できるが，そこで生じる廃用症候群はたちまち在宅に戻れない状態にしてしまう．そこでケアマネジメントの役割として，在宅の生活情報を病棟に伝えて「在宅に戻れる状態像」を提示し，主疾患の治療と合わせて「在宅で暮らす状態像」に近づけるための看護・介護・リハビリをしてもらうような病棟−在宅連携が重要である．

　たとえば自宅環境は「エレベーターのない2階に居住」「トイレは部屋の外にある」「独居でナースコールを押しても誰も来ない」などの生活実態を周知し，その在宅生活に戻るために階段昇降訓練や自分でポータブルトイレに移動する訓練を入院中にすることで在宅復帰を現実化するのである．

　そして在宅に戻る際には集中的にサービスや地域資源を導入し，1週間ごとのステップを踏んだ

生活の目標を具体化していくことが大切である．

介護者支援のケアマネジメント

　介護者が「無理」といえば在宅生活ができなくなる．同居，近居，別居を問わず介護者への支援は在宅生活継続の重要なポイントである．何が介護の負担なのかを明らかにして，その原因の除去と介護者支援の具体化をケアプランに共有することである．「仕事中に呼び出さない」「嫁姑の葛藤などがある場合には通院や食事作りなど無理のない範囲で，話をよく聞く」「夜間不眠にならないよう」「自分の時間が確保できるよう」支援をしていくことである．

在宅で自分らしく暮らすための虚弱化防止

　自宅は家賃がかからず，近隣との関係があり，庭があったり犬・猫がいたり，また這ってでも新聞を取りに行くなどの「役割」がある．その役割を継続するために，道具や住宅を工夫したり近隣の見守りや友人との交流などを含め

5 介護事業経営実態（2011年度の収支％）

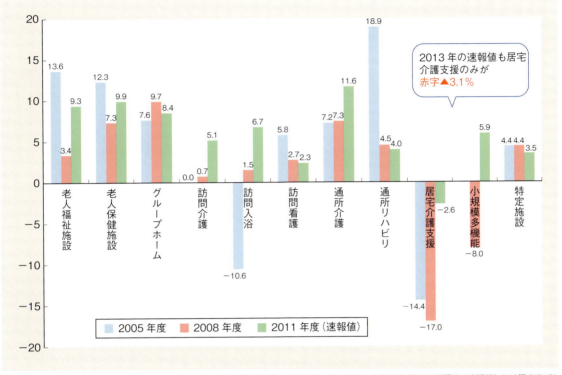

（平成17年度・20年度・23年度の介護事業経営実態調査（速報値）より筆者作成）

てプランを組み立てる．

地域資源を活用した総合的ケアマネジメント

人の生活は排泄，入浴，食事だけではない．朝起きてから寝るまで，生活の中で，できないことをできるように工夫し，代行し，在宅生活を継続するためには，友人が車椅子を押してサークルに参加したり，生協の戸配を活用したり，ボランティアの支援や，民生委員の見守り，緊急通報装置の導入，配食サービスなど地域資源を活かしたケアマネジメントで生活全体を支援することが不可欠である．

居宅介護支援事業の課題

国の経営実態調査では居宅介護支援事業所は15年間赤字続きであり，常勤換算のケアプラン数も平均26.3と減少している．居宅介護支援事業所の増加に対して居宅のケアプラン総数が減少しているのである．

2018年からケアマネジメントに自費導入が計画され，居宅介護支援事業所の指定も都道府県から市町村に移行が決まる中で，ケアマネジメントは存続の危機にある．

パッケージ型＝一定額包括払い（小規模多機能・看護小規模多機能・定期巡回随時対応型）が増えればケアプランは減り，サービス付き高齢者住宅・特定施設ではない有料老人ホームは居宅介護支援を併設する傾向にある．このような現状で介護保険の要と言われたケアマネジメントは，医療・看護・介護・在宅支援を連携する役割をさらに強化する必要がある．

地域包括ケアシステムの概念——5つの領域の役割

介護の視点から
訪問看護ステーション・訪問介護事業所の役割

上野幸子
前 佐賀県看護協会訪問看護ステーション統括所長
看護師／介護支援専門員

◆ 訪問看護では，療養者の病状・病態の変化や今後の経過から起こり得る問題を予測し，それを回避できるよう予防的に関わる．また，日常のケアの中で疾病や障害の現状を観察し，服薬管理や医療処置，リハビリテーションなどのケアや病状管理を実施し，現在の健康レベルの維持・向上を図るよう働きかける．
◆ 在宅療養を支える訪問看護を必要とする人は増加しており，そのニーズは多様化している．
◆ 小規模事業所が大半をしめる訪問看護ステーションの規模を拡大することで多機能化が図られ，運営上の問題が解決しやすくなり，地域における役割も拡大している．大規模ステーションほど多死社会を乗り切る鍵となる．
◆ 看護小規模多機能型居宅介護では，介護負担をいかに軽くするか，地域で支えるまちづくり，認知症になっても独居になっても最後まで暮らせるまちづくりに寄与することにまでつながっている．介護と看護の協働により実施できているサービスである．
◆ 地域包括ケアシステムにおいては，医療ニーズの高い人や重度化した認知症の方の受け皿や看取り体制を整えていくこと，24時間365日を支える医療，介護上の問題をマネジメントすること，その体制の構築が急務である．

家庭訪問を行う意義

家庭訪問を行う意義として以下の4つがあげられる．

①療養する場所が住み慣れた生活の場であることから，療養者は緊張せず，くつろいだ気持ちを持つことができ，訴えなどを表出しやすい．

②家庭の条件に応じたケアや指導を実施しやすい．ありのままを観察することで，療養者や家族が実施可能な介護の方法や療養体制を，ともに作り上げていくことができる．

③在宅療養生活の継続を可能にするための家族ケアが実施できる．

④看護・介護職が居宅を訪れることで，社会との接点が生まれ，その人らしい生活が保たれる．

訪問看護ステーションの現状

在宅で医療処置を必要とする利用者が増加していることから，訪問看護ステーションのニーズは増加している．また，小児・がん・神経難病・精神疾患等，その内容も多様化，複雑化しているが，訪問看護ステーション全体の約6割は，スタッフ4〜5人で規模が小さく，負担が大きい事業所が多い．

小規模事業所は経営状況が悪く，かつ24時間対応体制の届け出の割合が低く，同様に算定者の割合も小さい．

規模が大きいほど重度の利用者への対応ができており，難病や末期がん等の利用者が多い．また規模が大きいほど看護師1人当たりの訪問件数，夜間・深夜早朝訪問が多い（**1**）．

1 訪問看護ステーションの規模別利用者受入状況

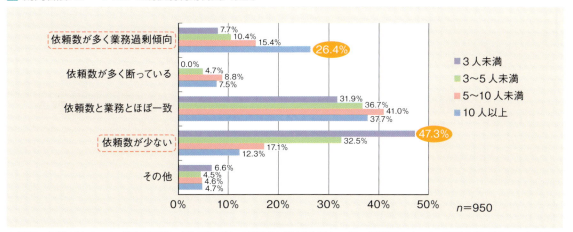

事業所の規模が大きいほど訪問看護の「依頼数が多く業務過剰傾向」が多いが,規模が小さいほど「依頼数が少ない」が多い傾向がある.
(厚生労働省「訪問看護について」中医協総-1 23.11.11資料p12〈http://www.mhlw.go.jp/stf/shingi/2r9852000001uo3f-att/2r9852000001uo71.pdf〉より/平成21年度厚生労働省老人保健事業推進費等補助金:訪問看護事業所の基盤強化に関する調査・研究事業−訪問看護事業所の活動経営状況に関する全国実態調査−報告書.社団法人全国訪問看護事業協会;平成22年3月)

　訪問看護利用者数が多い都道府県では,在宅で死亡する者の割合が高い傾向があり,訪問看護の担う役割は大きいといえる.

　訪問看護に求められることの調査からは,24時間対応,重度化に対応できる頻回な訪問という結果が出ている.高まる利用者ニーズと訪問看護のよりいっそうの充実を掲げて創設されたのが「機能強化型訪問看護ステーション」である(2).

　24時間365日を支えるには小規模ステーションでは疲弊しやすく運営も厳しくなるが,機能強化型訪問看護ステーションとして人員や規模を拡大することで,在宅看取りや重症者の受け入れが容易となり,多様な人材受け入れは人材育成にもつながる.

介護と看護の協働

　訪問看護が行う地域密着型サービスは在宅療養の限界点を高めるサービス提供で,看護・介護連携がその質を保証する.

　訪問看護・介護にはさまざまな形がある.

2 機能強化型訪問看護ステーションの機能

① 24時間365日の訪問看護提供体制
　● 24時間対応体制
　● ターミナルケア件数　年15回以上
　● サービスを安定的に提供しうる看護職員配置
② 他職種・他機関と連携し,適宜適切な支援につなげる.
　● 在宅療養支援診療所との連携
　● 地域の専門看護師・認定看護師との連携体制(必要に応じ専門的なケアを提供)
③ 研修や相談支援を通して,訪問看護や在宅療養についての知識・情報を周知
　● 研修の実施(地域の訪問看護志望者等を対象)
　● 地域の住民や事業者に対する相談支援体制

従事者数が多い訪問看護ステーションほど重症患者を多く受け入れ,24時間対応やターミナルケア,緊急訪問などが充実しているため,2014年,機能強化型訪問看護管理療養費1と2が新設された.さらに2016年度(平成28年度)の診療報酬改定では,ターミナルケア件数等について,一部要件緩和が示されている.

看護小規模多機能型居宅介護(複合型サービス)

　従来の小規模多機能型居宅介護に訪問看護サービスを追加した内容である.

　2012年から介護保険で訪問看護,訪問介護,泊りのサービスを1つの事業所で提供する複合

3 準・超重症児への医療に関する現状

○下記表Ⅰの運動機能が座位までであり，かつ，Ⅱの判定スコアの合計が25点以上の場合を超重症児（者），10点以上25点未満である場合を準超重症児（者）としている．
○我が国の在宅療養している準・超重症児の推計値2万5,000人[1]
○人工呼吸器装着中の準・超重症児の割合：23%[2]
○在宅療養中の準・超重症児のうち，訪問診療を利用している児は7%，訪問看護を利用している児は18%[1]．

■準・超重症児の判定基準[3]

	評価項目	点数
Ⅰ	運動機能：座位まで	
	レスピレーター管理	10点
	気管内挿管，気管切開	8点
	鼻，咽頭エアウェイ	8点
	O_2吸入またはSaO$_2$ 90%以下の状態が10%以上（＋インスピロンによる場合の加算）	5点（＋3点）
	1回/時間以上の頻回の吸引（または6回/日以上の頻回の吸引）	8点
	ネブライザー常時使用（またはネブライザー3回/日以上使用）	5点（3点）
Ⅱ	IVH	10点
	経管，経口全介助（胃・十二指腸チューブなどを含める）	5点
	姿勢制御，手術等にもかかわらず，内服剤で抑制出来ないコーヒー用の嘔吐がある場合	5点
	血液透析	10点
	定期導尿（3回/日以上），人工肛門（各）	5点
	体位交換（全介助）（6回/日以上）	3点
	過緊張により3回/週以上の臨時薬を要する	3点

[1] 日本重症児福祉協会 2008年
[2] 日本小児科学学会倫理委員会 超重症心身障碍児の医療的ケアの現状と問題点 2007年
[3]「基本診療料の施設基準等及びその届出に関する手続きの取り扱いについて（平成16年2月27日付保医発第0227002号）」別紙6
（厚生労働省「訪問看護について」中医協 総-1 23.11.11資料 p37〈http://www.mhlw.go.jp/stf/shingi/2r9852000001uo3f-att/2r9852000001uo71.pdf〉より）

型サービスが新設されている．2015年の診療報酬改定により，看護小規模多機能型居宅介護と改名された．

看護と介護サービスの一体的な提供により医療ニーズの高い要介護者への支援の充実を図ったものである．このようにサービスを一元化することにより，看護と介護の連携により介護職員が実施する吸引などのケアの安全確保や，在宅看取りの対応体制整備，緊急時を含めた柔軟な対応を行う．看護小規模多機能型居宅介護を利用することにより利用者が地域で暮らし続けることができ，職員も，利用者の生活を24時間地域で支えられることに対するやりがいや責任をもつことができる．サービス提供側も安心を感じている．

療養通所介護事業所

医療ニーズと介護ニーズを併せ持つ中・重度の要介護者にとってのレスパイト機能は，在宅生活を続けるうえでの鍵となる．

2011年度の福祉サービスの制度改定により，療養通所介護で重心型の障害福祉サービスである多機能型事業（重心型の児童発達支援事業と生活介護事業）の運営が可能になった．NICU（neonatal intensive care unit；新生児集中治療室）からの退院直後の超重症児や人工呼吸器依存の重症児に対しても訪問看護と一体化したサービスとして看護師を中心とした通所事業を展開している（3）．定員9床のうち5名までは受け入れが可能となっている．

在宅療養における選択肢の広がり

　利用者に医療ニーズがあり，重度であるほど，時間の経過とともに在宅療養の限界点も生じてくる．日常的に関わっている訪問看護師のいるステーションの事業所であれば，ケアの受け手のストレスも回避しやすい．

　家族の急なイベントや，同居家族がインフルエンザに罹患した時などに感染予防のための避難先として機能することもある．

　ステーション併設の居宅介護事業所があることで突然のターミナルステージでの依頼は所内のみでマネジメントができ，迅速なコーディネートが可能となり比較的スムーズにいく場合が少なくない．

　しかし，同一法人内でのサービス利用は抱え込みを制御する意味で「集中減算」の対象となり矛盾も抱える．

24時間対応の定期巡回・随時対応型訪問介護看護

　日中，夜間を通して，訪問介護と看護を一体的に，またそれぞれが密接に連携しながら定期巡回と随時の対応を行う．一つの事業所から訪問介護・訪問看護を一体的に提供する「一体型」と訪問介護を行う事業所が地域の訪問看護事業

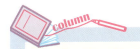

看護と介護の協働

　介護職から看護職が学ぶことも多く生活者としての視点の幅が広がっており，また，介護職も看護職と協働してケアすることで成長が著しい．

　以下に介護職からの評価の一部を紹介する．在宅看取りや介護度の課題についても言及されている．

- 不安を抱えた利用者が夜になると眠れないこと，明け方に眠る傾向にあり，手をつないで夜を過ごすことで不安から解消されることがあることが自然に身についてきたり，その時々で何をしてあげられるか考えることが増えたと話している．
- 具体的なスキルアップの内容では，嚥下状態に応じた食形態レベルによって，摂取できることがわかり，食形態の幅やレパートリーが増えた．
- 入浴介助では皮膚の観察の仕方がわかり，乾燥を防ぐスキンケアが大切で擦過傷予防や軽い打撲では傷を作りにくくなることも実感している．
- ポジショニングには個別性があること，嚥下にふさわしいポジションやむせにくいポジションも一人ひとりの姿勢や変形に考慮する必要があることがわかった．
- 人は突然に悪くなって亡くなることを知った．日々の何気ないケアの繰り返しがとても意味のあることだと理解した．
- 家族の負担を軽くする介護を心がけ，家族とお互いに支えあいながら最後まで看ることができたと感じられたし本人の笑顔がうれしかった．ありがとうと言ってもらえた．
- 自宅ではトイレ歩行時に転倒しやすい，通所で余裕をもってトイレ誘導すると本人の自信につながり失禁の回数が減った．
- たとえば進行するALSのような神経難病の方は，利用開始時の介護度と症状が相いれない．変更申請して結果が出るまでにさらに症状は進行している．主治医の意見書も間に合わない，特定疾患等は書類に追われている主治医の大変さもよくわかるし，もう少し簡単な手続きにならないかの思いがある．
- がん末期での利用者は介護度が比較的低い状態で受け入れそのまま看取りにつながるケースが多く，介護度の変更はさらに間に合わず事業所負担が大きい．

4 定期巡回・随時対応型訪問介護看護で提供されるサービス

(1) 定期巡回サービス	訪問介護員等が，定期的に利用者の居宅を巡回して行う日常生活上の世話	
(2) 随時対応サービス	あらかじめ利用者の心身の状況，その置かれている環境等を把握した上で，随時，利用者又はその家族等からの通報を受け，通報内容等を基に，①相談援助，②訪問介護員等の訪問，③看護師等（保健師，看護師，准看護師，理学療法士，作業療法士又は言語聴覚士をいう）による対応の要否等を判断するサービス	
(3) 随時訪問サービス	(2)での訪問の要否等の判断に基づき，訪問介護員等が利用者の居宅を訪問して行う日常生活上の世話	
(4) 訪問看護サービス	一体型の事業所の看護師等が利用者の居宅を訪問して行う療養上の世話又は必要な診療の補助（定期的に行うもの及び随時行うもののいずれも含まれる）	

注：「一体型」の事業所は(1)～(4)までのサービスを提供し，「連携型」の事業所は(1)～(3)までのサービスを提供する

5 介護保険法に基づくサービス

名称	サービス内容	利用できる方
訪問介護	入浴，排泄，食事等の介護，その他の日常生活上の世話	要介護認定を受けた方
介護予防訪問介護	同上	要支援認定を受けた方

注：訪問介護と介護予防訪問介護のサービス内容は，同一の表現になるが，目的などが異なる．

6 障害者総合支援法に基づくサービス

名称	サービス内容
居宅介護	居宅において入浴，排泄及び食事等の介護，調理，洗濯及び掃除等の家事並びに生活等に関する相談及び助言，その他の生活全般にわたる援助を行う．
重度訪問介護	重度の肢体不自由者で常に介護を必要とする方に，居宅において，入浴，排泄及び食事等の介護，調理，洗濯及び掃除等の家事並びに生活等に関する相談及び助言，その他の生活全般にわたる援助並びに外出時における移動中の介護を総合的に行う．平成26年4月1日から重度の知的障害者，精神障害者に対象が拡大
同行援護	視覚障害により，移動に著しい困難を有する障害者等につき，外出時において，当該障害者等に同行し，移動に必要な情報を提供するとともに，移動の援護，排泄及び食事の介護，その他の当該障害者等が外出する際に必要な援助を適切かつ効果的に行う．
行動援護	障害者等が行動する際に生じる危険を回避するために必要な援護，外出時における移動中の介護，排泄及び食事等の介護，その他行動する際に必要な援助を行う．

所と連携をしてサービスを提供する「連携型」がある（4）．

訪問介護事業所

訪問介護（ホームヘルプサービス）は，一般的には，自宅訪問し，食事，排泄，入浴などの介助（身体介護），調理，掃除，洗濯など（生活援助）を通じ，利用者の生活を支えるサービスを提供する．

介護保険で訪問介護に従事しているのは，介護福祉士の資格保有者や定められた必要な研修を修了した専門職と言える．

訪問介護員（ホームヘルパー）として活動する者の保有している資格には下記などがある．

- 介護福祉士（国家資格）
- 介護職員初任者研修終了
- 実務者研修終了
- 訪問介護員（ホームヘルパー）養成研修1級課程・2級課程修了（2013年3月で研修終了）*
- 介護職員基礎研修修了（2013年3月で研修終了）*

*現在，経過措置による講座のみ開校

7 地域包括ケアシステムにおける看護の役割

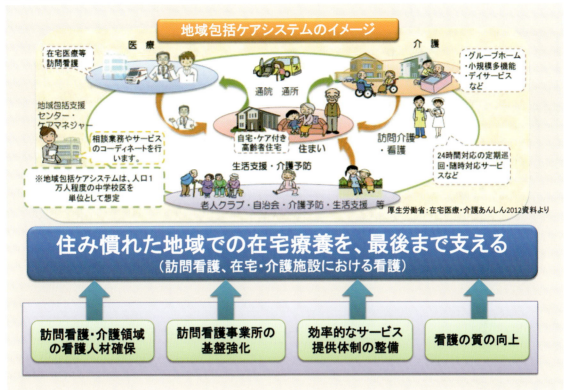

(伊藤雅治．日本の訪問看護─現状と2025年に向けた課題．医療介護福祉政策研究フォーラム第3回シンポジウム基調講演〈2014.11.15〉資料p38〈http://www.mcw-forum.or.jp/image_report/DL-jissen/20141115/02-ito.pdf〉，厚生労働省「在宅医療・介護あんしん2012」資料より）

　介護保険法による訪問介護の定義は「要介護者であって，居宅（軽費老人ホーム等も含む）において介護を受けるものについて，その者の居宅において介護福祉士その他政令で定める者により行われる入浴，排泄，食事等の介護その他の日常生活上の世話であって，厚生労働省令で定めるもの」（介護保険法第8条2）である．

　介護保険法に基づくサービスは 5 になるが，訪問介護と介護予防訪問介護のサービス内容は，同一の表現でも目的などが異なることに注意する．

　障害者総合支援法に基づくサービスを 6 に示す．

　介護保険，障害者福祉サービスとともに，利用者の自己負担によるサービスを提供している事業所もある．また，これらのほかに地域生活支援事業（市町村が実施する事業）の移動支援（外出支援）を行っている事業所もある．

　地域包括ケアシステムにおける看護の役割を 7 に示す．

参考文献
- 日本看護協会（編）．平成26年版 看護白書─地域包括ケアシステムと看護．日本看護協会出版会；2014.
- 臺有桂ほか（編）．〈ナーシング・グラフィカ〉在宅看護論─地域を支えるケア，第5版．メディカ出版；2015.
- 伊藤雅治．日本の訪問看護─現状と2025年に向けた課題．医療介護福祉政策研究フォーラム第3回シンポジウム基調講演（2014.11.15）
  http://www.mcw-forum.or.jp/image_report/DL-jissen/20141115/02-ito.pdf

- 日本ホームヘルパー協会HP．訪問介護員（ホームヘルパーとは）
  http://nihonhelper.sharepoint.com/Pages/helper.aspx
- 厚生労働省．平成24年度介護報酬改定の効果検証及び調査研究に係る調査（平成26年度調査）の結果．第122回社会保障審議会介護給付費分科会資料（2015.5.20）
  http://www.mhlw.go.jp/stf/shingi2/0000087112.html
- みずほ情報総研株式会社．平成24年度 老人保健事業推進費等補助金 老人保健健康増進等事業 複合型サービスにおけるサービス提供実態に関する調査研究事業 報告書（平成25年3月）
  http://www.mhlw.go.jp/file.jsp?id=145604&name=2r98520000034m6k_1.pdf
- 厚生労働省保険局医療課．平成28年度診療報酬改定の概要（2016.3.4版）．p59
  http://www.mhlw.go.jp/file/06-Seisakujouhou-12400000-Hokenkyoku/0000115977.pdf

地域包括ケアシステムの概念――5つの領域の役割

生活支援の視点から
高齢者在宅医療を中心に

増子忠道
医療法人財団健愛会 かもん宿診療所
医師

◆ 実際の在宅医療の現場では，医師にも「生活支援」についての知識が不可欠である．
◆ 本稿は，筆者が40年来主に取り組んできた高齢者在宅医療の実践からの問題整理としてまとめたものであり，小児科・精神科・障害者などの生活支援については他稿に譲る．

在宅医療を志す医師にとっての生活支援の持つ意義

　在宅医療・療養の仕事にかかわる（志す）医師にとって，生活支援の分野は必ずしも得意とは言い難い分野である．医学教育の中ではもとより，臨床研修の場でも，系統的に学ぶチャンスはほとんどない．しかし実際に在宅医療にかかわると，生活支援を知らずには日常の医療ができないことを痛感する．これには2つの理由がある．

　まず，患者さんが，医療以外の原因で在宅生活ができなくなった時点で在宅医療を継続できなくなるという現実．そのため在宅生活を継続できるように医師ができることは何かをいつも考え続け，または援助を続けなければならないのである．

　そして同時に，生命の維持だけにとどまることなく，患者さんがその人らしい一生を過ごせるように，また生活の質を高めるように，在宅ケアチームの一員として役割を果たすことも在宅医療に携わる医師の崇高な義務である．

　そのためには医師は，生活支援の専門家になる必要はないが，①生活支援がどのような構造になっているかを理解し，②どのように問題を発見するのかの論理・手法を会得し，③どのような方法で支援するのかの概要を知る必要がある．そしてその中での医師の役割を正確に理解することが重要になる．

生活支援の2つの問題構造とその相互関連

　在宅支援の問題構造は，主観相と客観相の2相からなっている．

　主観相は，患者さん（一部家族も含む）のもつ人生の価値観（何を大切にして生きてきたか，これから何を大切にして生きようとしているか）である．かなり主観的なものであり百人百様であるが，ここが「肝」である．

　客観相は，患者さんの望む人生を社会的に（客観的に）阻害する因子の群である．この部分は，経験を積めば把握するのは比較的容易である．

主観相と客観相との相互関係

　主観相の正確な把握は意外に困難であるのに比して，後述する「5つの阻害因子」は客観的な分析によって明らかになる性格を持っており，比較的容易に把握できるものが多い．しかし，

主観相と客観相はそれぞれ独立した因子に見えるが，実は深く結びついており，客観相の問題だけを解決しようとしても患者さん（家族を一部含む）の持つ価値観（主観相）と衝突をきたして暗礁に乗り上げることが少なくない．2つの相を同時に解決していかなければならないのである．

問題発見の論理と手法は生活支援の構造によって違いがある．

問題発見の論理と手法
① 主観相──価値観の理解と共感

価値観を理解するにはいくつかの質問といくつかの観察が必要である．

簡単な質問も，意外に有効である．「これまでの人生で何が自慢ですか？　今一番うれしいことはどんなことですか？」などなど．回答がない場合もあるが，それも重要な回答であるし本人が話をできない場合は家族に返答してもらってもよい（家族の回答が本人の気持ちと合致しているかどうかはどうでもよい．家族が患者をどう見ているかがわかるので，これはこれで貴重である）．

観察（家の様相，築何年か，ベッド周辺にある写真，連絡先の電話番号，表彰額，仏壇，新聞・雑誌・本棚（ビデオ），飾ってある何か，窓から見える風景，ペット，テレビ，冷蔵庫の中のもの，などなど）で生活のあらましを捉えることが出来る．

客観相の分析を続ける前に，是非とも主観相と客観相を根底で結合している問題，例えば仏壇と家屋土地の所有を聞いてみるとよい．

仏壇をみれば，宗派や門扉の開閉で（お線香や点灯もある）現在の信仰の度合いがわかる．新興宗教の場合は地域に強いつながりがある場合があるし生活支援の助けになることもある．お寺の所在から家族の出身地や階層もわかる．仏壇を持たない家もあるがその場合は写真（遺影を含む）や表彰状などがあるものである．写真の人を尋ねるとその人の人生に決定的な役割を持っている（持っていた）人であることが多い．

家・土地の所有者を聞くことで，人生の苦労を知ることができるし，子どもたちとの力関係も推察できる．現在の生計の内容まで聞ければ聞くに越したことはない．

自らの人生への評価，満足度・達成感，何を目標に生きてきたのか，家族や親族・地域・社会での評価は？　今の生きがいは？　今後どのように人生を終えたいと思っているか，などが分かる．

主観相の把握を通して得られた，その人の生き方に共感する姿勢こそが，生活の支援成功のポイントである．その人を大切にするということはその人が大切に思っていることを大切にすることである．

問題発見の論理と手法
② 客観相の理解──阻害因子の発見の論理と手法

阻害因子は大別して次の5つである．
① 疾病・障害からくる阻害因子
② 経済・生計からくる阻害因子
③ 住居や生活環境からくる阻害因子
④ 家族関係・地域・隣人関係からくる阻害因子
⑤ 本人の人間性による阻害因子（乱暴な行為・暴言・暴力・拒否）

それぞれについて，その対応を含めて以下に述べる．

疾病・障害からくる阻害因子とその対応

疾病・障害からくる阻害因子の解明は，多くは医師などの仕事である．

病院から退院時に届けられる情報提供書からは病名や経過はわかるが，もっと重視すべきものは，生命予後・日常生活動作（activities of daily living：ADL）予後である．余命の期間・見通しや，痛み・呼吸苦・ADL制限・言語障害・容姿の変貌・判断能力や意識水準の低下（昼夜逆転・幻覚妄想などを含む），死期が迫った時にどうなるか，などを知るようにする．病名告知は勿論，これらについて本人や家族にどのように伝えられているかもきちんと確認しておく必要がある．

■認知症の場合

認知症患者に関しては特別な対応が必要である．認知症の場合も早期発見・早期対応が有効であることが近年明らかになった．認知症と診断された場合でも人間性は長く保たれている．深い信頼関係のなかで，時間をかけて生き方を見つけていく努力が必要である．特に家族への教育と家族・地域全体の受け入れ体制の確立がもっとも重要となる．

判断力が危うくなる前に（特に財産を持っている場合などでは）成年後見制度の適応が必要になり，鑑定書が求められることもたびたびであるが，慎重に行うことが必要である．家族に利害関係者が複数いる場合はトラブルの原因にもなりかねないからである．

経済・生計からくる阻害因子とその対応

昨今の高齢者の貧困化の現実は，在宅においても厳しくなってきている．主たる収入源が年金である場合が多いが，公務員や厚生年金・軍人恩給などの被支給者は恵まれているが，一方でそれ以外の年金（国民年金・障害年金など）だけで老後を送るのはきわめて困難である．不足分は貯金を崩すか（早晩底をついてしまうことになれば），家族・友人からの仕送りに頼らざるを得ないが，結果として最終的には生活保護を受けざるを得ないこともある．高齢者の生活保護率は極めて高いのである．生活保護すれすれの状況が最も厳しいといえる．土地家屋を所有していても現金収入の少ないのが特徴である．その場合リバースモーゲージ（reverse mortgage；高齢者を対象に，所有する不動産を担保として定期的に生活資金を融資する制度）は有力な救済策だが，まだ普及率は低く一部金融機関にのみ限定されており，地域再開発に利用される懸念もないではなく，むしろ地域で立派に活動している社会福祉法人や公的医療法人などが，こうした困っている人々のニーズを掘り起こし，金融機関は後押しに徹するシステムが望ましいのではないかと考える．地域に多くみられる「空き家」解決にもつながるのではないか．

子どもたちに頼ることになると卑屈になる高齢者の心理も理解しておかなければならない．

■介護保険制度以外の公的サービスの導入とボランティアの協力

経済的に余裕がなく，どうしても必要なサービスを導入したいときは公的機関（基幹センター・地域包括支援センターや福祉事務所）に相談するべきである．各自治体ごとにそれぞれの施策があり，交渉によっては公的サービスの支援を受けられる場合がある．ソーシャルワーカーが頼りになる．

公的な支援が受けられない場合，地域のボランティアの協力をお願いすることもある．電球の付け替えやゴミ捨てや荷物の上げ下ろしなど，日常生活に必要な単純な作業でも支援が必要な人は少なくない．しかし貯金の預け入れ・支払いには慎重な対応が必要である．

住居や生活環境からくる阻害因子とその対応

障害の種類にもよるが，段差や階段がADLを阻害していることが少なくない．共通している阻害因子などの例を列挙してみる．

■段差

玄関の段差は外出を容易にするには欠かすことのできない問題である．玄関先の改造や段差解消機などが必要なことがある．各部屋の間の段差（敷居や廊下）もわずかな差でも障害を持

つ人にはつらい段差となる．

■階段

　階段が障害になる場合も少なくない．家庭で利用するエレベータ（一戸建ての家屋に外付け設置が可能となるものもある）や階段昇降機もある．古い公団住宅などでは高層でもエレベータが設置されていない場合もあり日常生活の支障となっている．1階への住み替えも考えられる．軽介護の高齢者にとって人気のある必須アイテムはシルバーカーである．歩行の安定にも役に立ち，買物したものを運ぶこともできてしかも疲れたら道端で座れるという便利なものである．デンマークなどでは見られない日本独特の補助具である．

■トイレ

　トイレの位置とトイレ周りはほとんどの障害者に重要な障害因子である．夜間や活動する昼間の尿とりパッドなどの利用もお勧めである．狭い居住では，夜はポータブルトイレも検討する．手すりやスタンドバー，大きな家財道具などの組み替え・設置で，大掛かりな改造なしで済ませることもある．しかしほとんどの場合，トイレ周りには手すり設置など小さな改造が必要になる．介護保険制度の活用で費用は抑えられる．

■ベッド・椅子

　介護用電動ベッドは必須アイテムであろう．椅子および車椅子も必須のものであるが，選定が難しい．シーティングの技術が決定的に重要である（詳しくは専門書参照）．

■浴室

　入浴は日本人が特に好むものである．浴槽をまたぐ行為が困難になるのと体を洗うなどの行為が自立できないために入浴ができなくなる場合が多い．家庭内での入浴を実現するには，浴室に設置型のリフトを導入する方法がある．リフトを上手に使えば体を洗うことも容易になる．家庭での入浴のかわりに，入浴を主目的の一つにデイサービスを利用することもお勧めで

はある．

■移乗手段（ベッド⇔車いす⇔トイレ⇔入浴など）

　自立して生活するには移乗が自立しなければならないが，これが困難なために障害因子となるケースが少なくない．移乗の困難を解決するには，床走行型リフトと設置（ベッドに）型リフトと天井走行型リフトがある．それぞれに一長一短があるがどれかは是非備えたい．

■上下移動手段

　上下の移動が困難になると，調理の仕事や手仕事を行えなくなる．電動車椅子（上下する）が有効である．

　介護補助具としてベッド上での移動・移乗をスムーズに行うのに手軽に行えるのがマルチグローブ・回転盤（スライディングボード）である．施設での活用は普及しているが，是非とも家庭でも活用をお勧めしたい．

■補装具など

　SLB（short leg brace）などの補装具・特殊な車椅子（電動車椅子等を含む）は，身体障害者などのために専門的な医師や技術者によって処方されていることが多いが，日常生活のADL向上には欠かせないもののひとつである．制度の壁（自治体によって基準が違う）のために十分普及しているとは言えない．今後急いで改善すべき施策の一つである．

■介護ロボット

　介護ロボットの進歩が目覚ましい．人間型・ペット型ロボットは今後普及する可能性が高い．薬の時間を知らせるなどの介護の補助や会話するロボット（パルロ，富士ソフト株式会社製）などもさびしい高齢者にはありがたい．一方コンピュータにより高度に制御される補助器具も介護ロボットと呼ばれるようになっているが，この分野の進歩も期待される．しかし，人間的な触れ合いこそが介護の基本であることは決して忘れてはならず，ケアの人材を質的にも量的にも豊富にすることをないがしろにしては

ならない．

■ コミュニケーションツール

構音障害の人にとってはタブレット型端末なども必須のアイテムになる．

■ 身の回りの小道具や生活用具

食事の補助具・食器，歩行補助杖やメガネ，補聴器・集音器も重要なアイテムである．

テレビや冷蔵庫，洗濯機（脱水機付き），場合によっては一通りの調理道具・調理場所・電子レンジが必要である．買い物は人に頼んでも調理は自分で行う軽介護の高齢者も少なくない．洗濯や掃除，ゴミ捨てがきちんとされていることが，保清には欠かすことができない．

■ 日当たり，空調

日当たりや風通しの確保も衛生的な環境整備のためには重要である．隣近所の騒音や夜間の明かりなどの問題も障害因子となる．

空調設備にも目配りを怠ってはならない，特に猛暑の時期には冷房設備のない部屋で熱中症で死亡する高齢者が少なくないからである．「冷房が嫌いだ」という高齢者は，本当の理由はお金がないという場合もある．また直接風に当たることで具合が悪くなることもあるので，十分にチェックしなければならない．この場合，ベッドを冷房機の風が直接当たらない位置に変更したり，冷房機とベッドの間にビニールシート（透明なものは光を遮断しない）などを設置して風を遮断することで，快適に冷房を使用できることがある．

家族関係・地域・隣人関係からくる阻害因子とその対応

人は誰でも誰か（ペットを含む）に愛されている（大事にされる・性愛も含む）ことが，生き甲斐の核を作っている．楽しい生活，役割がある生活，美しい思い出，愛している人との交流，趣味・仕事の継続などが重要である．

家族の存在は，同居しているかどうかは別として，介護の強力な援助者になりうるだけでなく，生き甲斐にも直結する重要な因子であり，家族との関係の亀裂は生きる意欲を削ぐケースも少なくない．

家族と同等の意義を持つのが地域社会とのふれあいである．遠い親戚より近所の友人が頼りになる．その機会が少ないと社会的孤立を招き，生き甲斐を失うことにつながるケースが多い．

近年，独居の高齢者・障害者は急速に増加している．

身内が1人もいない場合は，ケア自体に手厚い支援が必要なことも多いが，認知症の場合や意思疎通が困難な場合，本人に代わって判断を下す人が必須になる．本人が土地家屋や財産などを保有している場合は，成年後見制度の活用や弁護士などの公的第三者導入を検討すべきである．貧乏に見えてもタンス預金などを持っている場合があり，犯罪を防ぐ意味でも注意深く対応しておかなければならない．

入院や手術などが必要になった場合，本人に代わって判断する保証人がいないことで困ることが多い．上記の成年後見制度ではこれまで財産の管理の権限に限定されていて，人体侵襲（入院や検査・手術）の是非を本人に代わって判断することはできなかったが，2016年度の改定でこうした場合にも判断する権限が認められるようになった．このことは制度の進歩として評価してよいが，その反面，後見人の選定に際して高い人間性がより考慮されなければならないこととなる．制度の普及は急がなければならないが，その一方で不祥事がたびたび報道される昨今では，後見人の質の担保をどのようにしていくのかが問われている．公的法人が集団的に後見となることも促進されていくべきであろう．

何らかの理由で転居が必要になっても，単身の高齢者は部屋を借りることが難しい．

また，独居の場合，緊急事態の把握に困るが，緊急ボタン制度などの普及は自治体ごとで格差が大きくまだ実用的とは言えない．独居老

人に限らないが、地震・洪水・断水・停電などの大災害対策や防犯のシステムも甚だ心もとない。町ぐるみの対策が必須となる。

生活保護受給者となると、死亡などの場合は福祉事務所が身元引受になるので何とか対応がとれることもあるが、緊急連絡先にはなりたがらない場合もあり困難に直面することが多い。生活保護非受給者では家族との調整に手間取ることがたびたびである。

身内が存在している場合も、近所にいればまだ同居と同等の場合もあるが、遠くに居たり、縁が切れていたりすると身内がいない場合と変わらない。

「日中独居」群も多数存在している。実態としては独居に近いと考えて対応してもよい。

高齢者世帯群も現代日本では急速に増加してきており、独居と高齢者世帯の合計は高齢者全世帯の3分の2になっている。これらの世帯では、献身的に介護している家族が多いが、疲れ果てていることも多い。

また、介護者が同居している場合も安心はできない。介護地獄と虐待（ネグレクト〈介護等放棄〉含む）は紙一重である。

虐待を早期に発見するのは医師の重要な仕事である。往診の際におびえた目つきを見せている場合、体の不可解な痣（転倒と言い訳する）や意味不明な叫び声をあげる場合は要注意である。疑わしい時はショートステイなどを利用し隔離することも診断に有効である。ネグレクトの判断はかなり難しいケースがあるため、公的機関を加えた関係者間で判断すべきものである。

介護者によっては、無理解や過剰な指示（医師などからの）に対する反発などから、必要な介護が「妨害」されてしまうこともある。家に他人を入れたがらない家族もまま見受けられる。金銭的な理由で必要な介護を拒否する例も多く、チームの知恵で解決に当たらなければならない（これらは消極的なネグレクトとも言える）。公的支援やボランティアなどの導入を検討していかなければならない。

なお、介護者の健康状態にも留意が必要である。介護者が倒れたり急死するケースもまれではないからである。

本人の人間性による阻害因子（乱暴な行為・暴言・暴力・拒否）とその対応

実のところ、生活支援のプランをいくら立派に立ててもうまくいかないケースはよくある。その原因の多くが本人の同意が得られないという場合である。ただ頑固なだけならまだしも本人の乱暴な行為（暴力や暴言、またセクハラ行為、妄想による攻撃的言動）や拒否が強い場合はうまくいかない。

こうした言動は、疾病に起因している場合と「性格のかたより」に起因しているものがあり、対処の方法がかなり違うので、鑑別が重要である。これらは医師の仕事である。

■ 疾病に起因する乱暴な行為・迷惑行為：治療可能なもの

認知症や高次脳機能障害の診断を的確に行い、適切な治療（内服薬の工夫）を第一に試みる必要がある。なかには若いころの統合失調症が残存していて急性増悪していないケースもあり、少量の薬が効果を発揮する場合もある。また極度の頑固だと思われていたのが単に「ひどい難聴」だったというケースもある。

ゴミの片づけができずにゴミ屋敷になるケースも認知症や残存統合失調症が関係していることが多い。こうした場合も信頼関係を結びながら気長に説得することで解決が見えてくる。

■ 性格のかたよりなど疾病によらない乱暴な行為：治療に馴染まないもの

簡単に言えば「薬」は効果がないので、患者・障害者自身が大切にしている事柄を知り、それを尊重しながら行動変容を促していくのが本筋であろう。特定の個人の言うことはきくといったケースはよくある。こうした人物を見つける

ことが解決の糸口につながるケースがある．

　徘徊や夜間せん妄や奇声を発するなど近所迷惑な出来事が重なると隣人とのトラブルが生じやすい．多くは認知症や高次脳機能障害など疾病によるものであり，適切な投薬とケアでかなりの程度抑えられるようになってきたが，それでも徘徊はゼロにはできない．GPS（位置情報管理システム）も有効だが万能ではない．むしろ地域での見守りがきわめて重要になる．日頃からの地域との交流で，患者さん本人が地域の人々と顔見知りになることがよい．現在は認知症カフェなど各地で認知症の方々を見守る取り組みが進められており，医師も積極的にこの輪の中に入って活動することが求められている．

生活支援の基本的姿勢と支援の方法

　生活支援の基本的姿勢は，価値観の共感を土台に，上記した阻害因子をできるだけ取り除くことである．

生活支援チーム結成

　そのためにはまず，本人・家族を含め医療介護関係者全体の綿密な協力体制の構築が絶対条件となる．このチームの中では，医師が必ずしも中心にならなければいけないわけではない．本来は，社会福祉士（ソーシャルワーカー）がリードするのが好ましいが，人材が欠乏している現状では，限界はあるがケアマネジャーや訪問看護師などがリードすることも多い．医師も積極的な役割を果たすことが期待されている．

キーパーソンの選定

　その際に重要なのがキーパーソンである．治療方針（薬の選択，お金の判断，入院の可否等）を決定する際にも介護計画をたてる場合にも，イベントを企画するときにも，キーパーソンの合意が必要となる．

　このキーパーソンの選定が案外難しい．それはキーパーソンが家族の中の一人であることが多く，その場合直接的な利害関係を持っているために，もめることがある．そうなると生活支援は立ち往生してしまうのである．本人との関係や家族の中での対立などもよく起きる．支援者は辛抱強くうまく家族関係が機能するように温かくサポートしなければならない．どうしても確定できない場合は後見人の選定が必要とされることもある．

フォーマルとインフォーマルな支援手段

　支援の手段には，大まかに「フォーマルな支援」と「インフォーマルな支援」とがある．

　フォーマルな支援とは，医療保険・介護保険・障害者自立支援・地域包括支援センター・生活保護その他の支援のことであり，インフォーマルな支援とは，家族・友人・隣人・ボランティア・イベント業者などのことである．相互の綿密な協力関係がきわめて重要である．カンファレンスでもそうした相互関係を育てるものとならなければならない．

集団的支援と個別的支援

　すでに生活支援の構造の項で，分析とともに解決のいくつかの手順を述べたが，そこでは触れられていない有効な方法を挙げておきたい．集団への参加，イベント企画，傾聴・自分史への取り組みである．

　長い人生を背景にした人間関係に，医療者が立ち入れる部分は決して大きくないが「愚痴」を沢山聞いてあげること＝「傾聴」が解決につながるケースも少なくない．

　人間は「群れる」本能をもっており，集団への帰属は心を和ませる．デイサービスなどだけではなく，より積極的に集団へのかかわりを計画する．

　お客さんを招いたり，外出を増やすようにする．お化粧や身だしなみも大切である．お誕生

会や季節の恒例行事（食べ物の提供もよい），お花見や花火大会などへの参加も効果的である．お墓参りや小旅行はとても喜ばれるものであり，そのために張り切ってリハビリに取り組む姿はよく見かけるものである．

人間は同時に自らの存在を認めてほしいという本能をもっている．傾聴の活動もボランティアの活躍も重要であるが，医師自身傾聴の気持ちを持っているべきであろう．また，時間は必要であるが，自分史に近いものに取り組むなどは，認知症のケアに有効であることが実証されている．

生活支援の専門家の養成の必要性 ── トータルマネジャーの育成

生活支援の課題は，以上概観しただけでも相当に広くかつ複雑である．

在宅チームで日常的に行われるカンファレンスでの論議で，上述したような諸問題が全体的に明らかになり，患者さんにとって正しい・有効な方針が立てられているのか，という疑問がいつも湧いてきて，不安が残る場面が少なくない．そうした場面では，主治医が重要な役割を担うのは当然としてもすべての方針を考えるわけにはいかない．看護師も有力なメンバーではあるが，医師の立場に近い存在である．ケアマネジャーが比較的に患者・家族の状況をつかんでいるとされているが，個々の力量には大きな差があり，常にリーダーとはなりえない．

上述したように，医療保険・介護保険制度だけでは生活支援の課題を解決できないので，行政や地域の代表などがチームに加わらないと（あるいは個別の交渉をしないと）解決しないことが多い．こうした全体の課題をカバーできるのは，職種ではソーシャルワーカー（病院で活躍するMSW・地域で活躍する社会福祉士など）が有力であろう．だが現状では活動の場が制限されているのはもったいない話である．勿論ソーシャルワーカーならだれでもよいわけではなく，経験を積んだ人材でなければならないのは当然である．訪問看護師・保健師・主任ケアマネジャーなどのなかで経験を積んだ人材も立派な候補者ではある．筆者の提唱する「トータルマネジャー」である．

トータルマネジャーの技術体系はまだ確立したものとはいえないが，学問的に言えば，医師は医学的追究から「生命予後」を明らかにして治療を行い，セラピストは「機能予後」を見通し訓練し，看護師・ケアワーカーは療養を担うことになるが，生活全体の在り様を極める専門家が必要である．まさしく「生活予後」（井上弘子・2010年提唱）ともいうべき分野を極めた人材（＝トータルマネジャー）が必要なのである．

医師は，そうした人材と手を携えることで医療の全的な活動をのびのびと展開できるはずである．政治の世界では，立法・行政・司法の三権分立が人類の到達した理想的な制度であるが，医療と介護では，生命予後・機能予後・療養・生活予後をそれぞれ相互に独立した分野として理解し，相互に敬意をもって協同することが必要である．ゆめゆめ医師が独裁者になってはならない（どんなに優秀な医師であってもである）．

参考文献
- 増子忠道．やりなおし介護保険─制度を生まれ変わらせる20の方法．筑摩書房；2013．
- 井上弘子．柳原・みさと健和病院通信 No379；2010．
- 井上弘子．在宅リハビリテーションのための実践的なチームづくり．リハビリテーションとしての在宅医療（藤井博之ほか編）．南山堂．2011．pp22-27．
- 井上弘子．多職種協同におけるソーシャルワーカーの専門性を考える─「生活予後」を軸として．医療ソーシャルワーク No62；2014．

地域包括ケアシステムの概念──5つの領域の役割

予防・医療の視点から
ロコモティブシンドローム対策を中心に

中村耕三
東京大学名誉教授
医師

◆ 介護保険制度改正では，医療・介護・予防・生活支援サービスを一体的に提供する「地域包括ケアシステム」を構築し，高齢者が住み慣れた地域で生活を継続できることが目指されている．
◆ 要支援者への支援が市区町村へ移行し，高齢者の社会参加と地域における支え合いの体制づくりが目指されることから，その基盤となる運動器の健康の維持・改善への取り組みは一層重要となる．
◆ 一般高齢者の生活機能のうち，加齢とともに低下する主なものに，階段を手すりを伝わらずに昇れない，椅子から立ち上がれない，外出が減ったなどの運動機能がある．
◆ 運動器疾患は中高年以降に顕在化し，要介護の主要な原因となっている．
◆ 運動機能低下には順序性があり，階段の昇り降り，急ぎ足で歩くことから始まる．早期発見には，これらの機能を簡便に，理解しやすく評価する必要がある．
◆ ロコモティブシンドローム（ロコモ，運動器症候群）は，運動器の障害によって，「立ち」，「歩く」移動機能が低下した状態をいう．
◆ ロコモの程度は，身体的機能テスト「立ち上がりテスト」「2ステップテスト」と主観的運動機能評価尺度「ロコモ25」で評価する．「立ち上がりテスト」で片脚で40cmの高さからどちらか一側でも立つことができない場合，ロコモが始まっていると判断され，運動介入が勧められる．
◆ 運動介入にあたっては，中高年者では一般に運動の増加が勧められるが，すでに関節軟骨・椎間板の変性が始まっていることから，膝や腰への負荷が過剰にならないよう配慮が必要である．
◆ 中高年者が「立ち，歩きつづける」ことを目標とする場合，家庭でも簡単にできる方法（ロコモーショントレーニング，略してロコトレ）として，「開眼片脚立ち」と「スクワット」が勧められる．

介護保険制度の改正[1]

　2015（平成27）年度介護保険制度の改正が行われ「地域包括ケアシステムの構築」と「費用負担の公平化」が目指されている．

　要支援者に対する全国一律の予防給付（訪問介護・通所介護）が，市町村が取り組む「新しい介護予防．日常生活支援総合事業」に移行する（〜2017年度）．市町村の財政状態や取り組む姿勢等により，サービス内容や利用料に地域差が出る可能性はあるが，NPO，民間企業，ボランティアなどの活用，高齢者自身が支え手側に回るなど多様なサービスの提供が可能にな

る（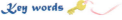）．

　総合事業である「介護予防・生活支援サービ

Key words

地域包括ケアシステム
高齢者が住み慣れた地域で生活を継続できるよう，医療・介護・予防・生活支援サービスを一体的に提供するシステム．超高齢化の進行により，医療や介護の需要がさらに増加すると見込まれることから，厚生労働省がその構築を推進している．保険者である市町村や都道府県が，地域の自主性や主体性に基づき，地域の特性に応じて作り上げていくことが必要とされている．

費用負担の公平化
低所得者の保険料の軽減割合が拡充され，一定以上の所得のある人の自己負担や高額介護サービスの上限が引き上げられる．

■1 訪問介護・通所介護の地域支援事業への移行

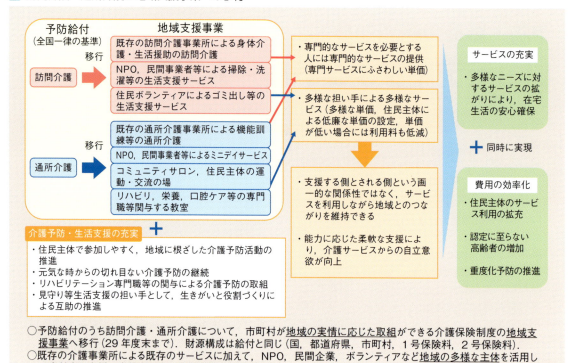

（厚生労働省「介護予防・日常生活支援総合事業ガイドライン案（概要）」[1] p4より）

■2 総合事業と介護予防給付サービスの組み合わせ

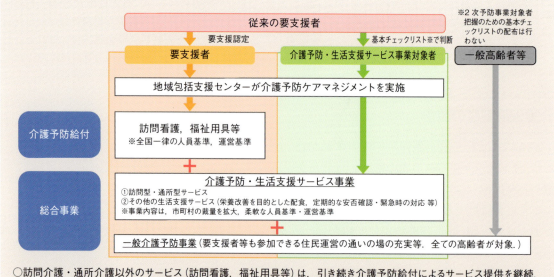

（厚生労働省「介護予防・日常生活支援総合事業ガイドライン案（概要）」[1] p6より）

3 一般高齢者の生活機能

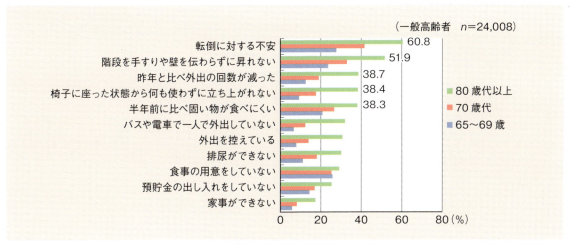

（平成25年度高齢者等実態調査・日常生活ニーズ調査，鹿児島すこやか長寿プラン2015[2]より）

ス事業」，及び「一般介護予防事業」サービスと，要支援者への「介護予防給付」サービスが組み合わされる（**2**）.

高齢者の社会参加と地域における支え合いの体制づくりが目指され，その基盤となる運動器の健康の維持・改善への取り組みは一層重要である.

高齢者の生活の困難さと要介護

運動器障害が高齢者の生活に及ぼす影響

運動器疾患は頻度が高く，有訴率でみると「腰痛」が男性の1位，女性の2位，「手足の関節が痛む」は男性の5位，女性の3位である（平成25年国民生活基礎調査より）.

一般高齢者の生活機能のうち，加齢とともに低下する主なものに，階段を手すりを伝わらずに昇れない，外出が減った，椅子から立ち上がれないことなどの運動機能障害があり（**3**），介護サービス受給者が生活で困っていることの第1位も身体機能の低下である（**4**）[2].

要介護の原因としての運動器障害の位置づけ

介護サービス受給者の数は年々増加し，現在約450万人を超えている.

原因疾患別では「脳卒中」，「認知症」がそれぞれ18.5％と15.8％と重要であるが，運動器関連の転倒・骨折が11.8％，関節疾患が10.9％，脊髄損傷が2.3％であり，運動器疾患は全体でみると25.0％を占める要介護の重要な原因である[3].

高齢者の運動器疾患

中高年期に顕在化する運動器疾患

超高齢社会を迎え，多くの人が長期間運動器を使用するようになり，支持基底面の狭い直立二足歩行が本来もっている不安定さが人生の後

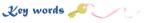

支持基底面
身体が床と接している部分を結んだ床上の範囲をいう．直立している時は両足底面を含む両足で結ばれた範囲となる．重心がこの基底面の中にあれば，転倒せずに立位を保つことができる．支持基底面が広いほど身体の姿勢は安定する．

4 在宅要介護・要支援者本人が日常生活（介護・医療・住まいに関すること）で困っていること

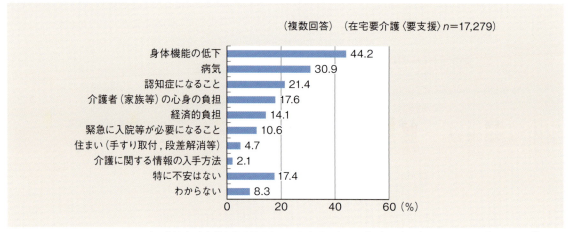

（平成25年度高齢者等実態調査・日常生活圏域ニーズ調査，鹿児島すこやか長寿プラン2015[2]）より）

半で顕在化する．

運動器疾患が進行した場合，手術治療が必要となることが多いが，整形外科の入院手術例数は50歳以降に急増する（**5**）[4]．

疾患としては，骨粗鬆症をベースとする骨脆弱性骨折，椎間板変性疾患（変形性脊椎症，椎間板ヘルニア，脊柱管狭窄症を含む），下肢の変形性関節症（変形性膝関節，変形性股関節症）が多く，これらは，いずれも人の歩行を困難にするものである．

中高年期の運動器疾患の特徴

運動器障害はその構成要素の障害にとどまらず，周囲の他の構成要素の障害をきたす．例えば，関節軟骨の障害である変形性膝関節症ではその関節周囲の大腿四頭筋の萎縮や筋力低下をきたす．

中高年者では1人の個人に複数の運動器障害が併存することが多く，1か所の治療成績も他の運動器全体の影響を受ける．例えば，大腿骨近位部骨折の術後の移動機能は，骨折前の移動機能が強く影響する．このため，中高年者の運動器障害については，その局所の評価とともに移動機能全体として評価することが必要となる．

運動器の構成とロコモティブシンドロームの定義

運動器は，①身体の支えの部分である骨，②可動部分であり，衝撃吸収作用の部分でもある関節や脊柱の椎間板，③身体を動かしたり，制

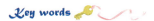

骨脆弱性骨折
骨量の低下と骨質の劣化による骨粗鬆症を基礎とする骨折．軽微な外傷（転倒など）により骨折することが多い．骨折部位では脊椎，橈骨遠位端，大腿骨近位部，上腕骨近位部が多い．

椎間板変性疾患
椎間板が変性し椎間板の高さの減少や骨棘形成があり，腰痛などを発症したものが変形性脊椎症である．変形性脊椎症のうち，脊柱管を取り囲む椎体の変性，椎間板の膨隆，黄色靱帯の肥厚などによって脊柱管が狭くなり，神経が圧迫され，しびれ・痛みや筋力低下などをきたしたものを脊柱管狭窄症と呼ぶ．椎間板変性のうち，変性した椎間板が脊柱管内に膨隆して神経を圧迫し，しびれ・痛みや筋力低下などをきたしたものを椎間板ヘルニアと呼ぶ．

変形性関節症
関節軟骨がすり減ることにより，関節の痛みや腫れ，可動域の制限などが起こったものをいう．膝関節では加齢や肥満，O脚などの他，外傷（半月板損傷，靱帯損傷，骨折），化膿性関節炎などの後遺症として発症する．股関節では発育性股関節形成不全（大腿骨頭を覆っている臼蓋の形成が十分でないために，骨頭の被覆が病的に浅いもの）に続発するものが多い．

5 整形外科の入院手術と年齢

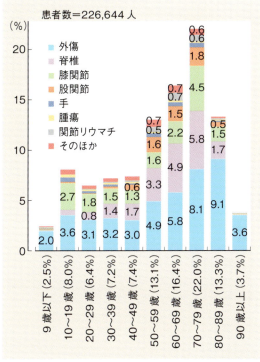

(Kadono Y, et al. J Orthop Sci 2010[4])を一部改変)

6 ロコモティブシンドロームの概念

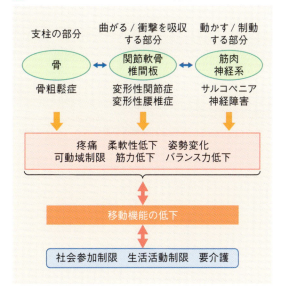

「歩く」移動機能が低下した状態をいう．進行すると人の生活活動の自立性を阻害する．ロコモは移動機能の低下が始まった状態から，日常生活活動に困難さがあり医療的介入が必要な状態までを含む（6）[5,6]．

動したりする筋肉，および神経系，で構成されている．

頻度の高い疾患には，①骨粗鬆症と骨脆弱性骨折，②変形性関節症，変形性脊椎症，③変形性脊椎症による脊柱管狭窄症，筋肉量減少（サルコペニア），神経障害などがある．運動器疾患は，疼痛，柔軟性低下，姿勢変化，可動域の制限，筋力の低下，バランス力低下などをきたし，高齢者では，これらが複合して人の移動機能低下をきたし，進行すると日常生活活動の制限，要介護状態へとつながる．

ロコモティブシンドローム（ロコモ，運動器症候群）は，運動器の障害によって，「立ち」，

ロコモティブシンドロームの評価法

中高年者の運動機能低下の順序性と要介護の予測因子

運動機能低下には順序性があり，階段の昇り降り，急ぎ足で歩く，休まずに歩くことから始まり，進行すると催し物への参加が困難となり，さらに増悪すると，公共交通機関の利用，近所への外出，身辺処理動作でも困難を自覚するようになる．

65歳以上の一般地域住民が4年後に要介護サービスが必要になる予測因子として，椅子立ち上がり時間（椅子から5回立ち上がるのに要する時間〈秒〉）が長くかかること，通常歩行速度（m/秒）が遅いことが，地域住民コホート縦断研究で指摘されている[7]．したがって，運動

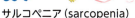

サルコペニア (sarcopenia)
1989年Rosenbergが加齢に伴う骨格筋量減少をsarcopenia（ギリシャ語sarix：flesh〈肉〉+penia：loss〈消失〉）と呼んだことに始まる．加齢に伴って骨格筋の量と機能（筋力，身体機能）が低下した状態をいう．

7 立ち上がりテスト

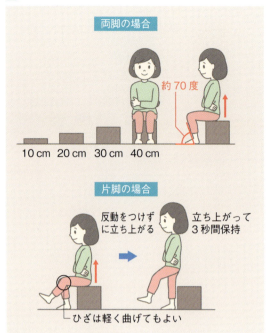

(中村耕三「実践！ロコモティブシンドローム」第2版, 2014[8]より)

8 2ステップテスト

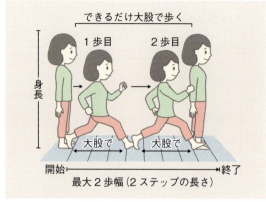

(中村耕三「実践！ロコモティブシンドローム」第2版, 2014[8]より)

9 臨床判断値

ロコモ度1	下記の一つでも該当するもの 移動機能低下が始まっていると判断する段階
立ち上がりテスト	どちらか一側でも片脚で40 cmの高さから立てない
2ステップテスト	1.3未満
ロコモ25	7点以上
ロコモ度2	下記の一つでも該当するもの 移動機能低下が進行していると判断する段階
立ち上がりテスト	両脚で20 cmの高さから立てない
2ステップテスト	1.1未満
ロコモ25	16点以上

機能低下の早期発見には「立つ」,「歩く」機能低下に注目する必要がある．

ロコモ度テスト[8]

ロコモ度テストは，身体的機能テストである「立ち上がりテスト」「2ステップテスト」と主観的な運動機能評価尺度である「ロコモ25」から構成される．「立ち上がりテスト」「2ステップテスト」は簡便に実施でき，「立つ」,「歩く」機能と直結しており，被検者にもその結果の理解が容易である．

■立ち上がりテスト
両脚または片脚で自分の体重を垂直方向に移動する機能を評価する．40 cm，30 cm，20 cm，10 cmの高さの台から，片脚または両脚で立ち上がれた一番低い台の高さを測定結果とする（7）．

■2ステップテスト
身体を水平方向に移動する機能を評価する．最大2歩分の歩幅（cm）を測定し，身長（cm）で除した値を「2ステップ値」とする（8）．

■ロコモ25
「ロコモ25」は，疼痛，歩行，生活上の起居動作，身辺処理動作，家事動作，社会的活動に関する25の質問からなり，スコアは医師の判定による運動機能と関連がある[6]．

ロコモ度の評価

臨床的に介入が勧められる臨床判断値として「ロコモ度1」と「ロコモ度2」がある（9）.

10 ロコモーショントレーニング

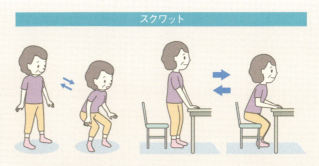

- 転倒しないようつかまる物がある場所で行う．床に触れない程度に片足をあげる．
- 難しい場合は両手を机などについて行う．
- 片脚1分で両側行い，1日3回行う．

- 椅子に深く腰掛けるように，お尻をゆっくり降ろす．膝は曲がっても90度以上曲がらないようにする．
- 難しい場合は机などに手をついて行う．
- 5〜6回繰り返し，1日3回行う．

詳細は本文を参照．

(中村耕三「実践！ロコモティブシンドローム」第2版，2014[8]より)

ロコモティブシンドローム対策としての運動介入法

組織による介入リスクの違い

運動介入にあたっては，構成要素によって負荷の過剰と不足に対する障害リスクが異なっていることに注意する．

骨と筋肉にとっては，負荷の過剰は疲労骨折や筋・腱断裂などをきたすリスクではあるが，座位生活の多い一般現代人には負荷の不足が骨粗鬆症やサルコペニアのリスクとなる．

椎間板や関節軟骨は損傷を受けやすく，一般の人にとっても負荷が過剰になりやすい．さらに血行がなく通常の組織修復が期待できない特殊な組織であることも重要である．

したがって，中高年者では一般に運動器への負荷量が不足しがちであることから，運動による運動器への負荷の増加が勧められるが，同時に，関節軟骨・椎間板に対しては負荷が過剰になりやすい点への配慮が大切である．

ロコモーショントレーニング（ロコトレ）（10）

機能向上には，現状より少し負荷量の高い運動が必要であるが，安全性を見ながら目標のレベルまで漸増するようにする．

運動介入では，目標・目的にあった運動種類を選ぶことが大切である．中高年者が「立ち，歩きつづける」ことを目標とする場合，家庭でも簡単にできる方法（ロコモーショントレーニング，「ロコトレ」と略）として，「開眼片脚立ち」と「スクワット」がある[6,8]．

■開眼片脚立ち

目を開けた状態で，片脚で1分間立つ訓練である．

転倒しないように椅子や机などしっかりした，つかまる物の横に立ち，片脚が床につかない程度に上げ，そのまま1分間保つ．右脚が終わったら左脚でも行う．これを1セットとして，朝昼夜1日3セット行う．足指で床をつかむ感じで行う．

安全にできない場合は，介助者の下で，椅子や机などに手をついた状態で「片脚立ち」を行うようにする．

■スクワット

足幅は肩幅より少し広めに，足先を約30度程度に外に開いて立ち，立った姿勢から椅子に腰掛けるようにお尻をゆっくり降ろす．膝への負担が大きくならないよう，お尻を降ろす時

に，膝先が爪先より前に出ないよう，また，X脚気味にならないように気をつける．お尻を軽く降ろすところから始め，膝は曲がっても90度を超えないようにする．ゆっくり5〜6回の繰り返しを1セットとし，1日3セット行う．

安全にできない場合は，介助者の下で，机に両手をついた状態で「椅子からの立ち上がり動作」を繰り返すようにする．

■軽症者への対応

ロコトレが十分にできる場合で，さらに向上を目指す場合は，基本のロコトレの回数を増やしたり，ヒールレイズやフロントランジなどほかの種目を取り入れる．手軽に行える運動としてウォーキングが勧められる．また，各地で行われる"ご当地体操"などへの参加を併用する．

運動だけでなく日常の生活活動をも含んだ身体活動量の基準が示されており，取り組みとしては「今より毎日10分ずつ長く歩く」ことが一つの指標になる．

文献

1) 厚生労働省老健局振興課．介護予防・日常生活支援総合事業ガイドライン案(概要)，2014
 http://www.mhlw.go.jp/file/05-Shingikai-12301000-Roukenkyoku-Soumuka/0000052668.pdf
2) 鹿児島県保健福祉部．鹿児島すこやか長寿プラン2015，総論第2章第3節「高齢者の生活状況」pp17-19．
 http://www.pref.kagoshima.jp/ae05/kenko-fukushi/koreisya/keikaku/documents/45011_201504423102822-1.pdf
3) 厚生労働省．平成25年国民生活基礎調査の概況「IV介護の状況」
 http://www.mhlw.go.jp/toukei/saikin/hw/k-tyosa/k-tyosa13/index.html
4) Kadono Y, et al. Statistics for orthopedic surgery 2006-2007：data from the Japanese Diagnosis Procedure Combination database. J Orthop Sci 2010；15：162-170.
5) Nakamura K. The concept and treatment of locomotive syndrome：its acceptance and spread in Japan. J Orthop Sci 2011；16：489-491.
6) 日本整形外科学会．ロコモパンフレット2015年度版
 http://www.joa.or.jp/jp/public/locomo/
7) Akune T, et al. Incidence of certified need of care in the long-term care insurance system and its risk factors in the elderly of Japanese population-based cohorts：the ROAD study. Geriatr Gerontol Int 2014；14(3)：695-701.
8) 中村耕三．実践！ロコモティブシンドローム，第2版．三輪書店；2014．

地域包括ケアシステムの概念──5つの領域の役割

住まいの視点から
高齢者施設・住宅の現状と展望

網谷敏数
株式会社高齢者住宅新聞社代表取締役社長

- 2015年度介護報酬改定率は−2.27％，介護職員処遇改善加算，サービス提供体制強化加算を含め実質は約4.5％の減収となる．
- 地域包括ケアの要は医療・介護連携のみならず，医療機関同士（病院，診療所），介護事業者同士の連携も必要である．
- 「拠点型サ高住」で集合住宅入居者だけではなく，地域住民へのサービス提供体制の確立を目指す．
- 高齢者が暮らしやすい街づくりを実現するためには在宅介護と施設介護のバランスがカギとなる．
- 社会保障財政ひっ迫で，介護保険外・生活支援型サービスの確立が急務である．

介護事業・高齢者住宅概観

わが国の高齢者施設・住宅は制度的な変遷もあって，多様な種類が供給されている．1963年に老人福祉法が施行され，厚生省（現・厚生労働省）は養護老人ホーム，特別養護老人ホーム（特養）などを制度化し，1990年代からはゴールドプラン施策で老人保健施設（老健）が大量に整備された．有料老人ホームは意外に歴史が古く，1980年前後に登場している．特養が社会福祉法人，老健が医療法人の開設が主体であるのに対し，有料老人ホームは株式会社などの営利会社が運営の中心である．介護保険制度施行の2000年以降，民間企業の参入が促されたことにより，有料老人ホームマーケットは一気に拡大した．

高齢者施設の種類はその他にも，軽費老人ホーム，ケアハウス，グループホームと多い．しかも国土交通省でもシルバーハウジングや高齢者優良賃貸住宅，高齢者専用賃貸住宅（現在のサービス付き高齢者向け住宅）などを制度化．合わせると10種類以上の様々な施設が供給されている．

問題点のひとつは消費者目線で言えば，高齢者施設の種類が多すぎて分かりにくいということであろう．行政がサービスを差配する"措置"から，2000年以降，介護保険制度に則った"選択"が可能な制度に変更されたものの，多様な在宅サービスを含め，消費者には区別が付けづらいという状況が未だに続いている．

その中でも現在の主要な高齢者施設・住宅は特養，老健，有料老人ホーム，認知症対応型グループホーム，サービス付き高齢者向け住宅（サ付き住宅）の5種．最も供給数の多いのが，社会福祉法人が運営する特別養護老人ホーム（特養；介護保険法上の名称は「介護老人福祉施設」）．次に医療法人が開設主体の介護老人保健施設（老健）．有料老人ホームは健康型，介護付，住宅型の3種ある．健康型の入居は自立高齢者に限定され供給数はわずかなため，主体は後者の2種と言ってよいだろう．供給数は介護付は約3,400棟・約21万室，住宅型は約5,200棟・約15万室である．

グループホームは介護保険制度施行直前に制

度化された認知症高齢者のための施設である．サ付き住宅はそれまでの高齢者専用賃貸住宅を継承し，2011年に制度が確立された．毎年国から建築費の1割の補助金が拠出され，この5年で供給数は急拡大している．

　2000年前後までは特養は建設費の補助金や入居者に対する補足給付（食費や室料に対する補助）があるため，セーフティネットの役割を果たす施設と考える向きが多かった．しかし相部屋形式が一般的だった特養に2000年以降，個室ユニットの考え方が採り入れられ，見た目は有料老人ホームなどと変わらなくなっていった．建築技術の向上で外観や内装の居住空間が洗練されたこともさることながら，高齢者の人権やプライバシーの確保といった点から，個室が主流になり，施設の画一化が進んだ．その結果，消費者から見れば，「違いが分からない」という現象を生むことになる．

　後でも詳述するが，在宅サービスと施設サービスの位置づけを改めて明らかにしていく必要がある．在宅と施設を2項対立で見るのでなく，利用者目線でその役割を見ること．ここでは単純に「施設サービス」とくくってしまったが，厳密に言えば住宅型有料老人ホームやサ付き住宅は在宅サービスの一種と言ってよい．在宅にいながらの施設的なサービス，施設にいながらの在宅的なサービス．これは今後の介護サービスを考えるうえで欠かせないポイントである．

　以上を踏まえ，既存の施設のサービスの役割・位置づけをもっと明確にしていくべきである．少し前にはすべての施設類型をスウェーデンのように一本化する考え方を提唱する向きもあった．サービス提供形態が包括型と外付け型の違い，老人福祉法と高齢者住まい法の違い，また厚生労働省と国土交通省のスタンスを踏まえたうえで，施設サービスの整合性をはかるべきではないか．

2015年度介護報酬改定による影響

　2015年度介護報酬改定は介護事業者にどのような影響をもたらしたか．今回は要支援向けサービスの一部自治体への移管，介護サービス利用の一部2割負担導入（2015年8月から）など制度変更もあり，介護事業者への影響は多大と言われている．

　まずは報酬改定の概要を振り返ってみたい．報酬改定率は－2.27％．これには介護職員処遇改善加算1.65％，サービス提供体制強化加算0.56％が含まれているため，実質は－4.48％の改定だったと言える．医療費，介護費の抑制が避けられない経緯からすると予想の範囲内だったとも言えるのではないか．しかし在宅，施設のサービスごとの改定率を見ると，在宅が－1.42％，施設が－0.85％と在宅のマイナス幅が大きいことが分かる．地域包括ケアシステムの推進を掲げる国の政策から考えれば，できる限り病院や施設サービスに依存せず，住み慣れた地域で在宅サービスを受けることがベストだったのではないだろうか．介護報酬改定前には財務省からも介護事業実態調査などの数値を根拠に，施設が「利益を出し過ぎている」と表明され，「内部留保」の問題も絡めて，特養運営主体の社会福祉法人がやり玉にあがっていたことは記憶に新しい．

　定期巡回随時対応型訪問介護看護や小規模多機能型居宅介護などの在宅サービス（類型的には地域密着サービス）を推進することで，エイジング・イン・プレイス（住み慣れた地域で住み続ける）の実現を図っていくという方針だったはずが，これらのサービスも単価は大幅に下がった．

　2015年度介護報酬改定のポイントは一言で

Memo

主な施設の整備数は，特養7,600棟/定員50万人超，老健4,000棟/定員35万人超，有料老人ホーム8,600棟/36万室，グループホーム1万2,000棟/17万室，サ付き住宅5,700棟/18万5,000室（数字はいずれも概算）．

言えば加算が取得できるか，否かである．中重度者や認知症高齢者へのサービス，介護福祉士など専門職の配置の手厚さで報酬は大幅に上下する．単価を大きく下げた地域密着型の3サービス（定期巡回随時対応型訪問介護看護，小規模多機能型居宅介護，看護小規模多機能型居宅介護）については，取得がそれほど困難とは言えない総合マネジメント体制強化加算が1,000単位付加される．特に小規模多機能型居宅介護については訪問介護体制強化加算，看取り連携体制加算，看護職員配置加算と様々な加算の取得が可能となった．

当社では2015年7月，全国約5万件の介護事業所に対し，「介護報酬改定等の影響に関するアンケート調査」を実施した（有効回答数は約1,300事業者）．まずは「2015年4月請求分の介護報酬は，前月請求分と比べ，どの程度変化したか」．最多は「1％以上5％未満減」の39.3％．「5％以上減」の37.8％と合わせると77％以上が減収となった．一方で介護報酬が増えた事業者は約11.5％にとどまった．

「介護報酬が減収の場合，どのような方策でカバーしていくか」（複数回答可）については，トップは「利用者の増加」（29.8％），次いで「加算の取得」（27.9％）．以下は「重度者受け入れ」，「人件費引き下げ」，「一人当たりのサービス提供料増加」，「食費・管理費などの値上げ」などが続く．ただし「加算が多い場合，利用料が高くなるので，（限度額の関係で）結果的に利用日数を減らさなければならない」などの意見もあったように，加算取得やサービス提供増加にも限界があると言える．

介護サービスごとの報酬改定の影響はどうか．「介護報酬が5％以上減」の事業者の割合が最も高かったのは，「通所介護」で49.5％，実に半数にのぼる．「訪問介護」は35.7％，「グループホーム」は35.6％．「5％以上減」の回答比率が低かったのは，「福祉用具」の6.3％，「訪問看護ステーション」の14.3％，「居宅介護支援」の15.6％であった．

逆に「介護報酬が増加した」のは，「訪問看護ステーション」（事業者の32.2％），「福祉用具」（同28.1％），「小規模多機能型居宅介護」（同22％）．一方で「特定施設」は6.6％，「グループホーム」は4.6％となっており，これらの事業所の経営環境の悪化が深刻だ．

加算の算定状況については，「介護職員処遇改善加算」は約84％の事業者が算定，または算定予定と回答，実際に算定しているのは（Ⅰ）が約64％と圧倒的に多い．「サービス提供体制強化加算」については，「算定している」（または「算定予定」）が約63％にとどまった．算定は「Ⅰ（イ）」が約28％で最も多く，次いで「Ⅱ」の約16％となった．

加算の取得が報酬改定のポイントとすれば，今後の行方は事業者の経営基盤の問題となる．東京商工リサーチによれば2015年1月から9月までの老人福祉・介護事業者の倒産件数は過去最多の57件．前年同期比42.5％増で，全産業の倒産件数が減少傾向を示しているのとは対照的である．負債総額は50億9,600万円で同11.6％増にとどまっている．負債額別にみると，負債10億円以上の大型倒産がゼロ（前年同期ゼロ）だったのに対し，負債5,000万円未満は同58.3％増の38件．統計に現れない零細事業者の破たんを含め，小規模事業者の倒産が多くなっていることが明らかである（Memo）．

高齢者住宅の政策的方向性 ── 厚生労働省・国土交通省のスタンス

2015年のゴールデンウィーク，大手一般紙に「高齢者住宅で過剰介護横行」の見出しが躍っ

Memo

東京商工リサーチによれば，2015年1～9月の老人福祉・介護事業倒産で目立ったのは「通所・短期入所事業」で109％増の23件．従業員別では5人未満の倒産は前年同期倍増の38件．

1 国土交通省の改革の方向性──柏市の計画案

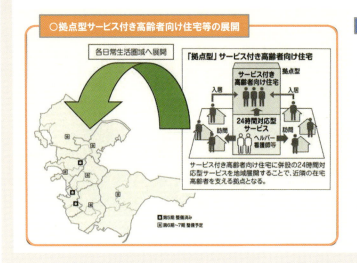

(国土交通省.「最近の各種取組事例について」http://www.mlit.go.jp/common/001066915.pdf，p1 より)

　た．ある高齢者住宅で入居者を囲い込み，過剰な介護サービスを提供しているという．高齢者専用賃貸住宅（高専賃）時代からあった話題だが，サービス付き高齢者向け住宅（サ付き住宅）創設5年目，供給数が18万戸を超え，認知度が高まってきた中で，良質な高齢者住宅の整備を推進していこうという業界からすれば，今後の事業に水を差す事態だ．

　ここでじっくりこの「囲い込み」について考えてみたい．当初から国土交通省は高齢者住宅に介護サービス事業所を併設し，入居者にサービスを提供するモデルを推奨していたはずである．現に多くのサ付き住宅で介護サービス事業所を併設している．利用者（入居者）には住まいを提供するとともに，サービスも提供する体制をしっかりアピールした結果だ．特養や介護付有料老人ホームと異なり，入居者は自由に

サービスを選択できる環境がこのモデルの最大の特色である．もちろん入居者はサービスを使うも使わないも自由，どのサービスを使うかも自由なはずである．

　前述の一般紙の報道は入居者に有無を言わせずサービスを押しつけているとともに，入居の条件として利用するサービス量を決めるなど，事業者の横暴が招いた極めて由々しき事例であった．ただこれをもって他の介護サービス事業所を併設している高齢者住宅事業者が「すべて悪」かというのは拙速にすぎる．問題は入居者が囲い込まれることによって利便性を享受しているかどうかではないか．

　さらにその報道では，既存のサ付き住宅事業者の3分の1は全入居者に介護サービスを提供している統計を紹介．それをもってその3分の1のすべての事業者に「悪徳」というレッテルを

貼っている.「施設から在宅へ」「施設と在宅の融合」といった現在の介護サービスの変遷を無視した乱暴な報道と言わざるを得ない.

国はどう見ているか. 厚生労働省は近年, 介護サービスや食事サービスを提供するサ付き住宅に対し, 有料老人ホームの届け出を申請することを要求している（厳密に言えば, 高齢者専用賃貸住宅〈高専賃〉の頃から集合住宅内に1人でも介護サービスや食事サービスを受ける入居者がいれば, 老人福祉法上, その建物は有料老人ホームと定義されている）. 独自の生活支援サービス以外, 介護などのサービスを提供しない自立者向けの高齢者住宅があってもよいだろう. しかし「特養待機者50万人」「2025年に介護難民40万人」といった要介護高齢者の受け皿が不足する状況を踏まえれば, サ付き住宅が自立高齢者向けに限定されるという発想はナンセンスであるといえる. サービスを備えてこそ, 現在の社会ニーズに応えられるというのが普通の考え方だ.

有料老人ホームとして申請すること自体に問題はない. そこに「サービスを提供しているサ付き住宅はだめ」という曲解や「老人福祉法でしばることが目的」という考え方が根付いていないか. 実際近年は国の指針を受けて, 全国の自治体はサ付き住宅への「立ち入り検査」を頻繁に行っている. 真の悪徳事業者を締め出すものであればよいが, 高齢者住宅への間違った先入観で「取り締まり」的な意識で動く自治体も少なくないのではないか.

2015年度介護報酬改定では, こうした動きを受けて, 同一建物に対するサービスの減算処置が設けられた. サ付き住宅に併設する事業所, 同一敷地内にある事業所, 隣地の事業所から訪問介護などのサービスを提供した場合, 所定単位数から1割が減算される. あるいは上記の事業所以外からサービスを提供しても, 20人以上であれば同じく減算が適用される.

ただ2014年度の診療報酬改定で同一建物に対する訪問診療が4分の3の報酬カットを受けたことからすれば, 影響は少ないはずである. 効率的にサービスを提供できる集合住宅であれば1割の減算は致し方ないだろう. しかし減算の背景が悪徳事業者に対する懲罰的な発想であってはいけない.

介護報酬改定があった同じ4月, 国土交通省では「拠点型サービス付き高齢者住宅（拠点型サ高住）」というモデルを紹介した（）. これはサ付き住宅に定期巡回随時対応型訪問介護看護を併設するもので, 当然, 入居者にサービスを提供するが, このモデルの新しさはサ付き住宅周辺の住民にもサービスを提供することを推奨している点にある. 地域包括ケアを推進するための拠点をサ付き住宅が担うという考えだ.

上記の同一建物に対する1割減算について, 業界では賛否がある. 反対意見は「適切なサービスを提供できなくなる」「零細事業者にとってダメージは大きい」といったものだが, 賛成意見は「地域包括ケアを推進していくために, 自社運営施設以外の地域へのサービス提供は不可避」といったものである. 囲い込み＝悪徳という評価を下す前に,「利用者に分かりやすく選択権を与えているか」,「その事業者が地域住民にどれだけサービスを提供しているか」といった個別の指標を設けることも一考に値する. 同一建物入居者とそれ以外の地域住民へのサービス提供を比率で示すこともひとつの参考になるのではないだろうか（☞ *Memo*）.

地域包括ケアシステムの構築, CCRCの展望

2 は地域包括ケアシステムを医療との関係で

Memo

サ付き住宅の供給数が最も多いのは都道府県別で大阪の1万9,057戸（489棟）. 北海道1万4,189戸（358棟）, 埼玉1万524戸（296棟）, 東京1万123戸（265棟）と続く.

2 厚生労働省の改革の方向性——医療・介護サービス保障の強化

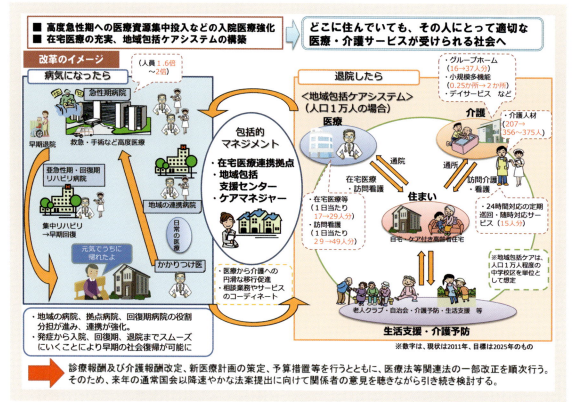

(厚生労働省．第23回社会保障審議会〈平成24年1月30日〉資料「社会保障・税一体改革で目指す将来像」http://www.mhlw.go.jp/stf/shingi/2r98520000022c32-att/2r98520000022c62.pdf, p3より)

見たものである．地域で暮らす高齢者は病気になれば医療機関を経て地域に戻れるのが理想だ．ポイントは病気やけがで入院しても長期入院が難しくなったこと．患者の状態に合わせ，急性期病院や回復期・リハビリ病院などが治療を施し，なるべく短期間で自宅に戻れるようにする．医療機関では地域医療連携室（退院連携室）のソーシャルワーカーが，在宅サービスや施設サービスを紹介．地域の事業者やケアマネジャーと密な連携を行い，適切なサービスを提供できる環境を整える．地域に戻った住民はまた普段通りの生活ができるよう，介護から在宅医療，予防，生活支援まで様々なサービスで支えていく．

図で見たり口で説明したりするのはたやすいが，医療と介護の連携のみならず，医療機関同士（総合病院と中小病院，診療所など），介護事業者同士の連携が必要なため，地域での専門職同士の密な情報共有が求められる．

また，地域包括ケアは人口1万人規模で徒歩30分圏域の中学校区を基本のモデルとしている．地域によって人口が大きく異なることもさることながら医療資源や介護資源に大きな差が生まれるため，画一的なモデル形成が非常に難しい．大都市と地方都市，過疎地ではその取り組み方も必然的に変わってくる．情報共有を図っていくうえで個人情報の扱いもネックになっている．

最近「CCRC」に注目が集まっている．CCRCとは元気な時から介護・医療が必要になるまで同じ場所で暮らすことができるようなモデルを表している．米国で生まれた考え方だが，自立

できる間は「インディペンデント」住宅，介護が必要になれば「ケアアシステッド」住宅，医療も必要になれば「ナーシングホーム」と身体の状況に合わせ移り住むことができる環境を整えている．

日本では地域包括ケアの発想のもと，いくつかの施設運営事業者が日本版CCRCを標榜し，地域の活性化や雇用の創出などと絡めて取り組んでいる．

これまで日本の介護事業は大手であればピンポイントで有料老人ホームやサ付き住宅を建設することが大半で，地域の事業者でも訪問介護や通所介護，あるいは入居系サービスを単体で提供するケースがほとんどだったと思われる．今後は大手でも地場の事業者でも，地域包括ケアやCCRCの発想は不可欠である．複数のサービスを組み合わせ，地域住民に寄与するサービスの形態を模索していく必要があるだろう．資金力や人員の問題がある中小・零細事業者であれば，異なるサービスを提供する他事業者との連携も視野に入れていく必要がある．

今後の介護事業の方向性

地域住民に寄与するサービスを提供できるかどうかがカギとなる．まず，在宅で過ごせるようなサービスを構築していくことがベストである．通常の訪問介護や訪問看護，通所介護，ショートステイなどを提供するとともに，定期巡回随時対応型訪問介護看護，小規模多機能型居宅介護などの包括サービスを駆使することで在宅の限界点を高めることができるはずである．その限界点を超えた利用者にはその人の身体の状態，家計，本人や家族の意向などを踏ま

えたうえで特養や老健などの施設系サービスを紹介する．待機者が多く，要介護度で制限がある特養の入居の可能性が低ければ，有料老人ホームやサ付き住宅，認知症の問題があればグループホームなどの選択肢があるだろう．

その際，考えなければならないことは，各施設の役割や位置づけである．豪華な作りの特養に高所得の利用者が入居したり，短期入居が前提の老健に長期で入居したりと，施設の役割が不明確になっている．特養については要介護3以上の利用者に限定される方向性だが，所得の低い高齢者優先といったセーフティネット的な考え方は薄れてきている．補助金や補足給付が存在する特養，また課税義務がない社会福祉法人と，有料老人ホームなどの営利企業の施設が競合関係にあるのは不自然である．2015年から住民税課税世帯については特養でも室料負担が発生する仕組みだが違和感は拭えない．

また特養が重度に特化した施設を目指すなら，医療・看取り体制の構築，訪問診療の枠組みの見直しなどの手を早急に打つべきだろう．

介護付有料老人ホーム（特定施設）の役割はどう見るべきか．介護保険制度施行後，民間企業が寮・社宅改装モデルなどで一斉に参入し供給数が急拡大したが，10年ほど前から自治体が特定施設の総量規制を開始している．その根拠は高齢者人口に対する特養，老健，特定施設などの施設の比率を3.7％にとどめることで，多くの自治体で3.7％（参酌標準）を上回らないよう，特定施設の開設規制をかけてきた．実はこの参酌標準に基づく総量規制を国は5年前に廃止している．本来なら自治体が自由に計画を立てられるはずだが，現状でも厳しい規制を設ける自治体は多い．

自治体が特定施設を規制する最大の理由は介護給付の増大と言われている．包括型の施設を増やせば，それだけ自治体の負担が高まるという理屈だ．しかし本来特定施設に入居するかもしれなかった高齢者が在宅で介護サービスを利

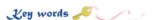

CCRCはContinuing Care Retirement Community（コンティニュイング・ケア・リタイアメント・コミュニティ）の略．切れ目のない高齢者ケアを実現するために米国で考え出された．

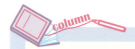

アクションプラン2015の実践例

　「囲い込みにならないように訪問介護事業所は設けていない．外部のヘルパーが入居者に対し訪問介護を提供している」．こう話すのは介護事業者であるケアウィンド（茨城県つくばみらい市）の岩尾憲一郎社長．同社が運営するのは，つくばみらい市では初のサ付き住宅である．併設しているのはデイサービスのみ．そのデイサービスの利用を入居者には強制せずに，他の事業者の訪問介護やオプションによる外出支援，生活支援などの多様な有料サービスを選択できる仕組みとなっている．

　有償の外出支援サービスでは通院付添，買物代行・同行などのメニューを設け，時間帯，利用時間に応じて細かく料金設定している．例えば通院付き添いサービスの場合，午前10時から午後6時まで30分未満1,500円，午後6時以降は30分未満3,000円で提供．買物代行の場合，30分未満500円，買物同行の場合，30分未満1,000円でサービスを提供する．

　生活支援サービスでは20種類近いサービスを設けた．定期以外の清掃が1回500円，近況報告が1月300円，貴重品預かりが1日200円，整容支援が1回200円などと決められている．

　2015年5月に開設したが，内覧会には150組が来場し，開設前に80%の入居が決定した．

用しないかと言えば，そんなことはないはずで，それどころか重度になればなるほど介護給付は特定施設よりも高くなる可能性すらある．

　総量規制をかけるなら特養も対象になるはずだが，何故か，特定施設は認めない自治体も特養だけは認めるような状況が当たり前になっている．民間企業の創意工夫を阻んだ，措置制度の時代への逆行という表現も過言ではない．

　そうした状況を表した試算がある．有識者による社会保障国民会議で団塊世代が後期高齢者に突入する2025年時点の介護サービス量を試算（2011年発表，改革シナリオ）しているが，特定施設は2010年時点で定員15万人あったが，15年後，24万人と9万人分しか伸びていない．しかしこれは見事に覆され，2015年に発表された「第6期介護保険事業計画におけるサービス量等の見込み」では，2025年の特定施設の定員は33万人にのぼる．全国の保険者の推計値をもとに算出しているため，社会保障国民会議の予測よりもこちらのほうが実態を表した数字と言える．

　こうした点を踏まえ，特養や特定施設の役割を再考すべきではないか．在宅で可能な限り健やかに過ごすことができる環境づくりがベストであることは間違いないと思うが，包括サービスを提供する特養や特定施設の役割は今後も無視できない．ただし社会福祉法人と営利企業が同じ土俵で競合することの意味をもっとくみ取るべきだろう．

　ではサ付き住宅の今後はいかなるものだろうか．前述したように供給が急拡大した影響で市場が混乱していることも間違いないかもしれない．包括型の施設とは異なる，住まいをベースに様々なサービスを提供できるサ付き住宅の可能性を改めて検証するべきだろう．介護保険に依存しない環境づくりにサ付き住宅が果たす役割は決して小さくないと思われる．

生活支援型サービスの可能性

　経済産業省では「超高齢社会では，生活者ニーズの多様化・成熟化等により，これまでの医療・介護（公的保険内）サービスに加えて，新たな時代に創出される潜在的な健康需要を満たす，次世代ヘルスケア産業を創出することが

「第6期介護保険事業計画におけるサービス量等の見込み」については，2015年4月24日現在で集計したもの．社会保障国民会議（改革シナリオ）の数値は，「社会保障に係る費用の将来推計の改定について」（2012年3月）による．

必要」として,「アクションプラン2015」を発表した.医療分野では保険者機能を補完・充実する「健康経営」の推進,介護分野では介護システムを補完・充実する保険外サービスの創出,地方創生では地域資源などの活用による地域ヘルスケア産業の創出をうたっている.

すべてのサービスを保険で賄うことができないのは明らかであるが,保険外サービスの活用により,高齢者のQOLも高めることができる.事業者にとっては保険外収入の確立が急務である. **column** のケアウィンドの例は,介護サービスは最低限に抑え,ニーズに合った自費のサービスを如何に提供できるかという挑戦とも言える.

地域包括ケアシステムを牽引する法制度

3章

地域包括ケアシステムを牽引する法制度

医療介護総合確保推進法

佐々木昌弘
前 厚生労働省医政局地域医療計画課在宅医療推進室
医師

- 地域包括ケアシステムは平成25年（2013年）に，法律によって，地域の実情に応じて包括的に確保される体制と規定された．
- 具体的な牽引策は，平成26年（2014年）に成立した医療介護総合確保推進法などによって制度化が進んでいるが，大きな方向性を示す医療介護総合確保方針が，厚生労働省から同年に告示されている．
- 都道府県による医療計画（地域医療構想を含む），市町村による介護保険事業計画，都道府県がとりまとめる地域医療介護総合確保基金の計画など，地方公共団体が取り組む地域包括ケアシステム関連計画も順次，改定・策定が進んでいる．

地域包括ケアシステムの法律での定義

地域包括ケアシステムがわが国の法律で最初に規定されたのは，平成25年（2013年）12月に成立した「持続可能な社会保障制度の確立を図るための改革の推進に関する法律」（いわゆる社会保障プログラム法）においてであった（ 1 ）．

本法律は，政府全体として推進している「社会保障と税の一体改革」における改革の全体像や進め方を明らかにするためのもので，同年8月にまとめられた「社会保障制度改革国民会議」の報告書に基づくものであった．

社会保障プログラム法は改革の構成内容である少子化対策，医療制度，介護保険制度および公的年金制度までカバーする法律であるが，医療制度（第4条に規定）の中で地域包括ケアシステムについては，第4項に以下のように規定されている（下線は筆者が加筆）．

「政府は，医療従事者，医療施設等の確保及び有効活用等を図り，効率的かつ質の高い医療提供体制を構築するとともに，今後の高齢化の進展に対応して地域包括ケアシステム（地域の実情に応じて，高齢者が，可能な限り，住み慣れた地域でその有する能力に応じ自立した日常生活を営むことができるよう，医療，介護，介護予防，住まい及び自立した日常生活の支援が包括的に確保される体制をいう．）を構築することを通じ，地域で必要な医療を確保するため，次に掲げる事項及び診療報酬に係る適切な対応の在り方その他の必要な事項について検討を加え，その結果に基づいて必要な措置を講ずるものとする．」

なお，条文中の「次に掲げる事項」とは，病床機能報告制度，地域医療構想，地域医療介護総合確保基金等として後に法制化されるものを指している．

続く第5項の条文も意義深いので引用する．
「政府は，前項の医療提供体制及び地域包括ケアシステムの構築に当たっては，個人の尊厳

本稿の図表は厚生労働省資料を筆者が一部改稿したものである．

1 地域包括ケアシステムの構築について

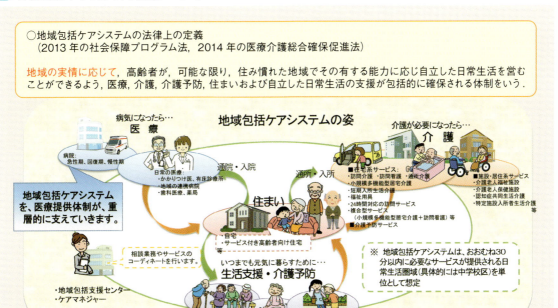

が重んぜられ，患者の意思がより尊重され，人生の最終段階を穏やかに過ごすことができる環境の整備を行うよう努めるものとする.」

翌平成26年（2014年）に成立した医療介護総合確保促進法（後に詳述）では第2条で，定義として前記と同様に規定している.

地域包括ケアシステムの法律での明確な定義は平成25年（2013年）のことであるが，それ以前にも各種制度により推進（ 2 ）してきたし，その2年前の介護保険法改正でも，国および地方公共団体の責務（第5条第3項）を新設し，以下のとおり地域包括ケアシステムにつながる規定をしているが，前記と異なりこの時点では「地域の実情に応じて」とされていない点に留意されたい.

「国及び地方公共団体は，被保険者が，可能な限り，住み慣れた地域でその有する能力に応じ自立した日常生活を営むことができるよう，保険給付に係る保健医療サービス及び福祉サービスに関する施策，要介護状態等となることの予防又は要介護状態等の軽減若しくは悪化の防止のための施策並びに地域における自立した日常生活の支援のための施策を，医療及び居住に関する施策との有機的な連携を図りつつ包括的に推進するよう努めなければならない.」

医療介護総合確保推進法の制定

平成26年（2014年）6月に「地域における医療・介護の総合的な確保を推進するための関係法律の整備等に関する法律」（医療介護総合確保推進法, 3 ）が成立した．一般的に法案を提出する場合，公文書として理由を明記することとなっているが，同法律の場合,

「地域において効率的かつ質の高い医療提供体制を構築するとともに地域包括ケアシステムを構築することを通じ，必要な医療・介護の総合的な確保を推進するため，医療法，介護保険法等の関係法律の所要の整備等を行う必要がある．これが，この法律案を提出する理由である.」

となっている.

2 法改正までの在宅医療の推進に関する各種制度の変遷

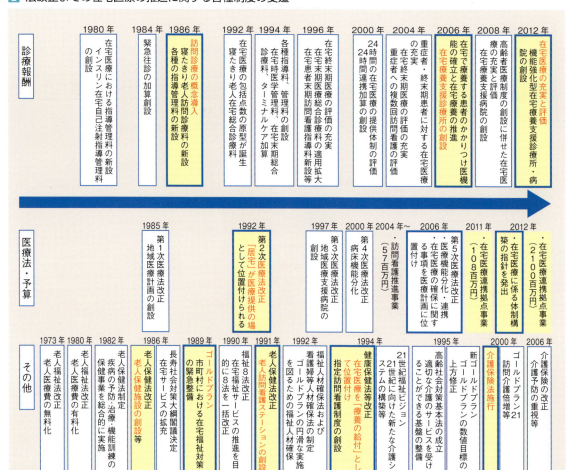

医療提供体制の（再）構築と地域包括ケアシステムの構築を同時に進めることに意義があることから，関連する既述の医療介護総合確保促進法や医療法，介護保険法に加え，以下の16の法律を加えた19関連法からなる一括法となっている．

■ 身分法関係（9法）

保健師助産師看護師法，看護師等の人材確保の促進に関する法律，歯科衛生士法，診療放射線技師法，歯科技工士法，歯科技工士法の一部を改正する法律，臨床検査技師等に関する法律，外国医師等が行う臨床修練に係る医師法第17条等の特例等に関する法律，社会福祉士及び介護福祉士等の一部を改正する法律．

■ 医療保険関係ほか（7法）

健康保険法等の一部を改正する法律，国民健康保険法，高齢者の医療の確保に関する法律，健康保険法等の一部を改正する法律附則第38条の規定によりなおその効力を有するものとされた同法第7条の規定による改正前の老人保健法，生活保護法，老人福祉法，良質な医療を提供する体制の確立を図るための医療法等の一部を改正する法律．

医療介護総合確保「促進法」は，名称自体が一括法である医療介護総合確保「推進法」と類似していて紛らわしいが，もともと平成元年に成立した「民間事業者による老後の保健及び福

3 医療介護総合確保推進法の概要

趣旨

持続可能な社会保障制度の確立を図るための改革の推進に関する法律に基づく措置として，効率的かつ質の高い医療提供体制を構築するとともに，地域包括ケアシステムを構築することを通じ，地域における医療および介護の総合的な確保を推進するため，医療法，介護保険法等の関係法律について所要の整備等を行う．

概要

1. 新たな基金の創設と医療・介護の連携強化（医療介護総合確保促進法関係）
   ① 都道府県の事業計画に記載した医療・介護の事業（病床の機能分化・連携，在宅医療・介護の推進等）のため，消費税増収分を活用した新たな基金を都道府県に設置
   ② 医療と介護の連携を強化するため，厚生労働大臣が基本的な方針を策定

2. 地域における効率的かつ効果的な医療提供体制の確保（医療法関係）
   ① 医療機関が都道府県知事に病床の医療機能（高度急性期，急性期，回復期，慢性期）等を報告し，都道府県は，それをもとに地域医療構想（ビジョン）（地域の医療提供体制の将来のあるべき姿）を医療計画において策定
   ② 医師確保支援を行う地域医療支援センターの機能を法律に位置付け

3. 地域包括ケアシステムの構築と費用負担の公平化（介護保険法関係）
   ① 在宅医療・介護連携の推進などの地域支援事業の充実とあわせ，予防給付（訪問介護・通所介護）を地域支援事業に移行し，多様化　※地域支援事業：介護保険財源で市町村が取り組む事業
   ② 特別養護老人ホームについて，在宅での生活が困難な中重度の要介護者を支える機能に重点化
   ③ 低所得者の保険料軽減を拡充
   ④ 一定以上の所得のある利用者の自己負担を2割へ引上げ（ただし，一般の世帯の月額上限は据え置き）
   ⑤ 低所得の施設利用者の食費・居住費を補填する「補足給付」の要件に資産などを追加

4. その他
   ① 診療の補助のうちの特定行為を明確化し，それを手順書により行う看護師の研修制度を新設
   ② 医療事故に係る調査の仕組みを位置づけ
   ③ 医療法人社団と医療法人財団の合併，持分なし医療法人への移行促進策を措置
   ④ 介護人材確保対策の検討（介護福祉士の資格取得方法見直しの施行時期を27年度から28年度に延期）

施行期日

平成26年6月25日．ただし，医療法関係は平成26年10月以降，介護保険法関係は平成27年4月以降など，順次施行．

祉のための総合的施設の整備の促進に関する法律」が平成17年（2005年）に「地域における公的介護施設等の計画的な整備等の促進に関する法律」と改題され，今回の正式名称は「地域における医療・介護の総合的な確保の促進に関する法律」となったものであり，従前，WAC法という略称で親しんでこられた方もいらっしゃるので，この点でも紛らわしいので補足する．

医療介護総合確保方針

「促進法」の第3条第1項では，「厚生労働大臣は，地域において効率的かつ質の高い医療提供体制を構築するとともに地域包括ケアシステムを構築することを通じ，地域における医療・介護を総合的に確保するための基本的な方針を定めなければならない．」とされており，第2項に基づき設置された医療介護総合確保促進会議で議論の上，平成26年（2014年）9月に告示されている．

同方針は医療介護総合確保方針（又は単に総合確保方針）と略され，第3項に規定される「1 地域における医療・介護の総合的な確保の意義や基本的な方向に関する事項」，「2 医療計画基本方針や介護保険事業計画基本指針の基本となるべき事項」，「3 地域医療介護総合確保基金（4）に係る都道府県計画・市町村計画の作成とこれらの整合性の確保に関する基本的な事項」，「4 都道府県計画，医療計画（5），都道府県介護保険事業支援計画の整合性の確保に関する事項」，「5 公平性と透明性の確保や地域医療介護総合確保基金による事業に関する基本的な

4 地域医療介護総合確保基金

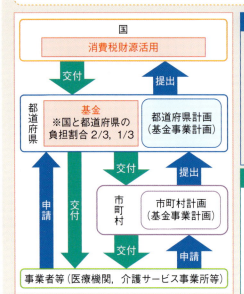

事項」などを記載することとされているが，地域医療構想の作成や推進法による改正の施行状況等を勘案して，必要な見直しを行うものとされている．実際に，平成30年度からの第7次医療計画や第7期介護保険事業計画等の策定に向け，平成27年（2015年）10月から見直しの議論が，上記の促進会議で始まった．

医療・介護の基本的な方向

　医療ニーズの増加に対応して，患者が病状に応じて適切な医療を将来にわたって持続的に受けられるようにするためには，病床機能の分化・連携を進めていく必要があるが，一方で，患者の視点に立てば，急性期の医療から在宅医療・介護までの一連のサービスが適切に確保され，さらに，救急医療や自宅等で容体が急変した場合の緊急患者の受入れ等の適切な医療提供体制が確保される等，ニーズに見合った医療・介護が地域で適切に提供される必要がある．こうした体制整備は，地域包括ケアシステムの構築にとっても不可欠であり，このように，「効率的かつ質の高い医療提供体制の構築」と「地域包括ケアシステムの構築」は，地域において医療・介護を総合的に確保していくために「車の両輪」として進めていく必要がある．

　車の両輪を進める際には，地域の医療・介護に係る情報を可視化し，客観的データに基づく地域の将来的な医療・介護ニーズの見通しを踏まえた上で，その地域にふさわしいバランスのとれた医療・介護提供体制を構築していくことが重要である．こうした中で，医療・介護の総合的な確保を進めていくためには，地域の創意工夫を活かせる柔軟な仕組みを目指すことが必

5 医療計画制度について

趣　旨
- 各都道府県が，地域の実情に応じて，当該都道府県における医療提供体制の確保を図るために策定．
- 医療提供の量(病床数)とともに，質(医療連携・医療安全)についても記載．
- 医療機能の分化・連携(「医療連携」)を推進することにより，急性期から回復期，在宅療養に至るまで，地域全体で切れ目なく必要な医療が提供される「地域完結型医療」を推進．

平成25年度からの第6次医療計画における記載事項　※一部の都道府県では開始年度が異なる．
- 新たに精神疾患を加えた五疾病五事業(※)及び在宅医療に係る目標，医療連携体制及び住民への情報提供推進策
  ※五疾病五事業…五つの疾病(がん，脳卒中，急性心筋梗塞，糖尿病，精神疾患)と五つの事業(救急医療，災害時における医療，へき地の医療，周産期医療，小児医療(小児救急医療を含む))をいう．災害時における医療は，東日本大震災の経緯を踏まえて見直し．
- 地域医療支援センターにおいて実施する事業等による医師，看護師等の医療従事者の確保
- 医療の安全の確保　○二次医療圏(※)，三次医療圏の設定　○基準病床数の算定　等
  ※国の指針において，一定の人口規模及び一定の患者流入・流出割合に基づく，二次医療圏の設定の考え方を明示し，見直しを促進．

【医療連携体制の構築・明示】
- ◇五疾病五事業ごとに，必要な医療機能(目標，医療機関に求められる事項等)と各医療機能を担う医療機関の名称を医療計画に記載し，地域の医療連携体制を構築．
- ◇地域の医療連携体制を分かりやすく示すことにより，住民や患者が地域の医療機能を理解．
- ◇指標により，医療資源・医療連携等に関する現状を把握した上で課題の抽出，数値目標を設定，施策等の策定を行い，その進捗状況等を評価し，見直しを行う(疾病・事業ごとのPDCAサイクルの推進)．

要である．また，今後，医療・介護の提供体制の整備を，地域の将来の姿を踏まえた「まちづくり」の一環として位置付けていくという視点を明確にしていくことも重要である．

人材の育成に当たっては，医療・介護を取り巻く環境の変化に対応した継続的な研修体制等を整備するとともに，地域包括ケアシステムを構築する観点から，医療・介護の連携の核となる人材の育成を図りつつ，多職種が連携して取り組む環境づくりを進めていくことが重要である．その際には，医療・介護の関係機関や団体が相互に連携して，患者等にとってわかりやすく総合的な支援体制を確保することが重要である．

国民も，改正医療法第6条の2第3号に規定されたように，地域医療の理解や適切な受診をすべきであるとともに，医療・介護の在り方に関心を持ち，疾病や要介護状態の予防にも積極的に取り組むことが望まれる．

医療計画と介護保険関連の計画や基金関連の計画との整合性

これまでの法体系では，医療提供体制は主として都道府県が，介護提供体制は主として市町村が計画を作成してきたが，今後は，病床機能の分化・連携の推進による効率的で質の高い医療提供体制の構築と，在宅医療・介護の充実等の地域包括ケアシステムの構築とが一体的に行われるよう，医療計画と市町村介護保険事業計画・都道府県介護保険事業支援計画の整合性を確保することが必要である．

各計画作成に当たっては，地域住民の参画を得ながら計画を作成するプロセスを重視するとともに，計画作成後も，適切な評価項目を設定して，定期的に事後評価が行えるようにすることが求められる．

都道府県計画は，本法改正で初めて規定された，基金の事業計画という性格を有するものであり，医療・介護の総合的な確保に関する目

6 新しい地域支援事業の全体像

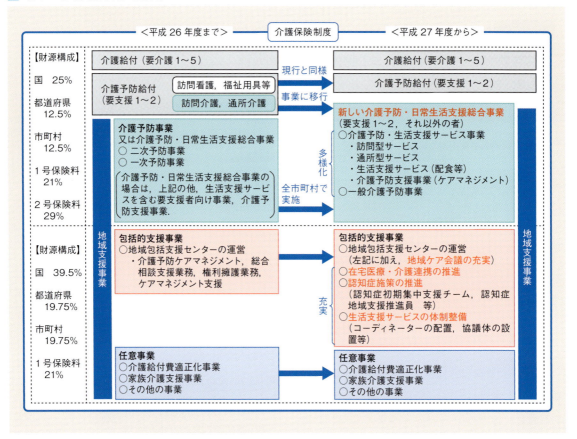

　標，当該目標の達成に必要な事業に関する事項について定めるものであることから，医療計画や介護保険事業支援計画の考え方と整合性を図ることが必要である．

　また，医療計画と介護保険関連の計画については，平成30年(2018年)度以降，計画作成・見直しのサイクルが一致することとなるため，同年度を見据えつつ，それぞれの計画において，医療・介護の連携を強化するための取組を推進していくことが重要である．

　医療・介護の連携を推進するためには，計画作成の際に用いる人口推計等の基礎データや，退院後に介護施設等を利用する者，退院又は介護施設等の退所後に在宅医療・介護を利用する者の数等の推計について，整合性を確保する必要がある．

　平成27年(2015年)度からの第6期介護保険事業計画における地域支援事業(6)の中に，在宅医療・介護の連携を推進する事業が位置付けられたことを踏まえ，同計画の中で在宅医療・介護の連携の取組について具体的に定めるとともに，市町村が主体となって，地域の医師会等と連携しつつ，在宅医療・介護の連携のための体制を充実させていくことが重要である．

　今後増加が見込まれる認知症を地域で支えるため，介護保険事業計画の中で，新たに地域支援事業に位置付けられた医療・介護従事者が連携して取り組む認知症への早期対応をはじめとした取組の具体的な計画を定める必要がある．加えて，地域ケア会議の開催によって，多職種が協働した介護支援等に対する支援と，地域の課題に対応した社会資源の開発やネットワーク

づくりを進めていくことも重要である．

　都道府県の介護保険事業支援計画の中で定める質の高い人材確保については，医療・介護の連携を推進するため，地域包括ケアシステムを支える人材を確保するという視点を盛り込む必要がある．

　平成27年から都道府県ごとに策定される地域医療構想（医療計画の一部）で目指すべき将来像は，急性期から，回復期，慢性期，在宅医療・介護に至るまで一連の医療が切れ目なく，また過不足なく提供される体制の確保である．特に，地域医療構想の中で示す在宅医療の課題や目指すべき姿については，市町村が中心となって進める地域包括ケアシステムの構築に資するよう，介護保険事業計画との整合性にも留意しつつ，定める必要がある．

基金の都道府県計画

　都道府県計画では，都道府県医療介護総合確保区域（二次医療圏や老人福祉圏域に一致させることが望ましい）ごとの区域において，データに基づく地域の医療・介護ニーズや医療・介護資源に関する現状分析，将来予測等を行い，医療・介護の総合的な確保に関する目標を設定することとなっている．

　目標の設定に当たっては，医療計画や介護保険関連の計画で設定した目標と整合性を図るとともに，可能なものについては定量的な目標を定め，計画期間の年度ごとの進捗管理が適切に行えるようにし，目標が未達成の場合には改善の方向性も記載すべきである．

　都道府県計画の計画期間は，法律に基づいて毎年度交付される基金を充てて実施する事業の進捗管理の観点から，原則として1年間とするが，個別の事業については，その内容に応じ実施期間を複数年とすることも可能である．つまり，新規事業と継続事業との組合せを，毎年度，予算の範囲内で工夫することが求められる．

基金の公正性や透明性の確保

　基金は財源として，消費税増収分が充てられていることに鑑み，基金を充てて実施する事業が地域の医療・介護に還元されることが地域住民に対して明確に示される必要がある．このため，基金を充てて実施する事業については，その決定に際し，関係者の意見を反映させるために必要な措置を講ずるよう努めるとともに，会議や議事録の公開等により決定プロセスの透明性を確保する必要がある．また，事業主体間の公平性を確保し，適切かつ公正に行われることが必要である．

　基金と報酬（診療報酬および介護報酬）等との関係は，報酬は，診療行為や介護サービスに対する個別の対価として設定されるものであり，全国一律の点数および単位設定が原則とされているため，それぞれの地域の実情を勘案した設定が難しい面がある．一方，基金は，病床機能の分化・連携の推進，在宅医療・介護の体制整備，医療・介護従事者の確保・養成等の地域全体の様々な将来に向けた課題の解決のため，それぞれの地域の実情に応じた創意工夫に対応しやすい面がある．

　基金の活用に当たっては，こうした違いを踏まえる必要があり，同様に基金以外の各種の補助金等の活用に当たっても，それぞれの地域の医療・介護の提供体制の構築に資する方法を考慮する必要がある．

　基金を充てて実施する医療関連の事業の範囲は，以下のとおり促進法に明記されている．

1) 地域医療構想の達成に向けた医療機関の施設又は設備の整備に関する事業

- 地域医療構想の達成に向けた病床機能の分化・連携については，医療機関の自主的な取組および医療機関相互の協議により進められることを前提として，これらを実効性のある

ものとするために基金を活用していく必要がある．
- 地域医療構想が定められるまでの間は，地域において明らかに不足している病床の機能への転換に資する事業等病床機能の分化・連携に特に資する事業に基金を重点的に活用するものとする．

2) 在宅医療の提供に関する事業
- 在宅医療の提供を推進するためには，退院後の生活を支える在宅医療を充実させるとともに，地域包括ケアシステムの構築のため，医療・介護提供体制を一体的に整備していく必要がある．また，地域における介護との連携を含む医療連携体制の構築，そのための情報基盤の整備等を実施する事業に基金を活用していく必要がある．
- 在宅医療の提供体制の充実のためには，在宅医療に取り組む人材の確保および育成を推進する観点から，医師，歯科医師，薬剤師，看護師，栄養士，リハビリテーション関係職種等に対する研修等を実施することが必要である．また，利用者にとってわかりやすく総合的な支援が行われる体制を確保するためには，医療従事者，医療ソーシャルワーカー，介護支援専門員等に対する医療・介護の連携を図るための研修や知識の普及等が重要であることを踏まえ，これらを実施する事業に基金を活用していく必要がある．

3) 医療従事者の確保に関する事業
- 良質かつ適切な医療を提供する体制を構築するためには，都道府県ごとに設置可能としている地域医療支援センター等を活用した医師等の偏在の解消，医療勤務環境改善支援センター（同様に都道府県ごとに設置可能）等を活用した医療機関の勤務環境の改善，チーム医療の推進，看護職員の確保等に取り組む必要があり，これらを実施する事業に基金を活用していく必要がある．

平成28年度（2016年度）診療報酬改定

医療介護総合確保推進法の制定後，最初の改定となった平成28年度診療報酬改定では，「地域包括ケアシステム」の推進と，「病床の機能分化・連携」を含む医療機能の分化・強化・連携を一層進めることが，第一の視点として明記された．

つまり，制度としての政策と，健康保険としての政策とが両輪として推進していくことが明確になったという点で大きな意味がある．具体的な内容として，「病床の機能分化・連携」の促進，多職種の活用による「チーム医療の評価」，「勤務環境の改善」，質の高い「在宅医療・訪問看護」の確保等が挙げられている．

なお，第二の視点でも，「かかりつけ医等」のさらなる推進など，患者にとって安心・安全な医療を実現することが明記されており，医師，歯科医師，薬剤師・薬局それぞれに関する「かかりつけ」を診療報酬で規定したことも歴史的に大きな意味があることを付言する．
（参考資料：平成28年2月10日中央社会保険医療協議会総会資料「個別改定項目について」http://www.mhlw.go.jp/file/05-Shingikai-12404000-Hokenkyoku-Iryouka/0000112306.pdf）

本稿の最後に，わが国の在宅医療の牽引役となった平成23，24年度の在宅医療連携拠点事業（7）および平成25，26年度の小児等在宅医療連携拠点事業（8）の事業者に敬意を表するとともに，在宅医療の素晴らしさを全国で共有されることを期待してやまない．

そのためには，自県の都道府県計画だけではなく他県の同計画も参考にするなど幅広い事業に関する情報と，市町村の地域ケア会議，二次医療圏ごとの在宅医療・介護連携推進事業に係る会議，構想区域ごとの地域医療構想調整会議など地域の議論に関する場面やデータとを，積極的に活用されたい．

7 平成23, 24年度在宅医療連携拠点事業実施者一覧

【平成23年度】

NO.	都道府県	実施者
1	北海道	社会医療法人恵和会　西岡病院
2	岩手県	岩手県立二戸病院
3	千葉県	医療法人鉄蕉会　亀田総合病院
4	東京都	地方独立行政法人 東京都健康長寿医療センター
5	新潟県	南魚沼市立ゆきぐに大和病院
6	長野県	諏訪赤十字病院
7	岐阜県	独立行政法人国立病院機構 長良医療センター
8	大阪府	独立行政法人 国立循環器病研究センター
9	徳島県	医療法人凌雲会　稲次整形外科病院
10	熊本県	社会医療法人芳和会　くわみず病院

【平成24年度】

NO.	都道府県	実施者
1	北海道	医療法人渓仁会 手稲家庭医療クリニック
2	北海道	医療法人豊生会　東苗種病院
3	北海道	社会医療法人恵和会　西岡病院
4	北海道	夕張市立診療所
5	青森県	十和田市立中央病院
6	岩手県	医療法人葵会 もりおか往診クリニック
7	岩手県	釜石市
8	宮城県	仙台往診クリニック
9	宮城県	石巻市立病院開成仮診療所
10	宮城県	医療法人社団爽秋会
11	宮城県	気仙沼市立本吉病院
12	秋田県	横手市
13	秋田県	小玉医院
14	山形県	社団法人鶴岡地区医師会
15	福島県	JA福島厚生連　塙厚生病院
16	福島県	しらかわ在宅医療拠点センター
17	茨城県	公益財団法人筑波メディカルセンター
18	茨城県	公益財団法人茨城県看護協会
19	茨城県	医療法人社団いばらき会 いばらき診療所みと
20	茨城県	医療法人博仁会　志村大宮病院
21	栃木県	一般社団法人栃木県医師会
22	栃木県	医療法人アスムス
23	群馬県	社会医療法人輝城会 訪問看護ステーションまつかぜ
24	埼玉県	社会医療法人ジャパンメディカルアライアンス　東埼玉総合病院
25	埼玉県	独立行政法人国立病院機構 東埼玉病院
26	埼玉県	埼玉医科大学総合医療センター
27	千葉県	医療法人財団千葉健愛会 あおぞら診療所
28	千葉県	市川市
29	千葉県	柏市
30	東京都	医療法人財団はるたか会　こども在宅医療クリニックあおぞら診療所墨田
31	東京都	社団法人板橋区医師会
32	東京都	医療法人社団つくし会 新田クリニック
33	東京都	株式会社ケアーズ 白十字訪問看護ステーション
34	神奈川県	湘南真田クリニック
35	神奈川県	社会福祉法人日本医療伝道会
36	神奈川県	一般社団法人横須賀市医師会
37	新潟県	社会福祉法人長岡福祉協会 こぶし訪問看護ステーション
38	新潟県	魚沼市立守門診療所
39	山梨県	医療法人どちペインクリニック
40	長野県	須坂市
41	長野県	長野県厚生農業協同組合連合会 佐久総合病院
42	長野県	地方独立行政法人長野県立病院機構 長野県立こども病院
43	長野県	社会医療法人財団慈泉会
44	富山県	上市町
45	富山県	医療法人社団ナラティブホーム
46	石川県	白山石川医療企業団　公立つるぎ病院
47	石川県	日本赤十字社　金沢赤十字病院
48	福井県	オレンジホームケアクリニック
49	福井県	大野市
50	福井県	坂井地区広域連合
51	岐阜県	医療法人聖徳会　小笠原内科
52	岐阜県	医療法人かがやき総合在宅医療クリニック
53	静岡県	社会福祉法人天竜厚生会
54	静岡県	森町家庭医療クリニック
55	愛知県	高浜市
56	愛知県	医療法人有心会 大幸砂田橋クリニック
57	愛知県	医療法人井上内科クリニック
58	愛知県	津島市
59	三重県	社団法人名賀医師会 名張市在宅医療支援センター
60	滋賀県	近江八幡市
61	京都府	社団法人京都府歯科医師会
62	大阪府	宗教法人在日本南プレスビテリアンミッション　淀川キリスト教病院

(次頁につづく↗)

NO.	都道府県	実施者
63	大阪府	東成区医師会
64	大阪府	社会医療法人生長会　ベルピアノ病院
65	兵庫県	医療法人社団まほし会
66	兵庫県	医療法人社団倫生会　みどり病院
67	奈良県	医療法人ひばり　ホームホスピスひばりクリニック
68	和歌山県	医療法人裕紫会　中谷病院
69	和歌山県	すさみ町
70	鳥取県	独立行政法人国立病院機構　米子医療センター
71	鳥取県	医療法人真誠会
72	島根県	社会医療法人仁寿会　加藤病院
73	岡山県	一般社団法人新見医師会
74	広島県	折口内科医院
75	広島県	社団法人東広島地区医師会
76	広島県	社団法人因島医師会病院
77	広島県	医療法人楽生会　馬場病院
78	山口県	医療生活協同組合健文会 宇部協立病院
79	徳島県	一般社団法人徳島市医師会
80	徳島県	医療法人平成博愛会　博愛記念病院
81	徳島県	医療法人徳島往診クリニック
82	徳島県	医療法人芳越会　ホウエツ病院
83	香川県	綾川町国民健康保険　陶病院
84	愛媛県	株式会社在宅ケアセンターひなたぼっこ
85	愛媛県	社会福祉法人恩賜財団済生会　済生会松山訪問看護ステーション
86	愛媛県	医療法人ゆうの森　たんぽぽクリニック
87	愛媛県	社会医療法人石川記念会　石川病院
88	高知県	医療法人聖清会　渭南病院
89	福岡県	株式会社フジケア訪問看護ステーション
90	福岡県	社団法人宗像医師会
91	福岡県	医療法人博愛会　頴田病院
92	佐賀県	佐賀県
93	長崎県	社団法人佐世保市医師会
94	長崎県	社会医療法人長崎記念病院
95	熊本県	熊本市
96	熊本県	一般社団法人玉名郡市医師会
97	大分県	別府市医師会訪問看護ステーション
98	大分県	臼杵市医師会立コスモス病院
99	大分県	日田市医師会立訪問看護ステーション
100	宮崎県	薬局つばめファーマシー
101	鹿児島県	医療法人ナカノ会　ナカノ在宅医療クリニック
102	鹿児島県	医療法人明輝会　内村川上内科
103	鹿児島県	社団法人肝属郡医師会立病院
104	沖縄県	一般社団法人浦添市医師会
105	沖縄県	社団法人中部地区医師会

8 平成25, 26年度小児等在宅医療連携拠点事業実施者一覧

	実施主体	関係医療機関等	事業実施年度 25年度	事業実施年度 26年度
1	群馬県	県医師会，県看護協会，県立小児医療センター，群馬大学，県教育委員会，県小児科医会，市町村保健センター	○	○
2	埼玉県	県医師会，同母子保健委員会，埼玉医大総合医療センター小児科，医療型障害児入居施設カルガモの家，県小児科医会，保健所・地域自立支援協議会	○	○
3	千葉県	県医師会，県介護協会，県立こども病院，千葉大学大学院看護研究科，千葉リハビリテーションセンター，千葉市，柏市，木更津市，成田市，医療法人社団麒麟会，県総合支援協議会(療育支援専門部会)，県障害児等支援在宅医療研究会	○	○
4	東京都	慶應義塾大学病院，都立大塚病院，都立墨東病院，都立小児総合医療センター	○	○
5	神奈川県	県医師会，県看護協会，茅ヶ崎市，茅ヶ崎保健福祉事務所，県総合リハビリテーションセンター，県総合療育相談センター，地方独立行政法人神奈川県立病院機構，県立こども医療センター	―	○
6	長野県	県医師会，県看護協会，県小児科医会，歯科医師会，薬剤師会，福祉士会，県立こども病院，市町村	○	○
7	三重県	県医師会，県看護協会，県小児科医会，歯科医師会，薬剤師会，理学療法士会，作業療法士会，言語聴覚士会，三重大学，同医学部附属病院小児トータルケアセンター，県訪問リハビリテーション連絡協議会，桑名市，鈴鹿市	○	○
8	岡山県	旭川児童院地域療育センター	○	―
9	福岡県	県医師会，歯科医師会，薬剤師会，九州大学病院，北九州市立総合療育センター，福岡市	―	○
10	長崎県	県医師会，長崎大学病院小児科，佐世保市立総合病院，長崎医療センター	○	○

地域包括ケアにおける
多職種協働

4章

地域包括ケアにおける多職種協働

かかりつけ医としての役割
多職種協働・地域連携のための情報共有

荒井康之

医療法人アスムス 生きいき診療所・ゆうき院長
医師

- ◆ 対象者の生活は，地域のさまざまな人々（職種）によって支えられている．対象者や介護者が安心して療養し，支援する専門職が自信をもってケアができるよう，医学的な情報を提供し，指示を出したり，病態が変化したときの対応を保証したりすることが，医師の役割である．
- ◆ 他の職種は，医師に対して遠慮がちであることが多い．他の職種が医師に敷居の高さを感じている可能性を想定して，医師からの積極的なコミュニケーションを心がける．
- ◆ 医療機関との連携の際には，医学的な所見だけではなく，介護の状況や対象者の人生観など生活背景も併せて情報提供する．

地域包括ケアシステムにおける主治医の役割

　対象者が「地域で暮らすこと」を，医学的な立場から支えることが地域包括ケアシステムにおける主治医の役割である．対象者は，患者である前に，地域の生活者である．主治医として，病態生理学的な視点を持ちながらも，対象者の生活（人生観や療養環境など）を捉え，両者のバランスを取った支援の方針を考えていく．

　対象者の生活が成立するためには，適切な食事（安全に必要な量の食事が取れること），身体の衛生の保持（入浴・清拭，排泄などが適切に行われること），社会参加（家族・社会とのかかわり），対象者が大切にしていることの実現（生きがい，尊厳）などが担保される必要がある．

　これらは，対象者自身や介護者だけで実現できるケースばかりではない．ヘルパー，訪問看護師，デイサービス・ショートステイスタッフ，ケアマネジャー，薬剤師，リハビリ職，管理栄養士，行政，福祉機器業者など，地域のさまざまな人・組織・体制によって支えられる部分もある．支える側が，安心してケアができるよう，医学的な情報を提供し，具体的な指示を出すことも主治医の役割である．

　対象者には，複数の疾患を併せ持ち，さまざまな合併症のリスクがあるケースが多い．それを予防するように指導したり，病状が悪化した時の医療的対応を保証したりすることも，主治医に期待されている．

生活機能障害を医学的な立場から支える

　「地域で暮らすことを支援する」という立場にあっては，対象者の"生活機能障害"を意識する．

　運動機能障害，情報機能障害，認知精神機能障害，摂食機能障害，内部機能障害を医学的に把握する（**1**）．それらが対象者の生活にどのような支障を来しているのか，維持・改善の見

1 生活支援の上で特に注目する障害

注目する障害	障害の例	生活支援で必要とされる医学的視点の例
運動機能障害 ＊移動の障害は介護を要する原因となることが多い	・脳血管障害による片麻痺，脊髄障害による四肢麻痺・下肢対麻痺など ・坐骨神経痛や末梢神経障害，閉塞性動脈硬化症など，麻痺でなくとも痛みによって動かしづらいもの ・多発筋炎や筋ジストロフィーなど筋そのものに障害があるもの ・変形性膝関節症，円背，関節リウマチなど，関節・骨格に障害があるもの ・慢性閉塞性肺疾患や間質性肺炎，慢性心不全など，息切れによって動作が障害されるもの ・運動機能に大きな異常はないものの，認知症などで歩く気力が損なわれて廃用が進んでいるもの	・運動療法などリハビリの介入 ・転倒のリスク，その予防（福祉住環境の整備） ・服薬管理 ・廃用症候群の予防（社会的な関わり，生きがいの実現など） ・適切な認知症のケア ・栄養管理（サルコペニアへの対応）
情報機能障害 ＊生きがいを失ったり，社会的活動に消極的になったりする	・白内障，緑内障，網膜疾患などによる視力の低下 ・老人性難聴などによる聴力の低下 ・脳卒中後遺症などによる失語や構語障害，半側空間無視	・福祉住環境の整備（視覚的に捉えやすい色使い，手すりの設置など） ・テクノエイドの使用（文字盤，筆談，コンピューターなど） ・生活支援（入浴，食事など）
認知精神機能障害 ＊介護していく上で，心理的負担が大きいことが多い	・認知症などによる記憶障害，見当識障害，失認，失行，判断力低下（BPSD） ・統合失調症やうつ病などによる，人格や感情の障害	・精神症状への対応方法指導 ・症状マネジメント，服薬管理
摂食機能障害 ＊障害の程度によって，介護の手間や合併症のリスクが大きく変化する	・脳血管疾患による嚥下機能の低下 ・口腔内不衛生による味覚障害から食欲が低下しているもの ・義歯不適合によって適切な咀嚼ができないもの ・がんなどによる食欲の低下	・提供する食事の調理法，介助方法の指導 ・観察の注意点 ・誤嚥・窒息が生じた場合の対応方法 ・口腔ケアの指導
内部機能障害 ＊医療依存度が高いため，他職種への情報提供が特に重要	・大腸がん手術後の人工肛門 ・慢性腎不全による血液透析・腹膜透析 ・神経難病による人工呼吸器装着 ・慢性閉塞性肺疾患による在宅酸素療法	・日常的な医学的管理，トラブル発生時の対応方法の指導 ・適切な食事 ・適切な入浴の方法

込みはあるのかを考える．そして，どのような合併症を生じやすいのか想定し，それを予防するにはどうするのか，生じた場合にはどのようにするのかを考える．たとえば，3年前に発症した脳梗塞による片麻痺のケースであれば，麻痺そのものの改善はあまり期待できない．その

ため，「残存機能を活かした生活の支援を行う」という方針を，対象者や支援を行う専門職に示していくことが重要となる．さらに，誤嚥性肺炎や転倒による骨折等の合併症の予防には，「水分にとろみをつける」「廊下に手すりを設置する」などの視点が必要となる．なお，抗凝固薬によって脳梗塞の再発を予防するという医学的な対応も同時に重要であるが，生活を支援するという立場では，服薬アドヒアランスへの支援を行うこととなる．

> **Memo**
> 高血圧，脂質代謝異常症，骨粗鬆症といった疾病は，治療を行う際の服薬管理や副作用に注意を要するものの，ほとんどは無症状で経過し，生活において直接の障害となるようなケースは少ない．一方で，難病やいわゆる老年症候群などでは，根治的な治療はできないことが多いが，生活機能の障害を生じる．生活機能障害を来している疾患を念頭に置いて（治療を実施している疾患とは限らない），ケアに関わる態度が重要である．

多職種協働のための情報提供・指示

　地域包括ケアシステムの中で，医師が記載する書類には，介護保険認定審査に関わる主治医意見書，訪問看護指示書，ケアマネジャーからの照会への回答，デイサービス・ショートステイ等への情報提供書・指示書など，さまざまなものがある．また，書類に限らず，ケア会議・サービス担当者会議・退院前カンファレンスのような会議形式の機会もある．そして，電話・メール・面会など，制度上の形式によらないものも少なくない．

　対象者を支える他の専門職は，医学的な知識を必ずしも持ち合わせないため，ケアを行っている最中に対象者の状態が悪くなったらどうしようか，自分のケアが原因で病状を悪化させるのではないかなど，不安を感じたり，ケアに萎縮したりしやすい．医学的な情報の提供や具体的な指示によって，そうした専門職の心理的な負担も軽減したい．

　他の専門職が求める情報・指示は，①現在の病状と治療・ケアの方針，②今後の見込み，③ケアを行う上での注意点・具体的方法，④状態悪化があった時の対応方法などである．特に介護の現場では，ケアの際に身体の変化が起きやすい入浴・リハビリ・食事に関する情報・指示を求めていることが多い．また，治療薬に関する情報を伝えることも重要である．糖尿病治療薬による低血糖や睡眠薬によるふらつきなど，薬による有害事象の可能性が想定されるケースでは必須である．

　他の職種は，医師に対して遠慮がちであることが多い．ケアに際して不安を感じていても，質問できないままでいることもある．情報提供を行ったから十分とするのではなく，その後にも，不安はないか改めて相手にたずねたり，いつでも質問や意見を受ける姿勢があることを示したりして，他の職種が医師に感じている敷居の高さを，こちらから下げて，身近で親しみやすい存在となるよう努力したい．

何をどのように伝えるのか

■現在の病状，実施している治療内容を示す

　治療に関する注意点があれば，具体的に示す．たとえば，糖尿病でインスリン注射を1日3回行っているケースでは，注射の仕方（単位数・具体的手技）を伝え，低血糖の注意喚起をする（ふるえ，発汗，動悸，意識の混濁などに注意して観察するよう伝える）．骨折後治療中のケースでは，運動療法に関して注意事項を示す．リハビリ専門職がかかわっている場合には，むしろ彼ら彼女らから専門的な情報を得て，より活動性を高める運動療法の指示を出したり，住環境整備を提案したりすることもある．

■病態の安定性・不安定性を示す

　不安定であれば，想定される変化を具体的に示す．その上で，その予防的なケア，観察の注意点，変化が見られたときの対応方法を指示しておく（たとえば，嚥下機能障害があって，食事の際の誤嚥性肺炎のリスクが高いと見られるケースでは，「食事の際の適切な姿勢を取る」「口腔ケアを徹底する」「水分にとろみをつける」「発熱，痰がらみ，呼吸の変化に注意して観察し，それらが見られれば医療者へ連絡する（電

Point
医療機関宛の紹介状を除くと，ほとんどの受け手は，医師以外の職種である．専門用語，略語はできるだけ使わないようにする．医師が日常的に扱っている専門用語や略語であっても，他の職種には理解できないものがあり，丁寧に伝える姿勢を大切にしたい．

Point
対象者の病態の変化（増悪だけでなく改善の場合も含む），病識の変化（受けたい医療の変化），介護者の疾病・疲弊などによる介護状況の変化等によって，指示内容が変わることもある．継続して適切なケアが行えるよう，変更があるたびに情報提供する．

話〇〇〇-〇〇〇〇)」などを伝える).

　終末期のように，近く病態の悪化が想定される場合には，いつ頃（想定できる範囲で大まかな目安でよい），どのような変化が起きる可能性があるのかを示す（たとえば，がんのケースでは，「週の単位で歩行が困難になると推測される．今までのようにトイレに行ったりお風呂に入ったりできなくなる」とケアマネジャーに伝える．このことで，必要なモニタリングの頻度と，必要な支援の見込みが分かる）．

■ 対象者への病状の説明内容を示す

　たとえば，がん終末期のケースでは，病状が告知されているのか，告知されている場合にはどのように説明されているのかを伝える．さらに対象者が病気に対してどのように認識しているのかを伝えられると良い．

■ 対象者の人生観に配慮し，思いを汲んだケアの方針を示す

　たとえば，がん終末期のケースでは，「最期まで家で暮らしたい」「家族に負担をかけたくない」「入院・入所したい」など，対象者それぞれが望む療養方法は異なる．病態が悪化した場合に，在宅介護支援を増やして在宅で対応していくのか，入院・入所の調整をしていくのかなどを共有しておく．

　これらの視点をもとにした主治医意見書の実例を **2** に示す．

医療機関との連携（診療情報提供書を書くときの注意点）

　医療機関と連携する時には，次の三つのパターンがある．
①医学的に入院加療が必要な場合（回復，治癒への期待が高い場合）
②社会的に入院加療の適応と考えられる場合（家族の介護力の限界等）（例：独居のがん終末期）
③病態の変化に対して，在宅では正確な診断がつかない場合（診断目的）

　①の場合には，高次医療機関に急な入院の依頼をしても受けてもらいやすい．診療情報提供所には，入院を必要と判断した根拠（医学的所見，経過等）を記載する．また，入院治療を要する疾患についてだけでなく，これまで主治医として診ていた全ての疾患の病状経過についても情報提供する（**3**）．

　②の場合には，医学的な病状とともに，在宅療養の継続が困難になってしまった理由も併せて情報提供する．たとえば，終末期のような病状では，入院したからといって特別な治療ができるものではないため，医学的な病状だけを情報提供した場合には，入院の必要性はないと判断されかねない．しかし，これに加えて療養の状況や介護力なども伝えれば，相手の医療機関に，入院の必要性を理解してもらいやすい（**4**）．

　この場合，入院に関して，医学的に一刻の猶予も許さないという緊急性はないことが多い．そのため，直ぐに入院を受け入れてもらえるとは限らない．緊急入院ができない可能性を想定して，在宅療養の継続が困難となる徴候を早めに捉え，限界となるよりも少し前から入院の調整を行うようにしたい．

　特別な治療を要さなければ，入院に限らず，ショートステイや施設入所で対応できる可能性もある．しかし，病期の進んだ対象者を急に受け入れる施設は現実には少ない．そのため，結果的に入院にならざるを得ないケースもある．他の方法も探ったが適わなかったために，入院を頼ることになったという事情なども伝えると，医療機関の理解を得やすい．

　③の場合には，経過・所見とともに，高次医療機関での精査を要すると判断した理由（外来あるいは在宅で診ることの限界を感じた理由）も併せて情報提供する．たとえば，在宅療養患者が鼠径部の痛みを訴えて足を動かせない状態でいるようなケースである．大腿骨頸部骨折の

2 主治医意見書の記載例

主治医意見書　　　　　　　　　　　　　　　　　　　　　記入日　平成27年 06月 09日

| 申請者 | （ふりがな）〇〇〇〇　明・大・昭　年　月　日生（　歳） | 男・女 | 〒　－　連絡先（　） |

上記の申請者に関する意見は以下の通りです．
主治医として，本意見書が介護サービス計画作成に利用されることに　☑同意する．　□同意しない．
医師氏名　＿＿＿＿＿＿＿＿＿＿＿＿＿＿＿＿
医療機関名　＿＿＿＿＿＿＿＿＿＿＿＿＿＿　　電話（　）
医療機関所在地　＿＿＿＿＿＿＿＿＿＿＿＿　　FAX（　）

（1）最終診察日	平成　27年　06月　02日
（2）意見書作成回数	☑初回　□2回目以上
（3）他科受診の有無	□有　☑無 （有の場合）→□内科　□精神科　□外科　□整形外科　□脳神経外科　□皮膚科　□泌尿器科 □婦人科　□眼科　□耳鼻咽喉科　□リハビリテーション科　□歯科　□その他（　）

1．傷病に関する意見

（1）診断名（特定疾病または生活機能低下の直接の原因となっている傷病名については1．に記入）及び発症年月日

1．肺がん（終末期）　　　　　発症年月日　（昭和・㊉平成）26年　6月　　日頃
2．＿＿＿＿＿＿＿＿　　　　　発症年月日　（昭和・平成）　年　　月　　日頃
3．＿＿＿＿＿＿＿＿　　　　　発症年月日　（昭和・平成）　年

（2）症状としての安定性　　□安定　☑不安定　□不明

> 現在の病状，実施している治療，今後の見込みを示した．

（「不安定」とした場合，具体的な状況を記入）
症状の進行により，生活機能の低下が進むことが避けられない．余命は月の単位と推測される．

（3）生活機能低下の直接の原因となっている傷病または特定疾病の経過及び投薬内容を含む治療内容
〔最近（概ね6ヶ月以内）介護に影響のあったもの　及び　特定疾病についてはその診断の根拠等について記入〕

平成26年6月，体重減少を主訴に〇〇病院を受診．精査の結果，肺がん（肺内転移・胸膜播種）の診断に至る．これまで化学療法や放射線療法を行ってきたが，肺内転移巣の増大が見られ，効果がある治療法がないとして，平成27年1月以降は積極的な治療は行っていない．平成27年2月，以後の緩和ケアを目的に当院紹介．この時点で労作時呼吸苦が見られており（原因はがん性胸水），在宅酸素療法を開始（1L/min）した．平成27年4月頃より下肢の筋力低下が目立つようになり，通院も困難となったため，訪問診療の体制を取っている．現在では，ほとんどの時間をベッド上で過ごし，排泄時のみベッド脇のポータブルトイレに移るような生活である．食事は徐々に減ってきており（現在，推定400 kcal/日程度），るいそうも進んでいる．今後も週の単位で病状は進行し，ベッドから降りることができなくなったり，褥瘡を生じたり，経口摂取が進まず脱水になったりすると見込まれる．身体症状は内服薬の効果もあって見られていないが，今後，疼痛や呼吸苦が増強する可能性が高い．

2．特別な医療　（過去14日間以内に受けた医療のすべてにチェック）

処置内容	□点滴の管理　□中心静脈栄養　□透析　□ストーマの処置　☑酸素療法 □レスピレーター　□気管切開の処置　☑疼痛の看護　□経管栄養
特別な対応	□モニター測定（血圧，心拍，酸素飽和度等）　□褥瘡の処置
失禁への対応	□カテーテル（コンドームカテーテル、留置カテーテル 等）

3．心身の状態に関する意見

（1）日常生活の自立度等について
・障害高齢者の日常生活自立度(寝たきり度)　□自立　□J1　□J2　□A1　□A2　□B1　☑B2　□C1　□C2
・認知症高齢者の日常生活自立度　　　　　　☑自立　□I　□IIa　□IIb　□IIIa　□IIIb　□IV　□M

（2）認知症の中核症状（認知症以外の疾患で同様の症状を認める場合を含む）
・短期記憶　　　　　　　　　　　　　　☑問題なし　□問題あり
・日常の意思決定を行うための認知能力　☑自立　□いくらか困難　□見守りが必要　□判断できない
・自分の意思の伝達能力　　　　　　　　☑伝えられる　□いくらか困難　□具体的要求に限られる　□伝えられない

（3）認知症の周辺症状　（該当する項目全てチェック：認知症以外の疾患で同様の症状を認める場合を含む）
☑無　□有 → □幻視・幻聴　□妄想　□昼夜逆転　□暴言　□暴行　□介護への抵抗　□徘徊
　　　　　　　□火の不始末　□不潔行為　□異食行動　□性的問題行動　□その他（　）

（4）その他の精神・神経症状
☑無　□有〔症状名：　　　　　　　　　　専門医受診の有無　□有（　）□無〕

```
(5) 身体の状態
    利き腕 （☑右 □左） 身長= 168 cm 体重= 40 kg（過去6ヶ月の体重の変化 □増加 □維持 ☑減少）
    □四肢欠損      （部位：_____）
    ☑麻痺          ☑右上肢（程度：□軽 ☑中 □重）  □左上肢（程度：□軽 □中 □重）
                   □右下肢（程度：□軽 □中 □重）  □左下肢（程度：□軽 □中 □重）
                   □その他（部位：_____   程度：□軽 □中 □重）
    □筋力の低下    （部位：_____  程度：□軽 □中 □重）
    □関節の拘縮    （部位：_____  程度：□軽 □中 □重）
    □関節の痛み    （部位：_____  程度：□軽 □中 □重）
    □失調・不随意運動 ・上肢 □右 □左  ・下肢 □右 □左  ・体幹 □右 □左
    □褥瘡          （部位：_____  程度：□軽 □中 □重）
    □その他の皮膚疾患（部位：_____  程度：□軽 □中 □重）
```

4．生活機能とサービスに関する意見

```
(1) 移動
    屋外歩行           □自立       □介助があればしている   ☑していない
    車いすの使用       ☑用いていない □主に自分で操作している □主に他人が操作している
    歩行補助具・装具の使用（複数選択可） ☑用いていない □屋外で使用  □屋内で使用
(2) 栄養・食生活
    食事行為           ☑自立ないし何とか自分で食べられる  □全面介助
    現在の栄養状態     □良好                              ☑不良
  → 栄養・食生活上の留意点（食欲が低下している状態．無理なく食べられる分とします．食事制限なし．）
(3) 現在あるかまたは今後発生の可能性の高い状態とその対処方針
    ☑尿失禁 ☑転倒・骨折 ☑移動能力の低下 □褥瘡 □心肺機能の低下 ☑閉じこもり ☑意欲低下 □徘徊
    ☑低栄養 ☑摂食・嚥下機能低下 ☑脱水 ☑易感染性 □がん等による疼痛 □その他（        ）
  → 対処方針（予防的ケアを第一とし，生じた場合には症状緩和を最優先にする．）
(4) サービス利用による生活機能の維持・改善の見通し
    □期待できる        □期待できない        ☑不明
(5) 医学的管理の必要性（特に必要性の高いものには下線を引いて下さい．予防給付により提供されるサービスを含みます．）
    ☑訪問診療          ☑訪問看護          □看護職員の訪問による相談・支援   □訪問歯科診療
    □訪問薬剤管理指導  □訪問リハビリテーション  □短期入所療養介護          □訪問歯科衛生指導
    □訪問栄養食事指導  □通所リハビリテーション  □その他の医療系サービス（    ）
(6) サービス提供時における医学的観点からの留意事項
  ・血圧 ☑特になし □あり（                    ）・移動 □特になし □あり（              ）
  ・摂食 ☑特になし □あり（                    ）・運動 □特になし □あり（              ）
  ・嚥下 ☑特になし □あり（                    ）・その他（                              ）
(7) 感染症の有無（有の場合は具体的に記入して下さい）
    ☑無  □有（                                                  ）  □不明
```

5．特記すべき事項

要介護認定及び介護サービス計画作成時に必要な医学的なご意見等を記載して下さい．〔医学的な視点から見た生活の状況，ケアを行う上での注意点，病態が変化した際の対応方法を示した．〕た場合はその内容，結果も記載して下さい．（情報提供書や身体障害者申請診断書の写し等を添付して頂いても結構です．）

```
ご本人にも病状について事実が詳しく知らされている．その上で，最期まで自宅で過ごしたいという希望であり，その支援を行っている（在宅
緩和ケア，在宅看取りの方針）．
妻との二人暮らしであるが，平日の日中は妻が仕事に出かけるため，精神的な不安定さ（寂しさ，病態悪化への不安，死への恐怖など）を生じ
ている．また，筋力低下から移動に不安定さを生じており，日中一人で歩くことになると転倒のリスクが極めて高い．さらに，痩せた身体で，
いつも右を向いて寝ていたために，右橈骨神経麻痺を来してしまった．利き手である右手が思うように使えないため，コップやスプーンなどを
左手で使わざるを得ない状況となっている．
訪問介護等によって，食事支援や排泄ケア，精神的支援などを行うことで，より安定した療養につながることが期待される．訪問看護によって，
健康管理，医学的ケアも必要とする．入浴は禁忌ではないが，歩行が不安定であるため，介助が妥当．本人は入浴への意欲は強い．いずれは，
訪問入浴が必要になる．食事の制限はなく，好きなものを食べられる分だけとして，栄養補助食品も摂取するようにしている．
仮に病態が悪化した場合においても，在宅での療養を望んでいるので，急変があった場合でも，訪問看護あるいは往診で対応する方針．

処方：オキシコドン10mg錠1回1錠1日3回 8時間ごと，疼痛時 オキシコドン5mg頓用（1時間以上開けて1日6回まで可：この範
　　　囲を超えて鎮痛薬を要する場合にはコール）
酸素流量：安静時2L/min，労作時3L/min
```

3 診療情報提供書の例①

　本日午前9時ごろ発症の右上下肢の不全麻痺です．脳卒中が疑われ，正確な診断と専門的治療が必要と判断しました．86歳と高齢ではありますが，認知機能障害も明らかなものはなく，自宅内の生活は自立していました．急性期治療およびリハビリにより，再び自立した生活が送れる可能性もあると考えております．お忙しいところ恐れ入りますが，何とぞよろしくお願いいたします．
　なお，平成13年より高血圧に対して，降圧薬を開始しています．血圧コントロールは，130-140/80-90台と概ね良好でした．また変形性膝関節症には，運動療法と鎮痛薬（湿布および内服薬頓服）で対応していました．

4 診療情報提供書の例②

　筋萎縮性側索硬化症（進行期）の患者さまです．入院療養をお願いしたく，ご紹介申し上げます．
　平成27年2月に〇〇病院から紹介を受け，以後，当院でフォローアップしております．病状については，ご本人に事実が詳しく伝えられています．その上で，「気管切開や挿管による人工呼吸器は希望しない」「最期は自宅で過ごしたい」というご本人の意思が明らかで，主たる介護者である奥さまもそれを支えたいとのことでした．当初は，非侵襲的陽圧換気療法（NPPV）を行っているものの呼吸苦を生じることなく経過していたのですが，徐々に呼吸筋の障害が進み，5月頃から呼吸苦の訴えが強くなりました．酸素の流量を上げたり，NPPVの設定を調整したり，塩酸モルヒネを使用したり，呼吸苦の改善を図りながら，患者さまの望む在宅療養が実現できるよう支援してきました．現在，呼吸回数40回/分と頻呼吸はあるものの，幸いご本人は呼吸苦を感じない状態を保てています．しかし，荒い呼吸を一日中続けている患者さまの状況に，奥さまが見るに耐えられなくなってきてしまいました．さらに，奥さまが不安な顔をすることにご本人もつらく思うようになり，奥さまを介護から解放させたいと，自ら入院希望の申し出がありました．我々も在宅療養を支援したいとベストを尽くしてきたつもりですが，力が及ばず，患者さま・奥さまとも現状に耐えられない状況となってしまいました．このまま在宅療養を継続するのは困難と判断しております．入院となれば，病院の専門のスタッフに介護・看護を甘えることが出来，奥さまの精神的な負担は軽減されると思います．そして，精神的な負担が軽減されれば，再び穏やかな形で夫婦が向かい合えるのではないかとも期待しています．
　お忙しいところ恐れ入りますが，こうした事情をご理解いただき，患者さまの最終段階の療養の支援をどうかお願いいたします．

5 診療情報提供書の例③

　「昨日から右足の痛みが生じて，立てない状態が続いている」と相談があり往診しました．右膝関節以下は痛みなく動かせるものの，股関節は痛みが強く全く動かせません．
　ご本人によりますと，転倒や打撲といった強い外力がかかったことはないとのこと，また，突然痛くなったわけではなく気付いたら痛くなっていたとのことです．大腿骨頸部骨折にしては，これらの経過が合致しませんが，右鼠径部から大腿部にかけての強い痛みがあり，右スカルパ三角部も含めて，鼠径部全体に圧痛を認めるため，骨折の可能性も心配しております．なお，90歳と高齢であり，年齢相応の物忘れはありますが，問題行動となるほどの認知症はありません．また，もともと杖歩行が可能な方でした．大腿骨頸部骨折であれば，手術適応の可能性も考えているところです．
　在宅での診療という条件で，これ以上の検査・診断が困難なため，貴院での精査をお願いさせていただく次第です．

可能性も考えるが，往診先でレントゲン検査を行い，診断をすることは容易ではない．そのため，このまま在宅で診てもよい病状なのか，入院・手術を要する病状なのか判断できないこともある．こうした現場の悩みを伝えると，相手の医療機関に，受診の必要性を理解してもらいやすい（ 5 ）．

結果的には，受診の必要性がなかった（在宅で診ることが可能な病状であった）ということもある．ややもすると，紹介先の医療機関・医師は，「振り回された」と感じ，関係性を損なう懸念さえある．しかし，現場で判断することが困難である在宅医療の特性を伝えることで，在宅医療への理解が得られたり，「現場の困難に，役に立てた」と前向きに捉えるきっかけとなったりして，かえって紹介先の医療機関・医師との信頼関係を深める機会になることも期待できる．

地域包括ケアにおける多職種協働

医師の立場からみた多職種連携の実際

白髭 豊
医療法人白髭内科医院
認定NPO法人長崎在宅Dr.ネット
医師

◆ 地域包括ケアの推進には多職種連携が必要不可欠であるが、そのためには、医療の中での医師、歯科医師、薬剤師および訪問看護師との連携が強固であるのが肝要である
◆ その上で、歯科衛生士、栄養士、ケアマネジャー、PT、OT、介護福祉士などを含めた多職種連携が円滑に進んでいくことになるであろう．

はじめに

わが国は、国民皆保険のもと、2013年には女性の平均寿命は87歳で世界1位、男性は80歳で6位であった．世界でも類を見ない高水準の医療・介護保険制度を確立した賜物と思われる．高齢者人口は、「団塊の世代」が65歳以上になる2015年には3,395万人となり、「団塊の世代」が75歳以上となる2025年には3,657万人に達し、2042年にはピークを迎える（3,878万人）．一方、年間死亡者数は2010年には120万人であるが、2040年には167万人に達すると推計されており、今後は看取りを含めた終末期医療の在り方が重要な課題となっている．

国民の60％以上が自宅での療養を望んでいるが、世帯主が65歳以上の単独世帯や夫婦のみの世帯が増加していくと予測されていることもあり、家族への迷惑、自宅療養を続ける際の不安感などと相まって最期まで自宅で過ごすことは難しいと考えている方が7割を占める現状がある．

今後、地域包括ケアを進めていく上では、医療の中での医師、歯科医師、薬剤師および訪問看護師との連携が強固であってこそ、歯科衛生士、栄養士、ケアマネジャー、理学療法士（PT）、作業療法士（OT）、介護福祉士などを含めた多職種連携が進んでいくことになるであろう．

医師と訪問看護師との連携は在宅医療の根幹であり日常的に行われているので、本稿では医師、歯科医師、管理栄養士、薬剤師など多職種連携の具体例を挙げ、その重要性を解説する．

歯科医師，歯科衛生士，管理栄養士との連携

■ 症例1

髄膜腫、脳梗塞（右不全麻痺、嚥下障害）で特別養護老人ホーム（特養）入所中の90歳女性．

誤嚥性気管支炎のあと施設へ戻ったが、流涎著明で意味のある発語が困難になった．体重も9kg減少．そこで、2013年7月25日より2014年12月31日まで、Mパタカラを使用し歯科医の指示のもとに歯科衛生士が介護職員に指導して嚥下咀嚼訓練を行った．Mパタカラとは、口唇の内側から口唇周囲の筋群に負荷刺激を与えることで筋力を増強させる器具で、近年摂食機能訓練に適用され臨床の現場で使用されている（ 1 ）．

1 症例1（Mパタカラ装着時）

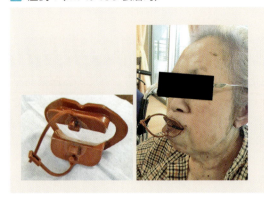
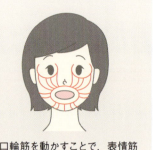

口輪筋を動かすことで，表情筋全体を動かすことが可能

Mパタカラ（エムパタカラ）は，口唇の内側から口唇周囲の筋群に負荷刺激を与えることで筋力を増強させる器具で，摂食機能訓練に適用され臨床の現場で使用されている．
（http://mpatakara.com/m_patakara/expression.html）

2 症例2

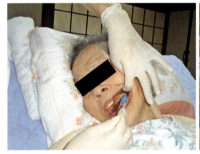
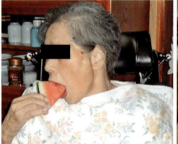
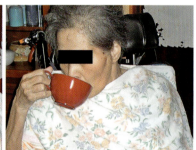

毎週口腔ケアをすることで咀嚼や食欲が改善した．

　Mパタカラ使用前後で口唇閉鎖力，口腔周囲筋，むせ込み・嚥下状態，食事摂取量，体重の変化を観察した．嚥下状態は2013年6月には食物残渣が大量であったのが少なくなり，むせ込みも改善がみられた．嚥下咀嚼訓練により，口唇閉鎖力が上昇し，口腔周囲筋が鍛えられた．食事量が緩やかにではあるが上昇した．体重も2013年7月よりエンシュア®・H 1本/日が処方され，その後約6kg増加したため，2014年6月より半量に減らした．半量になったその後も体重の維持ができているため，食事量の増加が体重の維持に関係していると思われる．

　Mパタカラを開始してから，表情が豊かになり，話し方が以前よりしっかりして，滑舌が良くなった．本症例からMパタカラを使用した歯科医師，歯科衛生士の指導によるリハビリにより，心身の状態およびQOLの向上に繋がったと考える．

■ 症例2

　86歳女性．右中大動脈の広範囲脳梗塞にて入院加療後，2013年10月在宅復帰．週5日はショートステイを利用し，週末金曜日〜日曜日まで自宅で過ごしている．食事はミキサー食で全介助だったが，摂食がスムーズにいかないようになり体重減少（−2.5kg）．このため，耳鼻科医に依頼し往診にて嚥下内視鏡施行．その結果，誤嚥はほとんどないことが判明した（口腔相から咽頭相への若干の遅れがあるのみ）．

　そこで，ショートステイ先と在宅訪問の管理栄養士とで相談し，施設でも嚥下食を工夫し，在宅でも管理栄養士の訪問による調理指導を含め食形態が食欲を増すように工夫していった（ 2 ）．さらに，歯科医師による入れ歯の調整，歯科衛生士による口腔ケアの定期導入により，食

欲，咀嚼が改善し，在宅復帰後1年10か月間，経口摂取を維持し胃ろう導入を回避できている．

医師，歯科医師，歯科衛生士，栄養士などの多職種連携を有機的に展開することで，口腔機能の維持・向上，栄養改善に着実な成果が得られることを経験した．

2011年11月に長崎県歯科医師会は，地域歯科医療連携室（以下連携室）を，在宅医療における医科・歯科連携を推進するため，在宅歯科医療の窓口として設置した．事業当初は，地域の基幹病院との連携を重視して事業を行ってきたが，2012年度は事業のさらなる拡大を目的として，施設における「口腔機能維持管理体制加算，口腔機能維持管理加算」（現在は，「口腔衛生管理体制加算・口腔衛生管理加算」に名称が変更）を普及，推進するため，施設へも歯科衛生士の派遣を行うこととなり，一定の成果を挙げた．病院との連携の結果として，長崎市立みなとメディカルセンター市民病院には歯科衛生士が常勤雇用されるに至った．このような歯科医師会の取り組みは，在宅や病院，施設での歯科・口腔ケア，嚥下リハビリの推進に寄与している．

薬剤師との連携

2014年度の診療報酬改定で新設された地域包括診療料，地域包括診療加算は，外来の機能分化の観点から，主治医機能をもった診療所の医師が，複数の慢性疾患を有する患者に対し，患者の同意を得た上で，継続的かつ全人的な医療を行うことについて評価したものである．対象患者は，高血圧症，糖尿病，脂質異常症および認知症の4疾病のうち2つ以上を有するもので，療養上の指導，服薬管理，健康管理，介護保険に係る対応，在宅医療の提供および当該患者に対し24時間の対応等を行っていることが必要である．

服薬管理については，①患者の同意を得て，計画的な医学管理の下に療養上必要な指導及び診療を行う，②他の保険医療機関と連携の上，患者が受診している医療機関をすべて把握するとともに，当該患者に処方されている医薬品をすべて管理し，診療録に記載することが必要である．さらに，③原則として院内処方を行うこととされている．④院外処方の場合は，地域包括診療料の病院では24時間開局を，地域包括診療料・地域包括診療加算の診療所では24時間対応薬局を連携薬局とすることが必要とされている．当該薬局に通院医療機関リストを渡し，患者は受診時にお薬手帳を持参し，医師はお薬手帳のコピーをカルテに貼付する．このように，保険診療上でも医科・薬科連携は大変重要になってきている．

2007年度老人保健事業推進費等補助金「後期高齢者の服薬における問題と薬剤師の在宅患者訪問薬剤管理指導ならびに居宅療養管理指導の効果に関する調査研究」で，在宅患者訪問薬剤管理指導等を開始した際に発見された薬剤管理上の問題点では，「薬剤の保管状況」57.3％，「服用薬剤の理解不足」46.4％，といったものがもっとも多く，「薬剤の飲み忘れ」35.7％，「副作用の発症」23.3％など種々の問題を抱えていることがわかる（3）．こうした問題の解決には，薬剤師の介入が大きな力をもつ．

4は，実際の残薬の写真である．筆者が担当していた78歳の在宅療養中の女性で，ケアマネジャーが自宅の奥の部屋を掃除しようと入ったところ，ゴミ袋いっぱいに入っていた残薬を見つけたもので，並べて写真を撮り薬価にて計算してみたところ，63,469円であった（2010年薬価ベース）．医学的な評価に基づいた服薬管理のために医師と薬剤師とが連携し，生活状況に沿った支援を訪問看護師などと多職種で行うことで，この症例の服薬状況は大きく改善した．

服薬管理における医師・薬剤師の役割は5の

3 在宅患者訪問薬剤管理指導等の開始時に発見された薬剤管理上の問題点

n=812

- その他　13.2 (%)
- 服用薬剤の理解不足　46.4
- 副作用の発症　23.3
- 処方内容と食習慣が合っていなかった　5.7
- 薬剤の飲みすぎ　10.5
- 薬剤が飲みにくいため残されていた　7.9
- 薬剤の飲み忘れ　35.7
- 併用禁忌の薬剤　1.7
- 薬剤の重複　9.1
- 薬剤の保管状況　57.3

(日本薬剤師会．平成19年度老人保健事業推進費等補助金「後期高齢者の服薬における問題と薬剤師の在宅患者訪問薬剤管理指導ならびに居宅療養管理指導の効果に関する調査研究」報告書．2008[2]より)

ようにまとめられる．まず，医師の的確な診断をもとに適切な処方がなされる．それを元に，薬剤師が調剤をし，服薬に関する管理・支援を行っていく．その際，看護師，ヘルパーなどの多職種による連携・支援により，適切な服薬の支援を行いつつ，副作用のモニタリングも行っていく．医師は，これらの報告を薬剤師から受け取り，効果・副作用の評価を行い，それ以後の診断・処方に活かしていくことになる．

　内服遵守に対する用語は「コンプライアンス(compliance)」から「アドヒアランス(adherence)」に変わりつつある．コンプライアンスは医師の指示による服薬管理の意味合いで用いられるが，アドヒアランスは患者の理解，意志決定，治療協力に基づく内服遵守である．治療は医師の指示に従うという考えから，患者との相互理解のもとに行っていくものであるという考えに変化してきたことが，内服遵守におけるコンプライアンスからアドヒアランスという概念の変化に繋がっていると考えられる．さまざまな要因によってアドヒアランスは低下し，それによって病状の悪化をもたらすだけでなく，治療計画にも影響し，医師-患者間の信頼関係を損なう．医師-患者間の治療による関係性

4 自宅の残薬の例

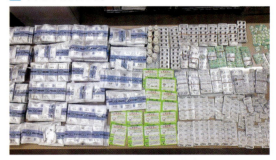

78歳認知症女性の自宅にあった残薬(2007〜2009年分)．2010年の薬価ベースで63,469円分に相当する．ケアマネジャーが部屋を掃除しようとしたところ，ゴミ袋いっぱいに入っていたのを見つけた(中野正治先生提供)．

を，薬剤師の協力のもとにつくること，十分なインフォームドコンセントにより多職種で情報を共有すること，患者が方向性を選択できるような治療を行うことが，アドヒアランス向上にとって不可欠である．そして，アドヒアランス向上は，より良い服薬管理，治療やQOLの向上へと繋がっていく．

5 服薬管理における医師・薬剤師の役割

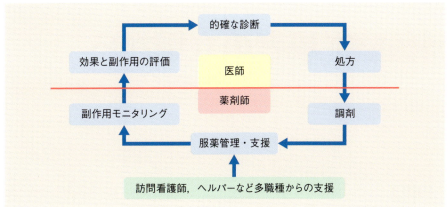

おわりに

　地域包括ケアの推進には多職種連携が必要不可欠であるが，そのためには，医療の中での医師，歯科医師，薬剤師および訪問看護師との連携が強固であるのが肝要である．

　その上で，歯科衛生士，栄養士，ケアマネジャー，PT，OT，介護福祉士などを含めた多職種連携が円滑に進んでいくことになるであろう．個人的には，訪問看護師，歯科医師，管理栄養士との連携による著効例の経験，服薬指導での薬剤師の働きの大きさを日々実感することができている．今後もこの分野での連携が益々活発化していくことを願っている．

参考文献

1) 内閣府．将来推計人口でみる50年後の日本
   http://www8.cao.go.jp/kourei/whitepaper/w-2012/zenbun/s1_1_1_02.html
2) 日本薬剤師会．平成19年度老人保健事業推進費等補助金「後期高齢者の服薬における問題と薬剤師の在宅患者訪問薬剤管理指導ならびに居宅療養管理指導の効果に関する調査研究」報告書．2008.
   http://www.nichiyaku.or.jp/action/wp-content/uploads/2008/06/19kourei_hukuyaku1.pdf
3) 日本薬剤師会．在宅服薬支援マニュアル改訂版．2009.9.29.

地域包括ケアにおける多職種協働

歯科医療従事者の立場から

原 龍馬
医療法人社団同志会 原歯科医院院長
歯科医師

◆ 歯科の守備範囲は，口腔機能の維持・増進で，主に「摂食嚥下の5期」の中の準備期（咀嚼期）と口腔期であるが，先行期（認知期）や咽頭期および食道期とも関わりを持つことがある．
◆ 要支援・要介護の介護度は，動く能力，食する能力と大きな相関関係がある．
◆ 口腔機能の維持・増進には，口腔ケアと摂食嚥下リハビリテーションが必須であるが，この分野にはオールデンタル即ち歯科医師，歯科衛生士，歯科技工士全員で関与することが必要である．
◆ 食することの支援には，多職種連携が必要である．この分野に，歯科衛生士による「訪問口腔ケア」が行われれば，大きな効果がある．
◆ 「医療地域包括ケアシステム」構築には，医療・介護連携のみならず，行政の関与が非常に大切で，制度面の整備と連携ツールがシステマティックになることが鍵である．

歯科の守備範囲――口腔機能の維持・増進

　歯科が「在宅医療」に求められていることは，大きく分けると，①口腔機能（咀嚼，呼吸，飲み込み，コミュニケーション〈会話〉）の回復，②誤嚥性肺炎の予防である．そのためには，口腔ケアと摂食嚥下リハビリテーションが必要となる．

　歯科の分野は，標榜としては，一般歯科，小児歯科，口腔外科，矯正歯科であるが，カリエス・歯周病治療の保存処置，欠損部の補綴（クラウン，ブリッジ，義歯等），外科処置，矯正，審美，インプラント，訪問歯科診療など多岐にわたる．また，その対象も，子ども（0歳児，乳幼児，児童，学童），大人（成人），高齢者（前期・後期高齢者，虚弱高齢者），そして，発達期の障害，中途障害，退化による障害等，障害を持つ全ての人と幅広い．

　「摂食嚥下の5期」は，先行期（認知期）→準備期（咀嚼期）→口腔期→咽頭期→食道期である（**1**）．今までの歯科教育は，準備期（咀嚼期）→口腔期が中心であったが，これからの現場での臨床では，先行期（認知期），咽頭期，食道期への対応が要求される．

　「口腔ケア」，「摂食嚥下リハビリテーション」が必要な理由は，口腔内は細菌の培養器といえるような湿潤，温度，栄養に恵まれている環境であるため，呼吸器の感染（肺炎）や歯周等の毛細血管を通して，血行性の細菌感染が身体の各臓器（心臓，子宮，脳等）に起こるためである（**2**）．また，嚥下機能低下は，唾液等による口腔内の自浄作用低下に繋がる．

口腔機能維持・増進には歯科の関わりが大きい

　口腔の役割として，下記の①〜⑥があげられる．
① 消化器として→食物を噛み砕き，唾液と混ぜ，嚥下する

歯科医療従事者の立場から　153

1 摂食嚥下の5期

先行期（認知期）	何をどのように食べるかを判断する時期で，簡単にいえば食べるペースを作る段階．お茶で口を潤してからお菓子を食べる，ご飯，おかず，みそ汁などを交互に食べるなど，食べやすい量やスピードをほぼ無意識に判断する．
準備期（咀嚼期）	食べ物を咀嚼し食塊を形成する時期で，食べ物を細かくしながら唾液と混ぜ合わせて粘りを持たせ，飲み込みやすい形状にまとめ上げる段階．ここでまとめ上げたものを「食塊（しょくかい）」という．
口腔期	食塊を口腔から咽頭に送り込む時期で，食塊を口から喉に送る段階．主に舌の運動によって行われる．
咽頭期	食塊を咽頭から食道へ送り込む時期で，さらに喉から食道へ送る「ゴックン」という段階．軟口蓋が反射的に収縮して食塊が鼻に逆流するのを防ぐ．舌骨と甲状軟骨が持ち上がって食道が開き，喉頭蓋が倒れて気管が塞がる．
食道期	食塊を食道から胃に送り込む時期で，絞り込むような食道の運動により食塊を胃まで運ぶ段階．

2 口腔の状態と全身への影響

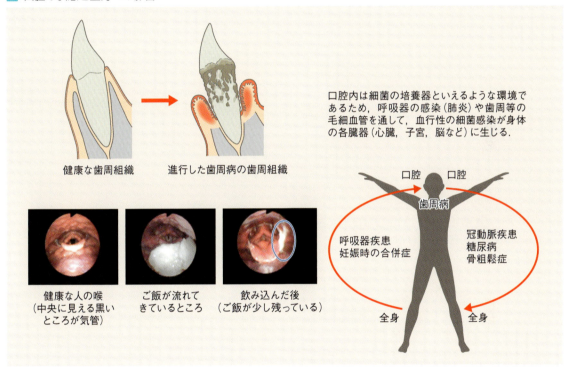

② 呼吸器として→呼吸をする
③ 発声器として→声を共鳴する
④ 味覚器として→味を感じる
⑤ 感覚器として→表情を表現する
⑥ 適切な上下の歯の噛み合わせ→全身の姿勢の保持をする

このように，口腔の機能は多くの働きを有し，脳の運動野，感覚野双方の支配領域も広く，人間としての尊厳とも大きく関わっている．ペンフィールドの模式図（3）でも四肢と口腔は，動く能力や食する能力との関係で，人間としての根源的なものであることを示唆している．

移動し，手を動かし，口から物を食べるという行為は人間の本質的なもので最後まで保たねばならない機能であるともいえる．歯科を含む多職種で在宅療養者を支援していかねばならない．噛んで食べるという行為が最期まで保たれることを支援していきたい．

3 ペンフィールドの脳機能地図

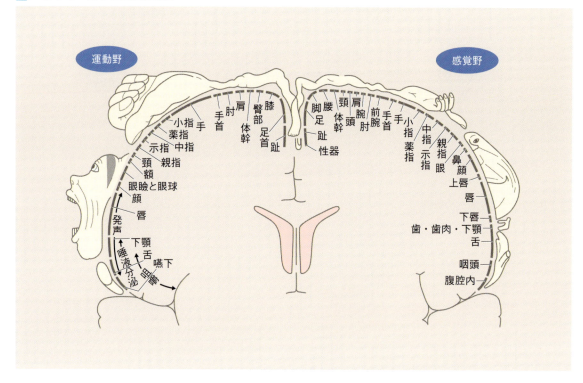

口腔ケア・摂食嚥下リハビリテーションの実践と多職種連携の必要性

　歯科衛生士が週に1回，施設や病院を訪問して30分程度専門的な口腔ケアをしたグループと介入しないグループでどのような効果が得られるかを研究した結果によると，口腔ケアにより咽頭細菌数が減少し，肺炎発生率・死亡率が低下することが示されている（ 4 ）[7]．

　本研究では，歯科衛生士による口腔ケアを中断すると元の状態に戻ってしまうことから，継続的な介入が必要となることが示された．

　週に1回の専門的口腔ケアでも疾病予防効果が得られることが早く社会に認知されて，要介護高齢者の環境が良くなり，肺炎や低栄養で苦しむことがないような社会が実現されることが望まれる．

　口腔は「食べる」「会話する」「呼吸する」臓器であり，複雑で多様な働きをしている．した

がって，口腔ケアは，口腔内清拭だけではなく，摂食嚥下のためのリハビリテーションを含む，広範囲の「器質的および機能的口腔ケア」を意味している．

　具体的には，口腔ケアは次のような内容を含む．①含嗽，②食物残渣の清掃，プラーク・舌苔の除去，③舌・口唇の運動，④口の開閉運動，口を膨らませる運動，⑤上肢・下肢の運動，⑥頸部の運動と刺激，口腔周囲筋・口腔内のマッサージ，⑦唾液腺への刺激，⑧発語を促すアプローチ．また，これらの一助として「口腔体操」がある．この領域では，理学療法士（PT），作業療法士（OT），言語聴覚士（ST），介護者等との連携が必要となる．

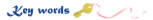

口腔体操
嚥下体操とも呼ばれるいわゆる「食事前の準備体操」．顎，頬，唇，舌などを意識して動かす．口や口の周りの筋肉だけでなく，指の刺激や首・肩の体操なども含まれる．

4 口腔ケアの効果

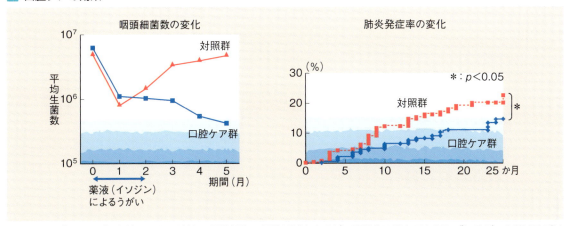

1週間イソジンでうがいを続けると一時的に咽頭(喉)の細菌は減少するが，専門的口腔ケアを行わずにうがいを続けるだけでは咽頭細菌数は元の状態に戻る(図左).
専門的口腔ケア群の肺炎発生率は対照群に比して抑制されている(この時の肺炎の定義は37.8℃の発熱が1週間続いた状態).ケアの期間が長くなるほど発症抑制効果が高くなる．グラフには示されていないが肺炎による死亡率は50％抑制されている．

(米山武義ら，老年歯学2001[7]より)

なぜ訪問歯科診療が伸びないか ── 今後の課題

「歯科と連携するにはどうしたらいいのか？」という他職種からの問いかけがしばしばある．訪問歯科診療はいくつかのタイプに分けられるが，それらを知ることがどこと連携するかの目安になる．

①かかりつけ歯科診療所として外来通院していた患者が在宅療養となり，そこからの要請を受けて，歯科診療所の歯科医師が，訪問歯科診療を行うもの．このタイプが理想的だが，効率面でのロスが多く，必ずしも地域によっては普及していない．

②地区歯科医師会が主導し，訪問診療に積極的な会員を地域でブロック分けし，会員のグループまたは個人で担当するもの．

③複数の歯科医師と数名の歯科衛生士を雇用する歯科診療所(法人格が多い)の在宅部門として在宅療養患者を受け持つもの．

④民間企業の会社が個人経営の歯科診療所数か所，またはフリーの歯科医師や歯科衛生士と契約し，在宅や施設(高齢者専用賃貸住宅〈高専賃〉も含む)での歯科診療を行わせ，紹介料や斡旋料として一定額または一定比率の報酬を請求するもの．

⑤在宅医療を積極的に行っている病院の中の歯科部門，あるいはその病院とコラボする歯科診療所の歯科医師が，病院が抱えている在宅療養患者を担当するもの．

これら①～⑤のタイプの善し悪しは一概にはいえないが，④の一部が社会問題化した．大切なことは，利用者である患者や介護者にとって，より良いものは何なのかを問うことである．在宅医療では，同一組織でない多くの眼(即ち，多業種で他職種の眼)が関わっていること，そして関わる多職種が専門的なスキルを持ち合わせていることが重要となる．

今後の方向性として，病院から在宅への橋渡しが最重要であろう．

筆者は，在宅や病院の主治医を中心とした退院支援チームの一員として歯科医療関係者も関与していくべきであり，その第一歩として，病院看護師の指導を仰ぎながらも，歯牙・歯周組

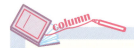

介護度と食機能

　超高齢社会になって，要支援・要介護者は急増しているが，介護度と「動く機能」「食する機能」は相関関係が大きい．

　厚生労働省老健局による「要介護度区分の特徴的な調査項目」のなかで，できなくなるADL（日常生活動作）およびIADL（手段的日常生活動作）として，要介護度3で口腔清潔，要介護度4で食事摂取，要介護度5で嚥下があげられている．

　上記について全国5年分のデータを集計すると下の表のようになるが，口腔機能の低下は要介護度2〜5までの区分を決定づける要素として有効であるといえる（データは「介護認定審査会委員テキスト2006」pp80-82より抜粋）．

要支援と介護度1	片足立ち（約83％）
要介護度1と2	歩行，立ち上がり（約74％）
要介護度2と3	口腔清潔（約79％）
要介護度3と4	食事摂取（約68％）
要介護度4と5	嚥下（約80％）

　一方で，介護認定調査会では審査が標準化されているかどうかを，各合議体には知らせないで同じケースを多数の合議体に織り交ぜて，一致度を調べたが，合議体間で70％の一致を見るのは難しかった．

　この集計結果はまさに「目は口ほどに物を言い」ではなく「口は目以上に物を言い」であり，要介護度2以上の重度要介護度は口の機能を聞き取れば十分であることがわかる．それだけ口の機能は体全体の状態を表していると同時に，口の機能が向上するなら要介護度を下げられることをも示唆している．実現できれば，それこそまさに，医食同源と言えるのではないだろうか．

（東京都足立区歯科医師会HP「歯周病と糖尿病・メタボリックシンドローム」2011[3]より）

織を含む口腔の環境改善（口腔ケア）のスペシャリストとして，歯科衛生士を関わらせていただきたいと考えている．「訪問口腔ケア・ステーション（仮称）」（後述）に詰める歯科衛生士が専門集団として必要とされる病院に派遣出来るような組織があれば，開業歯科医師の関わりにも繋がる．その萌芽はすでにあり，10年ほどの実績を持つ歯科衛生士（DH）グループとして，「元気なお口研究会"まほろば"」（奈良県天理市），「京都お口元気塾」（京都市），「山梨お口とコミュニケーションを考える会」（山梨県）そして，千葉県柏市の特区事業の中での「DH事務所」などがある．

　訪問歯科診療が伸びない原因として下記のことが考えられる．

■ 訪問歯科診療への縛りがきつい

　対象が寝たきりまたは寝たきりに近い状態（介護度4，5）とされていた（2012年度改訂で緩和）．このクラスの人は，食事介助が，全（または一部）介助が大半（7〜8割）で，嚥下機能がかなり衰えており，既にPEG（経皮内視鏡的胃ろう造設術；percutaneous endoscopic gastrostomy）が施行されていたり経管栄養であることも多い．筆者は介護度2〜3での口腔清掃がままならない療養者への歯科関係者（特に歯科衛生士）の関わりが最も必要で，重度化を予防すると考えている．

■ リスクが多い

　在宅療養患者は多くの全身疾患を有する有病者が多く，介護度も高く，嚥下機能診断，嚥下リハビリテーションの能力を要求され，一般歯科医師のみでは対応が困難なことが多い．

■ 歯科医師は職人気質？

　歯学教育で，医科や病院との連携の学習が不十分であると思われる．歯科単独では完結しない在宅医療であるが，歯科特有の職人気質のため多職種連携が苦手なことも多い．訪問診療を手掛けて，多職種との連携の必要性を認識する必要がある．

■ 診療効率が悪い

　歯科治療はいわゆる小外科で，器具機材が多種多様な上，消毒滅菌等が必要で，その準備と後片付け，さらに報告書類提供等に多くの時間を要する．

■ 保険点数が低い

　他科や病院からは抜歯や義歯関連の依頼が多いが，治療環境は良くないし，効率も悪く，リスクも大きい割には，点数が極端に低い．

　最近では，口臭・歯痛・食欲不振での相談も増えているが，これらは医科関係者よりも介護関係者からの相談・依頼がほとんどである．筆者は，訪問歯科診療は，「口腔ケア」に重きを置くべきと考える（この「口腔ケア」は歯科治療そのものというよりそれを内包するもので，介護予防であり，重症化を防ぐ）．訪問歯科診療を経験していくと，キュアよりもケアが大切であることを実感（体験）する．

　歯科診療所は，ほとんど院長一人体制で，外来も訪問も行うということは効率の問題やマンパワーの問題でなかなか出来ない．患者や介護者から要請があっても応じられない現実がある．

　そこで，医院に所属していない歯科衛生士の「訪問口腔ケア・ステーション（仮称）」があれば，在宅療養の患者のニーズに応じることが難しくなくなると思われる．法的な整備が進み制度化されれば，一気に全国に波及するものと予測している．

　この状況下で，2009年11月に，歯科診療所＋病院歯科＋大学勤務の歯科医師が「全国在宅歯科医療・口腔ケア連絡会（Home Dental Care Net）」を立ち上げ，2015年2月，「（社）全国在宅療養支援歯科診療所連絡会」と改名した．現時点でまだ会員は400弱だが，在宅歯科医療を積極的に手掛けている．また同時に医・歯・薬の「連絡会」が「在宅医療医歯薬連合会」として，事務所を共有することにし，医療連携を強化して地域包括ケアシステム構築の一翼を担っている．さらに2015年3月にはJHHCA（日本在宅ケアアライアンス；Japan Home Health Care Alliance）が，在宅医療を推進する16団体により結成され，医療介護連携の元，「地域包括ケアシステム」がスタートしている（☞p212）．

文献

1) 原龍馬．在宅での歯科医療．〈スーパー総合医〉在宅医療のすべて．中山書店；2014, pp131-139.
2) 大石善也．嚥下障害のアセスメントと嚥下リハビリテーション．〈スーパー総合医〉在宅医療のすべて．中山書店；2014, pp53-62.
3) 東京都足立区歯科医師会HP．歯周病と糖尿病・メタボリックシンドローム．2011
　　http://www.adachiku-shikaishikai.or.jp/news/metabo.files/frame.htm
4) 原龍馬．訪問歯科診療Q＆A．訪問看護と介護2011；16（6）：467-474
5) ライオン歯科衛生研究所（編）．歯周病と全身の健康を考える．医歯薬出版；2004.
6) （社）全国在宅療養支援歯科診療所連絡会HP
　　http://e-shika.org
7) 米山武義，鴨田博司．口腔ケアと誤嚥性肺炎予防．老年歯学2001；16：3-13.
8) 厚生労働省．介護認定審査会委員テキスト2006. pp80-82
　　（参考：http://www.min-iren.gr.jp/kaigo-hukushi/09kaigo-housyu/data/090307_06.pdf）

地域包括ケアにおける多職種協働

訪問看護師の役割

佐藤美穂子
日本訪問看護財団常務理事
看護師

- ◆ 訪問看護師は看護師等の有資格者であり，単独で訪問して訪問看護計画に基づき在宅療養者の看護を専門に行う．訪問看護の対象は小児から高齢者までの全年齢層を対象とし，あらゆる疾病や障害の症状マネジメントと看護を行う．
- ◆ 訪問看護の費用は訪問看護ステーションが国保連等に請求し審査支払いを受け，利用者からは利用料（1〜3割）の支払いを受ける．利用者の選定による自費の訪問看護も行うことができる．
- ◆ 訪問看護の支援団体は，「公益財団法人日本訪問看護財団」「一般社団法人全国訪問看護事業協会」「公益社団法人日本看護協会」の3団体で，2008年5月に「訪問看護推進連携会議」を設置している．
- ◆ 3団体で2009年3月に「訪問看護10ヵ年戦略」，2015年3月には「訪問看護アクションプラン2025」を発表し訪問看護を推進する指針としている．
- ◆ 職能団体は，訪問看護実践の場と厚生労働省等行政や政治とのかけはしが役割の一つと考えている．

訪問看護とは

訪問看護とは，健康保険法等医療保険制度または介護保険法に基づき，主治医が必要と認めた者の居宅で行う療養上の世話または必要な診療の補助をいう．1987年に厚生省（当時）の国民医療総合対策本部の中間報告において，在宅医療の推進と共に取り上げられた．

訪問看護ステーションとは，医療法人や営利法人等の法人が，常勤の看護師または保健師を管理者とし看護職員を常勤換算で2.5人以上配置して，都道府県知事等の指定を受けた事業所である．

訪問看護師は看護師等の有資格者であり，単独で訪問して訪問看護計画に基づき在宅療養者の看護を専門に行う．訪問看護の対象は小児から高齢者までの全年齢層を対象とし，あらゆる疾病や障害の症状マネジメントと看護を行う．

訪問看護の費用は，訪問看護ステーションが国民健康保険団体連合会（国保連）等に請求し審査支払いを受け，利用者からは利用料（1〜3割）の支払いを受ける（介護保険法の訪問看護では1〜2割の利用料）．利用者の選定による自費の訪問看護も行うことができる．

1989年に，厚生省が訪問看護制度創設に向けた「訪問看護等在宅ケア総合推進モデル事業」を開始した．筆者は1985年7月に設置された日本看護協会訪問看護開発室に1986年1月から所属しており，1990年に当該モデル事業（実施者は17か所）の実態調査（当開発室が実施）の報告書「訪問看護の推進のために」の作成に携わった．訪問看護の効果や課題をまとめた報告書である．本報告書では訪問看護の定義を「対象者が主体性を持って健康の自己管理と必要な資源を自ら活用し，生活の質を高めることができるようにする．対象者が自らできない状況では，訪問看護従事者によって，健康を阻害する因子を日常生活の中から見出し，健康の保持，増

■ 介護保険法が健康保険法等医療保険の訪問看護に優先する訪問看護制度

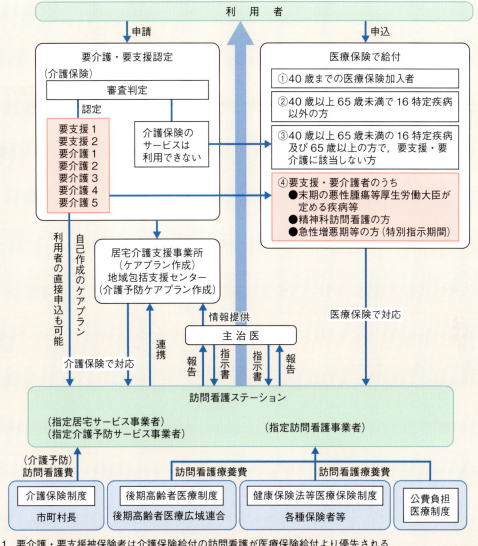

(「新版 訪問看護ステーション開設・運営・評価マニュアル」第3版. 2016[1]より)

進, 回復を図り, あるいは疾病や障害による影響を最小限にとどめる. また安らかな終末を過ごすことができるように支援する. そのために具体的な看護を提供したり指導をして, 健康や療養生活上の種々の相談にも応じ, 必要な資源の導入・調整をする.」としている.

生活の質 (quality of life: QOL) の向上, 主体性, 自己管理, 健康の回復あるいは安らかな終末 (quality of death: QOD) といったキーワードは訪問看護の基本理念として, 今も大変

重要と考える.

さて,当該モデル事業の成果から,1991年に老人保健法等の一部改正により老人訪問看護制度が創設され1992年4月から高齢者への訪問看護が始まった.1994年には健康保険法等の改正で訪問看護制度が創設され,高齢者以外に拡大された.

訪問看護事業は,病院での看護とは異なり,住まいに訪問看護師が単独で訪問して,他事業所の多職種とも連携しながら在宅療養者および家族を支援する事業である.

看護内容は,病状等の観察,療養・介護指導,リハビリテーション,身体の清潔保持,服薬管理,認知症や精神障害のケア,栄養・食事指導,褥瘡予防・処置,浣腸・摘便,吸引,膀胱留置カテーテル,経管栄養などである.これから強化したい内容は,在宅ターミナルケア・緩和ケア,重度心身障害児・者ケアである.

さらに重度化・重症化防止の症状マネジメントが重要である.たとえば,褥瘡については発症してから訪問看護師が医師の指示書に基づき処置を行うだけでなく,「褥瘡つくるは看護の恥」とかつて言われたように,低栄養や皮膚の状態,圧迫とずれ,運動や姿勢,体位などのアセスメントをして予防をする看護が重要である.

低栄養,サルコペニア(筋肉減少および筋力低下),フレイル(虚弱),ロコモティブシンドローム(運動器不安定症)の予防を多職種協働で行い,介護保険や健康保険等の保険適用を先送りすることにつなげたい.

本人が潜在的にもっている力を見つけて引き出し,発揮していただくことで,健康の自己管理力を高める支援が必要である.介護者も同様で持てる力を発揮していただく支援をする.

デンマークのB. R. アナセン教授は,①人生の継続性,②自己決定,③潜在的にもつ自己資源の発揮が高齢者医療福祉政策の3原則であり,これらの実行によって社会保障全体の支出を少なくすると提言している.2014年6月に成立した「医療介護総合確保推進法」の目的は「社会保障の持続」であり,前述の3原則によって達成されるのではないだろうか.

「ときどき入院,ほぼ在宅」と言われるように病院から在宅への流れを国は方針としている.確かに脆弱な高齢入院患者にとって,長期入院ほど危険なことはないから早期退院を進めて,自宅での療養生活に切り替えるほうがよい.病院では,在宅療養を支援し在宅復帰も促す「地域包括ケア病棟」への衣替えも進みつつある.病院で働く看護師もようやく訪問看護に関心を示し始めている.そこで重要なことは,入院したその日から病院では在宅生活をイメージして看護を行うこと,早期に訪問看護師につなぐことである.在宅移行支援における訪問看護師のかかわりが重要である.

職能団体としての日本訪問看護財団の活動

筆者は1986年から日本看護協会訪問看護開発室に所属し,1994年に日本訪問看護振興財団の設立にかかわった.1995年から厚生省(当時)老人保健課で2代目訪問看護係長を務め,全国訪問看護事業協会の設立にもかかわった.2001年からは当財団に所属し15年が経過した.

日本看護協会訪問看護開発室では,訪問看護ステーションの開設を促進するために1991年に訪問看護ステーション開設資金の低利融資制度の創設を要望している.また,1993年に「訪問看護ステーション開設運営評価マニュアル」の初版を発刊し,訪問看護管理者の経営管理セミナーも開催して,訪問看護ステーションの開設促進に努めた.

日本看護協会は訪問看護開発室を母体にして,厚生省看護課を所管庁とし1994年12月8日に財団法人日本訪問看護振興財団を設立し,新公益法人制度改革のもと,2012年4月1日に「公益財団法人 日本訪問看護財団」と改称し新

たなスタートを切った.

直営訪問看護ステーションから得た知見をもとにした政策提言等

本財団の活動の目的は訪問看護等在宅ケアの推進である. 4つの訪問看護ステーションと1つのサテライト, 療養通所介護事業, 児童発達支援事業等を直営している. 本財団はこれらの現場を持つことで, 訪問看護等在宅ケアの実践上の課題, 事業の経営の問題などを把握するとともに, 従事者の育成, 調査研究, 先駆的なモデル事業, 訪問看護の情報発信, 政策提言などにつなげている.

現在, 行政や社会が求めることが多いのは現場の実践者の声である. 当財団の4訪問看護ステーションは, 現場見学・体験学習を受け入れることが多く, そのような機会を提供する強みをもっている. また, 行政や学会等で実践を理論的に語ることができる訪問看護師が多数いることも強みである.

2015年10月8日には自民党障害児者問題調査会「医療的ケア児の支援の在り方を考えるワーキングチーム」(座長：野田聖子氏)からヒアリングの要請があり, 筆者は, あすか山訪問看護ステーションの小児訪問看護の取組と, 児童発達支援事業等を訪問看護と一体的に取り組んでいる療養通所介護ひなたぼっこの実践, 当財団の会員アンケートの結果を取りまとめ, 小児訪問看護の拡充や通所サービスの包括払い, 福祉系相談支援専門員と協働する医療コーディネーター(訪問看護師が適任者の一人)の必要を提言した.

教育・研修等

訪問看護ステーションの管理, 技術習得, 専門領域の強化を目的として数多くのセミナーを開催しているが, 集合研修の参加が困難な状況を解決するために, 「訪問看護eラーニング」を2008年から開始した. また, 海外の訪問看護先進国へ視察研修も行って, わが国の訪問看護制度を展望する機会を得ている.

1995年より毎年11月に, 一般市民も参加した多職種が理解し交流しあう集会を開催してきた. 2014年は本財団設立20周年に当たり, 記念サミット2014の開催となった.

調査研究事業から制度化へ

本財団の調査研究は, 在宅で使用する衛生材料の調達, 在宅看取り, 重度障害児や認知症高齢者の在宅支援などがある. 2001年に本財団が調査研究事業「訪問看護ステーションの多機能設置モデル事業」を行ったことに端を発し, 現場と一体となって通所看護モデル事業を行った結果, 2006年に「療養通所介護」が制度化された. 2012年には, 介護保険の利用者のみならず, 重症児・者の児童発達支援事業等も行うことが可能となった.

現場と看護大学の協働による研究に助成

在宅看護の場は研究の宝庫である. 本財団の研究助成事業は, 看護教員の協力を得ながら訪問看護師等が研究的視点を持って取り組み, サービスの改善や制度化につながることを期待している.

無料電話相談や広報事業・出版物は会員とのきずな

機関紙や事業案内, ポスター, 小冊子等で訪問看護をPRする傍ら, 訪問看護のDVDも2種類作成した. 「こんにちは！訪問看護です」(7分)は, 訪問看護を一般市民に知っていただく内容で, 本財団ホームページやスマートフォンからもダウンロードできるようにしている. 訪問看護教材用DVD「命と生活を看護る訪問看護サービス」(35分)は看護学校等に配布し, 将来の訪問看護師確保を期待している.

東日本大震災における健康支援活動

2011年3月11日に東日本大震災が起こり, 6

月1日から宮城県名取市に健康支援の拠点となる事務所を設置し，応急仮設住宅の被災者への健康相談を開始した．2012年度からは名取市の委託を受けて，現地の看護師を採用し，家庭訪問（2015年度は2,306件）と健康相談，健康教室の開催など，市の保健センターや医師会，訪問看護ステーション，地域包括支援センターと連携しながら活動してきた．2012年には，厚生労働省の研究費補助金により，被災地の応急仮設住宅における健康支援事業の評価を行っている．

職能団体の役割——現場と制度をつなぐ

医療介護総合確保推進法のもと，地域包括ケアシステムの構築が始まっている．筆者らが長年描いてきたビジョンであり，多職種との協働において看護の専門性を発揮したい．

各地域では高齢化率も在宅医療・介護環境も異なる．看護師は地域特性や将来を見越して，どんな看護が求められるのか，どのような方法で看護を提供したらよいか，費用対効果はどうか，価値ある看護サービスとして地域住民に満足いただけるのかなどを把握して「ご当地看護」を編み出すことが必要である．そのようなアクションを期待する中，職能団体としてどう支え合えるかである．

筆者は，実践の場と行政のかけはしが職能団体の役割の一つと考えている．それはたとえば医療と介護の両制度にまたがり，ほぼ毎年行われる報酬改定等に翻弄される現場への最新情報の提供であり，一方でアンケート調査や講師派遣により収集する現場情報を整理して行政に政策提言することである．

また，日本看護協会ならびに全国訪問看護事業協会と当財団の3団体が合同で設置している「訪問看護推進連携会議」において，報酬改定に関する要望や，訪問看護事業の運営に関する政策提言などを行っている．

この3団体で2015年3月に「訪問看護10ヵ年戦略」を見直した「訪問看護アクションプラン2025」を発表した．4つの大項目は，「Ⅰ．訪問看護の量的拡大」「Ⅱ．訪問看護の機能拡大」「Ⅲ．訪問看護の質の向上」「Ⅳ．地域包括ケアへの対応」である．

訪問看護師を15万人に増やすことを目標に掲げ，24時間体制で在宅看取りを行う機能強化型訪問看護ステーションを二次医療圏内に1か所以上設置すること，在宅ケアに従事する認定看護師や専門看護師を増やすこと，特定行為に係る必要な研修の受講も提言している．

全国訪問看護事業協会は，多くの訪問看護事業者を会員とし，訪問看護事業の経営等の研修，調査研究および政策提言，広報活動を行っている．日本看護協会では，2015（平成27）年度重点事業の筆頭に「地域包括ケアシステムの構築と推進」を掲げ，在宅・訪問看護の強化に取り組んでいる．約160万人（85％は医療機関に就業）を代表する看護職能団体である日本看護協会（会員数約70万人）が，病院から在宅医療へ大きく舵を切りつつある．訪問看護ステーションとともに訪問看護体制の充実を期待する．

訪問看護制度をめぐる課題を解決し，訪問看護の社会的認知度や評価を一層高めるために，訪問看護職能団体として協力し合っていきたい．さらに，地域包括ケアシステムの構築が進むように，実務者のサポーターとして共に歩んでいきたい．

文献

1) 日本訪問看護財団（監修）．新版 訪問看護ステーション開設・運営・評価マニュアル，第3版．日本看護協会出版会；2016，p9．
2) 厚生労働省大臣官房統計情報部「平成26年介護サービス施設・事業所調査の概況」平成28年2月 http://www.mhlw.go.jp/toukei/saikin/hw/kaigo/service14/

地域包括ケアにおける多職種協働

薬剤師の役割

大澤光司
(株)メディカルグリーン大沢調剤薬局代表取締役社長
薬剤師/介護支援専門員

- 地域包括ケアにおける薬剤師の役割には4つの「アクセス」がある．
- 薬剤師による在宅業務のポイントは，大きく分けて「服薬状況の確認と改善」と「薬剤による副作用の発見と改善」の2つである．
- 飲み残しの薬（残薬）は，全年齢で年間約3,300億円と推計されている．

地域包括ケアにおける薬剤師の役割

地域包括ケアシステムを円滑に進めるためには，専門職は自身の持つ職能をフルに発揮することが求められる．それでは，薬剤師に求められる役割はどのようなものだろう． **1** は日本薬剤師会が作成した，地域包括ケアにおける薬剤師の役割を示すシェーマである．これによると薬剤師には大きく分けて「ファースト・アクセス」「チーム・アクセス」「ソーシャル・アクセス」「ラスト・アクセス」の4つの機能を果たすことが必要とされている．

■ ファースト・アクセス

まず，ファースト・アクセスについては，健康相談やOTC医薬品（一般用医薬品・市販薬）の供給を通して，国民が自らの健康管理を行うこと，ならびに，予防を心がけることで病気を未然に防ぐという活動を意味している．今般改正された「医薬品医療機器等法」の第1条の6（国民の役割）には「国民は，医薬品等を適正に使用するとともに，これらの有効性及び安全性に関する知識と理解を深めるよう努めなければならない」と定められたが，これを薬の専門職の立場からサポートするイメージである．

■ チーム・アクセス

次にチーム・アクセスについては，まず多職種連携による在宅医療への取り組みに唯一の薬の専門家として参画し，入院患者の在宅復帰の支援や在宅療養患者のADLやQOLへの薬の悪影響をチェック．患者の服薬状況をベッドサイドで確認することにより，患者一人ひとりの特性や療養環境に応じた服薬支援を行う．併せて，飲み残し（残薬）の削減により医療コストの適正化に貢献する．

医療法の第6条の2第3項には「国民は，良質かつ適切な医療の効率的な提供に資するよう，医療提供施設相互間の機能の分担及び業務の連携の重要性についての理解を深め，医療提供施設の機能に応じ，医療に関する選択を適切に行い，医療を適切に受けるよう努めなければならない」と定められているが，この患者の選択に対するサポートも行うイメージである．

■ ソーシャル・アクセス

3つ目のソーシャル・アクセスについては，地域の自治会等におけるお薬勉強会の実施，24時間の相談体制の構築．災害時には現地に赴いて行う支援活動．さらには学校薬剤師として教育環境の整備や学校保健会等での薬物乱用や危

1 地域包括ケアにおける薬剤師の役割（日本薬剤師会）

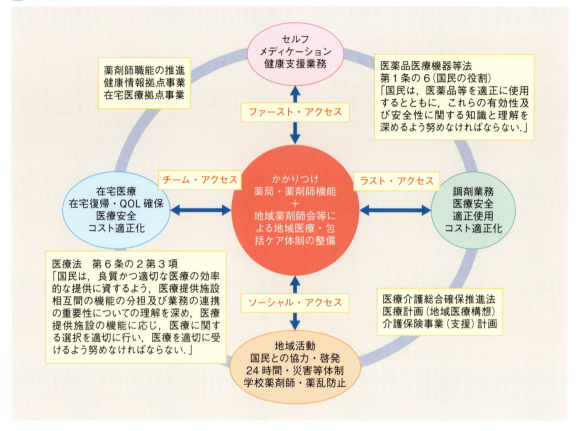

険ドラッグ等に関する講演を行うことを通しての社会貢献活動のイメージである．

■ラスト・アクセス

最後にラスト・アクセスについては，現在最も薬剤師の業務としてイメージされている処方せんによる調剤業務であるが，調剤業務にあたっても，単なる薬の取り揃えに留まらず，処方監査により疑義が生じた際には医師への適切な疑義照会を行うこと．さらには増え続ける医療費の抑制の観点で，後発医薬品の適正な使用促進ならびに窓口での残薬確認による医療費の無駄の抑制などの取り組みである．

在宅医療マネジメントと薬剤師

在宅療養患者の多くは，薬を使用しているため，在宅医療マネジメントにおいて，その服薬管理をしっかり行うことは，非常に重要である．しかし，独居高齢者の増加や，高齢者夫婦のみの世帯，あるいは認認介護など，さまざまな要因から，管理が難しいケースが増加している．

薬剤師による在宅での服薬管理のポイント

少子高齢化が進む日本では，社会現象（問題）の一つとして高齢者の一人暮らしが増加している．そのような背景からか，在宅における薬剤の管理者を調査すると，最も多かったのは，本人よりも介護事業者であった．介護事業者は薬の専門家ではなく，本人も高齢であることから考えても，在宅での薬剤の管理に様々な問題点が出ている．**2**は薬剤師がはじめて在宅訪問した際に発見された薬剤管理の問題点である．こ

2 在宅における薬剤管理の実態（訪問開始時に発見された問題点）

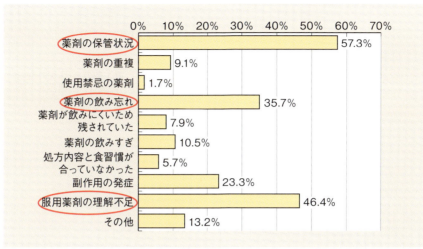

（日本薬剤師会．「後期高齢者の服薬における問題と薬剤師の在宅患者訪問薬剤管理指導ならびに居宅療養管理指導の効果に関する調査研究 報告書」2008より）

3 飲み残しが発生した理由（複数回答）／訪問開始1か月

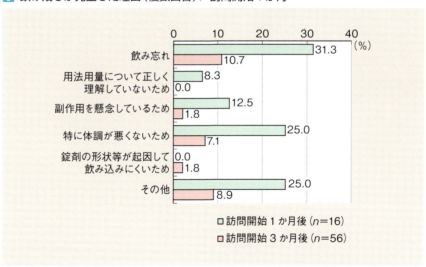

（日本薬剤師会．2012年度老人保健健康増進等事業「居宅療養管理指導及び訪問薬剤管理指導のあり方に関する調査研究事業 報告書」2013より）

れらの問題点は，薬剤師が訪問するまでは，表面に出てこなかったものである．**3**は薬剤師による居宅療養管理指導が行われたことによる，問題点の推移である．これらの結果から見ると，多くの問題点が，薬剤師の関与により改善することが示されている．

薬剤師による在宅業務とは

薬剤師による在宅業務のポイントは大きく分けて「服薬状況の確認と改善」と「薬剤による副作用の発見と改善」の2つである．

■飲み残し（残薬）対策

4は薬剤師が在宅訪問時に発見した残薬の写

真である．日本薬剤師会の調査によると，このような残薬は75歳以上の後期高齢者だけでみても年間で500億円弱にものぼると推計されている．さらに，福岡市薬剤師会の調査によると，全年齢での推計で残薬は年間約3,300億円とされた．これは，社会保障費の無駄という観点だけでなく，医師が患者は正確に薬を服用しているものと考えていた場合，医師の診断にも悪影響を与える．

前出の **2**，**3** からもわかる通り，飲み忘れについては，薬剤師の関与がない場合，放置され，医師に情報が伝わらないケースが少なくない．高齢者の服薬状況が悪化する原因はさまざまだが，よくあるケースを挙げると，**5** のようになる．薬剤師が関与できれば，飲めない原因（理由）を確認し，それぞれのケースに応じて，対応策を検討し，改善に結びつけることが可能である．

具体的な例を挙げると，飲めない理由が①の「残薬併用薬が多くなりすぎ，整理がつかなくなったため，飲めない」であれば，薬剤師は，まず残薬の整理を行うわけであるが，ただ単に整理するのではなく，薬学的知識に基づき，薬の重複（特に複数科受診時），相互作用や併用禁忌の確認を行う．また，服薬支援として，一包化を行う場合には，吸湿性等，医薬品の安定性の確認を行う．確認の結果，処方内容に変更等が必要な場合には，医師に疑義照会を行う．服薬支援には，一包化以外にも，お薬カレンダーの活用や，剤形変更，1日の服用回数の変更など，さまざまなケースがある．

薬剤師の訪問を導入すると，報告書等による

4 薬剤師が在宅訪問時に発見した残薬

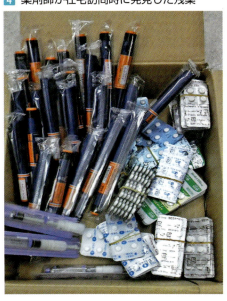

5 服用状況が悪い理由

飲まない（飲めない）理由	対応策
①残薬や併用薬が多くなりすぎ整理がつかなくなったため，飲めない．	残薬を重複や相互作用，併用禁忌などに留意しながら整理する．
②何の薬か理解していないため，飲まない．	薬効を理解できるまで説明．またその理解を助けるための服薬支援をする．
③薬の副作用が怖いため，飲まない．	副作用について，恐怖心をとりつつ対応策を話し合い，納得して服薬できるようにする．
④特に体調が悪くないため，飲まない．（自己調整）	基本的な病識や薬識を再度説明し，服用意義を理解していただく．
⑤錠剤，カプセル，または粉薬が飲めない．（剤形上の理由）	患者ごとの適切な服用形態の選択と医師への提案．嚥下ゼリー，オブラート，簡易懸濁法などの導入提案．

薬剤師からの情報提供や，電話等による疑義照会が行われるケースが少なくないが，いずれも在宅患者の服薬状況を改善するために必要なものであるので，適切に対応を行っていただきたい．

■薬剤による副作用の発見と改善

「薬（くすり）はリスク」と言われることもあるように，医薬品には副作用はつきものである．特に高齢者の場合には，複数の疾患を持つことによる，服薬医薬品数の増加や薬物の代謝機能が衰えることなどから，若年者に比べ，副作用のリスクが高くなりやすい．

薬剤師は，薬学的視点から患者のADLやQOLに薬が悪影響を与えてしまっていないかを確認する．確認方法はさまざまだが，一つの例としては，食事，排泄，睡眠，運動と認知症状から薬の影響を確認する『体調チェック・フローチャート』（日本薬剤師会編，2011年第2版が（株）じほうより発売）がある．こういった確認結果も，薬剤師からの報告書で医師にフィードバックされるとともに，問題点の改善に処方の変更が必要と考えられる場合には，疑義照会が行われることがある．こういった場合にも問題点解決のために処方変更の検討を行う必要がある．

地域包括ケアにおける多職種協働

リハビリテーション専門職の役割
高齢者・脳卒中を中心に

長谷川 幹

三軒茶屋リハビリテーションクリニック院長
医師

- ◆「リハビリテーション」に関して，WHOの定義（1980）は，「リハビリテーションは障害およびそれをもたらす状態を改善し障害者の社会的統合を達成するためのあらゆる手段を含んでいる」であり，理学療法士，作業療法士，言語聴覚士の3職種に限定していないが，日常の関わりは多い職種である．
- ◆ 理学療法士は，動作分析，移動の専門家として麻痺，筋力低下，起き上がりから立位までの基本動作，日常生活活動，歩行などの評価，予後予測をもとに理学療法を行い，動作方法・介助方法を助言する．
- ◆ 作業療法士は，暮らしと作業の専門家として脳損傷，精神疾患などの高次脳機能障害，麻痺，筋力低下，食べる・入浴等の日常生活活動，家事，仕事とその環境，余暇活動の評価，予後予測をもとに作業療法を行い，動作方法，関わり方を助言する．
- ◆ 言語聴覚士は，話す，聞く，食べるの専門家[1]として高次脳機能障害（失語症，記憶障害など），構音障害，嚥下障害などの評価，予後予測をもとに言語療法を行い，関わり方を助言する．
- ◆ 在宅医療での3職種が関わることの多い高齢者，脳卒中，神経難病などの中途障害者について述べる．

高齢者は「年だから無理」「年だからできない」のか？

　高齢者は膝痛，腰痛などがあってもこのままでやむをえない，あるいは骨折すると「寝たきり」になりやすいと言われることが少なくないが，果たしてそうだろうか．確かに，高齢の影響はあるが，90歳代の骨折後の人が改善していくのはどう考えるべきだろうか．

　一般的に，自分の筋力の約2割も使用しない（「外出できなくて室内歩行レベル」と言われる）と徐々に筋力は低下していくといわれている．

　筋力トレーニングに歩くことを奨励することがあるが，普通に歩くだけでは筋力トレーニングにならない．例えば，大腿四頭筋の膝伸展のトレーニングを想像してみると，歩行時にそこまでの運動はしていないことで理解できる（１）．歩くことを否定するわけでなく，耐久力の向上には役立つ．そして，階段は筋トレに有効である．

　臥床して動かない状態になると，1日に約5％の筋力低下がみられる[3]．そのため，2〜3日臥床が続けば要注意であり，できるだけ早く座位，離床を図ることが重要である．

　室内レベルになると，股関節の伸展筋（大殿筋），外転筋（中殿筋）が低下していることが多いので，これらを含めてトレーニングすれば，歩行が安定する．

　「骨折すると寝たきりになりやすい」と言われているが，治療技術の進歩があり，大腿骨頸

1 さまざまな歩（走）行時における脚筋群の活動水準

歩（走）行の様式		大腿四頭筋（内・外側広筋の平均値）	大腿二頭筋	前頸骨筋	腓腹筋（内側頭）
通常歩行（70 m/分）		20	23	24	(24)
後ろ向き歩行（70 m/分）		42	27	48	(24)
ウォーキング（100 m/分）		28	31	36	(41)
階段歩行（通常の階段を通常のペースで歩く）	上り	35	30	27	(34)
	下り	38	21	18	(29)

表中の値は、各筋の最大筋力に対する％で表した。この値が30％以上の場合には、筋力トレーニングの効果が見込めるので赤色で示した。腓腹筋の値には（ ）がついているが、これは推定値を意味する。

（山本正嘉「機能解剖・バイオメカニクス」2011，p143[2]）より．初出：前川亮子ほか．登山中に脚筋にかかる負担度に関する筋電図学的研究．ウォーキング研究2007；11：239-246．を一部改変）

部骨折は手術後1～3日以内に歩行練習をするので、「寝ている暇がないから、寝たきりになりようがない」と考える．術後3～4週間で自宅に退院後、理学療法士らが週1～2回訪問療法を数か月行い、合併症がなければ受傷前の7～8割は戻り、90歳代でも自宅内介助～見守り歩行が、70～80歳代では介助～1人で近所歩行が可能になることが少なくない．理学療法士の訪問体制を地域につくる必要がある．

　認知症者が骨折すると、本人は骨折したことだけでなく手術したことも忘れ、病室内で不適応を起こし、場合によっては再骨折のリスク回避のため抑制にならざるを得ないこともあり、歩行練習などできない場合が少なくない．このような時、全身状態が落ち着いたら抜糸前でも退院をしたほうがよいと考える．ただし、手術後の創の処置、痛み等の管理ができる医師の協力が必要である．自宅に帰れば落ち着き、歩行練習などができる．筆者らの経験では訪問診療、理学療法を施行し、数か月後には歩行が可能になることが多い．ただし、家族に対して、自宅では抑制しないので、転倒のリスクを伴いながら歩行の可能性を追求することの了解を得ることが重要である．

　脊椎圧迫骨折は、入院の適応が限定され、在宅での対応が求められる．一般的に臥位では安静にしていることが多いが、前述のように何もしなければ筋力低下が進行するので、痛みを制御できる範囲で体を動かし、筋力トレーニングをするように理学療法士らが訪問する必要がある．そして、1～3週間の痛みの経過を考慮して、コルセットを装着して徐々に座位にする．その後、歩行練習して受傷前のレベルに戻ることが多い．

脳卒中になるとできないことが多いか？

　脳卒中になると、片麻痺の運動麻痺が外観からわかるため、半身の不自由さからいろいろなことができないと考える傾向が強い．ところが、外観からわかりにくい感覚麻痺、高次脳機能障害さらに心理状態などが不自由さの程度に大きく影響する．

　片麻痺は単に力がないだけでなく、筋肉の緊張が屈曲、伸展側で違うため、ウェルニッケ・マンの肢位になる．筋肉の緊張は、痛み、体調不良、寒さ、疲労、過剰な努力、精神的緊張などで亢進し、上肢は体に巻きこむようになり、下肢は棒足のようになり歩きづらくなる．過剰な努力を要する筋力トレーニングは注意を要するので、理学療法士、作業療法士と相談するこ

2 左半側空間無視の患者が描いた花びらの絵

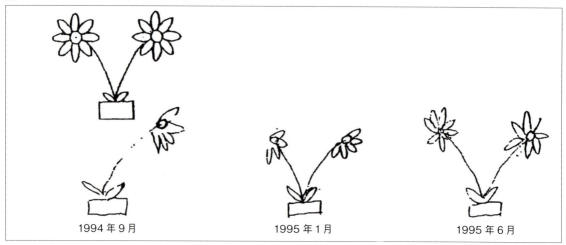

1994年9月　　1995年1月　　1995年6月

とが望ましい.

　感覚麻痺は程度にもよるが, 歩行能力, 実用手などに大きく影響する. 細部は理学療法士, 作業療法士にゆだねる部分が大きいが, 運動麻痺の程度が同じようでも, 感覚麻痺が重度であれば歩行ができるまでに数年必要であり, 視床病巣による運動麻痺が軽度で感覚麻痺が重度な場合, 実用的な手にならないことが多い.

　高次脳機能障害の代表的なものには, 失語症, 左半側空間無視(失認)などがある.

　失語症は, 症例が発表されて約150年の歴史がある. 「聴く」(早い, 長い文は理解しにくい), 「読む」(漢字よりも仮名が難しい), 「話す」(固有名詞が出にくい, 思ったことと違うことをいう「錯語」, 五十音表は役立たない), 「書く」(仮名が難しい)の4つと計算障害が起きる. 「話す」ことだけが障害のある構音障害とは全く違う.

　言語聴覚士にゆだねる部分は大きいが, 失語症者への視点として, 判断力や思考力は普通である. 会話のテンポは遅いがその「間」に耐える必要がある(周囲が言ってしまうと, 本人は次に言いたくなくなる). 言葉以外の絵で示す, 実物を指すなど, 多様な伝達方法を探す. そして, ともに行動すること(散歩, 食事等)を通じてコミュニケーションを図ることも重要である.

　会話の基本は, 落ち着いて顔を見てゆっくり・はっきりと, そして短くわかりやすい言葉で話す. 「はい」「いいえ」で答えられる質問をする. 先回りしないでしばらく待つ. 話題を急に変えない. 誤りを頻回に訂正されるといやになるので正しい言葉を補ってさりげなく確認する, などが求められる.

　左半側空間無視は, 失語症より歴史が浅く, 機序の解明は十分ではない. **2**の模写図のように花びらの左半側を描かない状態に関して, 注目した視野の左半側の刺激に気づかない, 反応しない状態ともいえる.

　作業療法士にゆだねる部分は大きいが, 本人は認識がないか, 薄い. 左半身の認識も低下する身体失認がある. 距離感・垂直-水平も歪むことなどから転倒が多いので注意が必要である. 服の左側が乱れ, 机の左側が乱雑で一見だらしがないと見えるが, 性格ではなく症状であることを認識する.

　高次脳機能障害の特徴は, 症状以外は普通である. 障害は短時間ではわかりにくく, 日常生活, 社会活動(仕事, 買い物など)の継続した時間の中で出現しやすいので, 診察室での症状

3 支援の4つの視点と目標

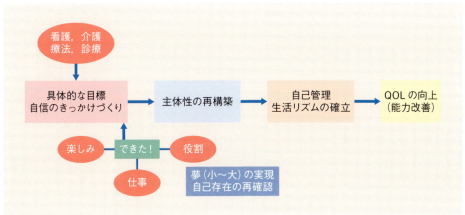

（評価）だけでなく家族からの情報も重要である．また，本人が障害を認識できていない場合が多い．高次脳機能は人間的な機能であり，この障害は個人の性格や資質と混同，誤解しやすい．ただし，半年〜年単位で改善するので，1〜3〜5〜10年以降の経過を見ながら症状の変化を判断することが必要になる．

発症初期には病巣およびその周囲が改善する．脳血流の研究者によれば，その後自分の能力の少し上のレベルに向けて努力すると，脳血流が増え，年単位で反対側半球などが代償してゆっくり改善する．努力するには本人の意欲が必要であり，「主体性の再構築」が重要となる．

脳卒中は急に発症し，深刻な障害が残るので，その心理状態は，障害の重症度に関係しない．一般的に，病前を基準にして現在の状態を比較するため，いつまでも「よくなっていない」と思う．「自分は重症で，大変な思いをしている」，「なんで自分だけがこんな病気に」と自責の念にかられる．「こんな体になって惨め，情けない，死にたい」，「人に迷惑をかけたくない」などの気持ちから，「閉じこもる」傾向がある．家庭では，家族は「健常者」で，自分だけが「障害者」と思い，孤独感を味わう．総体として「極めて自信がない」状態が長く続く．

本人の「障害があるから何もできない」「治ったら…する」という考えから「障害があってもいろいろできる」という考えに転換するきっかけづくりをする．そのためには，本人にとって，できない，無理と思っていた興味・楽しみや役割などを実現し，それによって，自信回復のきっかけがつかめ，徐々に「主体性」が再構築する．

自信がないので，はじめの1歩は5歩にも8歩にも感じて実行しにくいが，周囲の人々は本人が主体的な活動に向けて「自己決定」できるような「間」をおく．

Deci[4]によれば，自己決定するとは，行動上のいくつかの選択肢から唯一の選択を調節するという人間の柔軟性と能力が必要であり，内発的動機づけが重要である．報酬を得るために外発的動機づけによる行動を度重なって行う経験は，本人の自己決定力を低下させる．さらに，内発型は失敗に対する責任を受け入れることができ，自責の念にとらわれることなどはないとも述べている．そして，自信がない状況では内発的動機づけで自己決定するには時間がかかることを認識する．

主体性が出ると，生活リズム等を自ら見直し，自己管理や自主練習が積極的になって日常化され，次の目標も具体化しやすくなり，発症

から年単位の時間がたっても能力が改善することがある．そして，生活の質も向上する（ 3 ）．ただし，ここに到達するのに3〜5年を要することが少なくなく，周囲の人々には根気が求められる[5]．

上述のほかに3職種に相談する視点は，難病で少しずつ歩行能力が低下し外出歩行が困難になった場合には理学療法士，車椅子や身体状況に合わせた住環境の整備等が必要な場合には作業療法士，高齢で食事の際むせやすくなれば言語聴覚士である．

そして，退院後，日々さまざまなスタッフがいて環境が整っている病院からスタッフがいなくて環境が整っていない自宅での困惑不安が大であり，落ち着いてくれば能力の向上が図れることが多いことから3職種と連携を取ることが望ましい．

当クリニックの中島鈴美・大島豊理学療法士，藤田真樹作業療法士との意見交換，助言に感謝します．

文献

1) 日本言語聴覚士協会HP.
   https://www.jaslht.or.jp/whatst_n.html
2) 山本正嘉．機能解剖・バイオメカニクス（北川薫 編）．文光堂；2011，p143．
3) Krusen FHほか（編），荻島秀男ほか（訳）．KRUSENリハビリテーション体系：運動療法．医歯薬出版；1979，p444．
4) Deci EL（著），石田梅男（訳）．自己決定の心理学―内発的動機づけの鍵概念をめぐって．誠信書房；1985．
5) 長谷川幹．主体性をひきだすリハビリテーション―教科書をぬりかえた障害の人々．日本医事新報社；2009．

地域包括ケアにおける多職種協働

多職種連携によるケアチームの育成

鷲見よしみ
日本介護支援専門員協会会長
歯科医師／介護支援専門員

◆ 多職種との連携は相手を理解するところから始まる．
◆ 医療・保健・福祉において，ほとんどの活動はチームワークで成り立っているが，ケアチームの最終目標は「利用者の幸福」でなくてはならない．
◆ 地域包括ケアにかかわるすべての職種が「利用者が求めるもの」に対する支援を行うことを推進していく必要がある．

地域包括ケアシステム構築の必要性

　地域における医療及び介護の総合的な確保の推進に関する法律（医療介護総合確保推進法）において，「地域包括ケアシステム」とは，地域の実情に応じて，高齢者が，可能な限り，住み慣れた地域でその有する能力に応じ自立した日常生活を営むことができるよう，医療，介護，介護予防（要介護状態もしくは要支援状態の予防または軽減もしくは悪化の防止をいう），住まいおよび自立した日常生活の支援が包括的に確保される体制をいう．

　がんにおいても療養生活が長期にわたることも多く，最初に受診した機関や他の病院がすべてのがん患者を継続して診療することは不可能になった．要介護状態になる人たちは，社会保障のみに頼らず，民間保険や個人・家族の責任で負担する覚悟を持ち，自らの健康を保持し続けられるように努力することと，要介護状態になっても自らの努力で生活を維持し続ける覚悟が必要となる．また，家族の形態やあり方の変化，地域での人のつながり，慣習，行事への参加など見守る構造にも変化がある．したがって，介護を支える人々と支えられる人々の暮らしぶりは，年代などにより生活を整える手順・方法・手段が大きく違っていることを認識しつつ，2015年の介護保険法改正を理念に合ったものにしていく必要がある．

　慢性的な症状を抱える人々は，医療と介護，あるいは複合的な支援ニーズを持つ人々といえるが，これらの人々に対しては，急性期のような単独の病気に対する短期介入という方法ではなく，長期で包括的・継続的なケアへ移行しなければならない．

　しかし，現在の私たちの生活は，IT，コンビニエンスストアに代表されるような利便性の獲得，個人の生活の確立，小地域活動参加離れなどにより，地域における人々のつながり方の違いが認識できなくなっている．その中で，自助，互助の活動に期待が寄せられているが，きめ細やかな支援には，画一的な情報では一人ひとりの個別性のある専門的関わりは難しい．また，認知症高齢者，若年性認知症の増大に伴い，地域の見守りをどう構築するかも大きな課題である．

　介護支援専門員（ケアマネジャー）は地域，特に市町村単位または区単位程度の新しい情報を的確に収集し，適切なケアが提供できるよう

ケアマネジメントに力を注ぐ必要がある.

多職種との連携は,相手を理解することから始まる.また,基礎のない仕事は,現状に翻弄される.適正に介護保険を使っていかないと,そもそも介護保険が保険制度としての役割を果たせなくなってくるのも否めない.地道な努力と信頼できる仲間で課題を乗り越え,さらなる飛躍をしなければならない.

チームワーク

チームワークとは,同じ目的のために複数の人が力を合わせることで,必要な要素は,課題を見失わない,リーダーの機能が適切,チームの境目が柔軟である,互いの役割関係が良好,共感的で民主的な雰囲気があることである.

医療・保健・福祉において,ほとんどの活動は,チームワークで成り立っており,保健・医療・福祉サービスが向上することで利用者に益し,その時働く専門職が喜びを感じるため,いま最も必要な技術がチームワークである.チームワークは,構成員すべてに責任があるにもかかわらず「だれかやってくれるはず」という基本的構えがチームワークの発展を阻害している.現状のチームワークの営みは,おそらくチームワークに直接的に報酬をあてるのではなく,サービスの質に報酬を連動させることで,必然的にチームワークが発展する.

誰もが慣れた関係で,慣れた手順で仕事をしていたい.利用者中心より自分中心の仕事ぶりが一番楽である.利用者中心に仕事をしようとした途端,自分が変わらなければならない.なお,組織の危機意識,利用者支援の情熱がなくなれば,本当のチームワークは避けられ,形式的なチームワークが残るばかりである.

チームワークは,多職種で構成されており,ケア会議の形式で情報交換が行われる.ファシリテーションをはじめとする多様な技術が求められる.目標に向けた役割分担は,チームにとって主要な機能である.

チームの存在意義は,目標達成にある.ケアチームの最終目標は,利用者の幸福である.

慢性疾患や障害を有した人々の生活支援

慢性疾患や障害を有した人々の地域生活を支援するケアチームは,チーム医療から生活支援チームへ移行する.

生活は,多様な構成要素で成り立っており,医療や健康をめぐる要素は,その一部に過ぎない.したがって,労働,譲許,教育,交遊など他の領域を支援する専門家など,患者と家族の好みにも配慮したうえで,多様な専門職がかかわらないと成立しない.慢性疾患を持つ人々への支援は医師の判断だけでは方向が定まらないことも多く,必ずしも医師がチームリーダーに適するわけではない.

また,成果は,生存率や治癒率ではなく,ケアの質や費用に焦点が当たる.チーム医療という言葉ではとらえられなくなり,ケアチームと呼ばれることが多くなった.その連携は,緩やかな情報交換の関係から,組織化された有機的な協働作業まで,さまざまなレベルが存在しており,チームワークは,最も組織化された連携形態となる.地域づくりを目指す場合は,地域協働へ発展する.在宅診療所,介護保険法,障害者総合支援法のケア会議開催などの報酬での形式的な政策誘導では,本来のチームは育てられない.

作業チームの分類

作業の性質で分類すると「意思決定チーム」「協議チーム」「作業執行チーム」となるが,患者のニーズを中心として,柔軟に任務を分担する「機能チーム」が求められる.

ソーシャルワークは,「環境の中の人」を支

多職種連携によるケアチームの育成 **175**

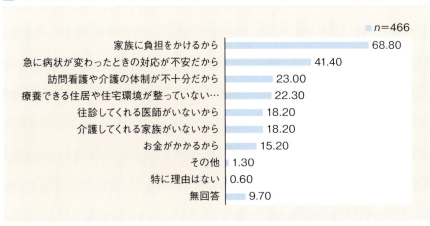

1 主治医との連携状況（％）

■ ほぼ実施　■ 半数程度実施　■ あまり実施せず　■ 無回答

n=2,132

項目	ほぼ実施	半数程度実施	あまり実施せず	無回答
主治医意見書を取得した医師に対してケアプランを提示している	13.8	15.2	64.2	6.8
利用者の受診時に同行するようにしている	4.4	24.1	64.9	6.6
利用者の健康状態の変化等について報告，相談している	12.8	37.7	43.6	5.9
サービス担当者会議に出席を求めている	5.7	10.7	75.7	7.9

（三菱総合研究所．平成25年度厚生労働省老人保健事業推進等補助金「居宅介護支援事業所及び介護支援専門員業務の実態に関する調査」報告書．2014．3より）

2 長期療養が必要になった場合に在宅療養の実現は難しいと思う理由（％，複数回答）

n=466

理由	％
家族に負担をかけるから	68.80
急に病状が変わったときの対応が不安だから	41.40
訪問看護や介護の体制が不十分だから	23.00
療養できる住居や住宅環境が整っていない…	22.30
往診してくれる医師がいないから	18.20
介護してくれる家族がいないから	18.20
お金がかかるから	15.20
その他	1.30
特に理由はない	0.60
無回答	9.70

（東京都福祉保健局「都民の健康と医療に関する実態と意識　東京都福祉保健基礎調査」平成21年度より）

援するために，実際には，その人を取り巻くネットワークを整備する．

ケースマネジメントは，対象者を直接取り巻くものがミクロ・ネットワークでこれを整備する．

コミュニティワークは，法律制度，福祉計画などがマクロ・ネットワークでここに働きかけている．

メゾ・ネットワークは，セルフヘルプ活動やNPOなどでグループワークが必要となる．

チームの運営

ケアチームが対象とするのは，主に慢性期，安定期の患者であり，利用者は，必ずしも医療だけではなく生活全体の支援を要するサービスユーザーである．生活の主人公はユーザーであり，ケアチームの方向性を規定するのはユーザーの決定であり，ユーザーがチーム活動に参画するのは当然である．しかし，「ケア会議へのユーザーの参加」とは，いたずらにすべての会議に出席することを意味してはいない．

利用者中心主義が実質的に守られる体制を実現するためには，①情報を整理する際の協力，②専門家同士の打ち合わせ会議の後に，ケアプランを確認するための会議を行う，③介入や追跡段階の協力，④評価過程におけるユーザー評価などが必要で，また，チームを有効に運営す

るためには，①目標を共有すること，②各自の専門的能力を発揮すること，③教育程度より技能を用いること，④憶測を意識的に点検することが重要になる．

また，チームを阻害する現象には，分裂（複数の集団に分かれる），下位文化形成（他の集団にわからない文化を持つ），犠牲者づくり（誰かを悪者にして安定する），理想化（そこにいない誰かを期待する），リーダーシップの分割（複数のリーダーが現れる）などがあり，こういった状況にならないように常に点検する必要がある．

共通言語

われわれは「伝えたこと」と「伝わっていること」とが違うことを度々経験する．

医師とメディカルスタッフ，一般市民が同じ言葉を使っても，意味する内容が微妙に違うことがある．例えば，多い人数や長い時間は医師を含めた医療者より，市民は小さくとらえる傾向にあり，「治る確率」「障害が残る」ことは，医師，メディカルスタッフ，市民の順で深刻度が強くなる．年齢や性別によってもこうした「あいまいな言葉」は異なって受けとられる．

チーム内で使用する言葉は，極力曖昧な形容詞を避けて，具体的な表現をすべきである．介護の現場では，込めている意味が異なるままチームワークを行い，気が付くとそれぞれが違った方向を見ていることもある．自分が語ろうとするものを明らかにすることこそチームワークの第一歩である．チーム内での色眼鏡（偏見，過大・過少評価），虫眼鏡（些細なことで相手を決めつける），遠眼鏡（総論だけの批評家）の使用を避ける，とも言われている．

専門職間の連携の障壁

専門職間の連携の障壁として，①周辺環境

3 ケアマネジャーとして対応が困難だと考えられる要介護ケース

要介護者と介護者の両方が高齢	97.2%
要介護者と介護者の人間関係が悪い	82.6%
要介護者と介護者の双方が経済的に困窮している	72.4%
介護者と他の家族・親族の人間関係が悪い	71.1%
要介護者と介護者の双方に認知症の症状がみられる	62.7%
一人の介護者が，複数の介護者を介護している	60.3%

（厚生労働省雇用均等・児童家庭局「今後の仕事と家庭の両立支援に関する研究会」〈佐藤博樹座長〉第9回〈2015. 5. 15〉参考資料2より）

（専門職間の権力格差，ジェンダー格差，組織の連携の程度など），②専門職自身（各専門職の価値観や行動様式），③展開上の問題（連携に関する知識の欠如）などがあげられる．

この障壁を解決するには総合的な対策が求められ，やりにくい人を排除して自分が楽をすることをチームに期待する場合には，そのようなスタッフはチームから排除されても仕方がない．掛け声や熱意だけではチームは成立しないのである．集団は規範に従う集合体であるから，少数派の意見が貴重になるのでリーダーの取り上げ方が鍵となる．

対人サービス組織の特殊性
——連携の実態

連携活動の尺度の構成概念として，①情報共有，②業務協力，③関係職種との交流，④連携業務の処理と管理，がある．

権利擁護業務では，情報共有や業務協力は比較的なされているが，消極的な関係職種との交流がなされず役割分担が明確ではないので連携業務の処理と管理に至っていない．

市町村保健師の連携では，保健所や医療機関との連携はなされているが，精神保健機関や福祉機関との連携はあまりなされていない．介護支援専門員（ケアマネジャー）でも，看護系出

身者は権利擁護や福祉サービスが抜けがちで，福祉系出身者は医療情報が検討されないままの計画になりがちである．要は，発想が限られることで，連携する必要性にも思いが至らない．

慣れた関係の中で慣れた方法による「連携」から踏み出していないことが推測される．基礎的な教育として，他の領域の多職種のことを知り，連携やチームワークの技術を学ぶことがなければ，利用者中心のサービスは実現しない．

下記の第2段階，第3段階をはじめから期待せず，まず第1段階から心がけるべきである．

第1段階　連絡

点へのサービス（随時の情報交換）．即時の見返りを期待せずに自らの存在と組織を宣伝し，利用者をめぐる情報をこちらから発信すること．コミュニケーション．

第2段階　連携

線で結ばれる（定期的な業務提携）．コーディネーション．

第3段階　統合

面というシステム（恒常的なつながり）．インテグレーション．

介護保険の保険給付の対象となるサービス等

要介護認定者の介護給付と要支援認定者の予防給付では，給付対象サービスが異なることに注意する．

介護給付

■ **指定居宅サービス（都道府県が指定・監督）**

訪問介護，訪問入浴介護，訪問看護，訪問リハビリテーション，居宅療養管理指導，通所介護，通所リハビリテーション，短期入所生活介護，短期入所療養介護（老人保健施設・病院，診療所），特定施設入居者生活介護，福祉用具貸与．

■ **指定居宅介護支援（都道府県が指定・監督）**

■ **指定地域密着型サービス（市町村が指定・監督）**

定期巡回・随時対応型訪問介護看護，夜間対応型訪問介護，認知症対応型通所介護，小規模多機能型居宅介護，認知症対応型共同生活介護，地域密着型特定施設入居者生活介護，地域密着型介護老人福祉施設入居者生活介護，複合型サービス（平成27年4月より看護小規模多機能型居宅介護に改称）．

■ **施設サービス**

介護老人福祉施設，介護老人保健施設，介護療養型医療施設．

予防給付

■ **指定居宅サービス（都道府県が指定・監督）**

介護予防訪問介護，介護予防訪問入浴介護，介護予防訪問看護，介護予防訪問リハビリテーション，介護予防居宅療養管理指導，介護予防通所介護，介護予防通所リハビリテーション，介護予防短期入所生活介護，介護予防短期入所療養介護（老人保健施設・病院，診療所），介護予防特定施設入居者生活介護，介護予防福祉用具貸与，特定介護予防福祉用具販売．

■ **指定地域密着型介護予防サービス（市町村が指定・監督）**

介護予防認知症対応型通所介護，介護予防小規模多機能型居宅介護，介護予防認知症対応型共同生活介護．

福祉用具専門相談員

介護保険の指定を受けた福祉用具貸与・販売事業所に2名以上の配置が義務付けられている専門職である．他の介護保険サービスの専門職と連携しながら，高齢者の自立した生活を，福祉用具でサポートする．

主な業務は下記になる．

■ 選定相談

利用者の心身の状態や使用環境などから，福祉用具で解決できることを一緒に考え，一人ひとりにあった福祉用具を選ぶ手伝いをする．

■ 計画作成

相談内容に基づき，福祉用具の利用計画（福祉用具サービス計画）を立て，適合・取扱説明や利用者の身体の状態や使用環境に合わせて福祉用具の調整を行う．また，福祉用具を安全かつ有効に使っていただけるよう，取り扱いについて説明する．

■ 訪問確認（モニタリング）

定期的に利用者宅を訪問し，福祉用具の点検や使用状況の確認などを行う．

ケアプランとケアマネジメント

介護保険サービスは，すべて介護サービス計画に基づいて提供される．

要介護認定者に対してこの計画作成をはじめとするケアマネジメントを担当するのが介護支援専門員（ケアマネジャー）である．なお，利用者の解決すべき課題を客観的に抽出するために，国が示した「課題分析標準項目」が用いられる．

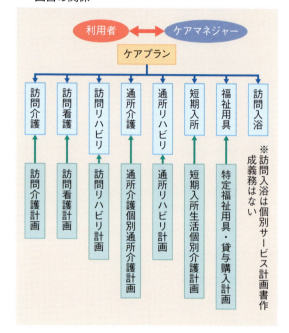

4 居宅サービス計画書（ケアプラン）と個別支援計画書の関係

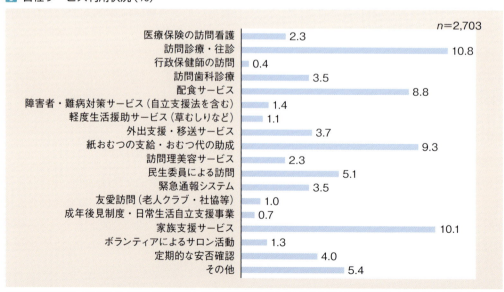

5 各種サービス利用状況（％）

（三菱総合研究所．平成25年度厚生労働省老人保健事業推進等補助金「居宅介護支援事業所及び介護支援専門員業務の実態に関する調査」報告書．2014．3より）

6 ケアプランへのリハサービス導入の際に期待したこと

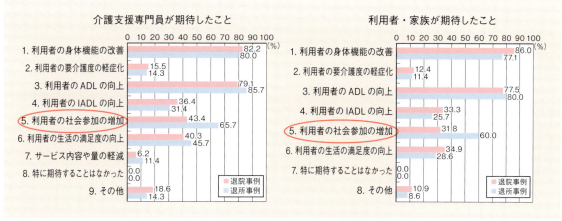

身体機能の改善，ADLの向上に加え，利用者の社会参加の増加に対する期待が高い．
（日本介護支援専門員協会．平成26年度厚生労働省老人保健事業推進費等補助金「ケアマネジメントにおける医療系サービスの活用実態とリハビリテーション専門職種との協働のあり方に関する調査研究事業」報告書．2015．3より）

要支援者に対するケアマネジメントは，予防給付の中の介護予防給付支援として地域包括支援センターにより行われる（指定居宅支援事業所への一部委託が可能である）．

サービス提供の視点，調整方法について

居宅サービスに求められる機能

地域でこれらの機能を効果的・効率的に組み合わせて高齢者の生活を支える．
- 生活機能の維持・向上（心身機能の維持向上，活動の維持向上，社会参加の促進），生活援助．
- 家族の負担軽減（レスパイトは上記の機能を発揮することで果たされる機能）．
- 認知症高齢者・重度者への対応．

すべての事業所で実施すべき基本的な取り組み

- アセスメントに基づく個別サービス計画の立案，計画に基づくサービス提供，計画の評価および見直しといったPDCA（Plan・Do・Check・Action）に基づくサービス提供．
- 地域の他の事業所や専門職等との連携を通じたサービス提供．
- 利用者の社会性．

「訪問系・通所系サービスに関する基本方針・基準等」（平成11年3月31日厚生省令第37号）による共通の基本方針・基準案

- 地域との結びつきを重視し市町村，他の居宅サービス事業者等との連携に努めなければならない．
- 居宅支援事業所等との連携に努めなければならない．
- 利用者の能力に応じ自立した日常生活を営むことができるようサービス提供を行う．
- 利用者の心身状況等を的確に把握し，サービス提供を行う．
- 心身機能の維持を図る．

訪問系・通所系の各サービスに求められる機能は，厚生省令第37号の事業の一般原則等から，以下のように整理される．

■訪問介護

入浴，排泄，食事の介護その他の生活全般にわたる援助を行う．

7 サービス担当者会議・リハビリテーション会議・地域ケア会議の特徴

	サービス担当者会議	リハビリテーション会議*	地域ケア会議
主催	介護支援専門員	訪問リハビリテーション・通所リハビリテーション事業所	地域包括支援センター
検討する計画書・内容	居宅サービス計画書 施設計画書等	個別サービス計画書（個別リハビリテーション計画書）	居宅サービス計画書・地域課題・政策提言
参加者	本人・家族 介護支援専門員 サービス事業者 ・その他の関係者	リハビリテーション事業所（主治医・PT・OT・ST・Ns・栄養士・介護士等）本人・家族・介護支援専門員・他の利用サービス事業者	本人・家族 介護支援専門員 サービス事業者 専門職・学識 その他の関係者

*留意すること
①主治医より，本人・家族がリハビリテーションについて説明合意がなされていること．
②介護支援専門員は，生活の視点からしっかりと計画作成に参加すること．
③カンファレンスの記録様式が似ている．

■訪問入浴介護
入浴の援助を行うことによって，利用者の身体の清潔の保持，心身機能の維持等を図る．

■訪問看護
療養生活を支援し，心身の機能の維持回復を目指す．

■訪問リハビリテーション
理学療法，作業療法その他必要なリハビリテーションを行うことにより，利用者の心身の機能維持回復を図る．

■通所介護
必要な日常生活上の世話および機能訓練を行うことにより，利用者の社会的孤立感の解消および心身の機能維持ならびに利用者の家族の身体的および精神的負担の軽減を図る．

■療養通所介護
難病を有する重度要介護者または，がん末期の者で常時看護師による観察が必要な対象者．

■通所リハビリテーション
理学療法，作業療法その他必要なリハビリテーションを行うことにより，利用者の心身の機能の維持回復を図る．

カンファレンス

サービス担当者会議は，利用者に関するアセスメントを共有し，今後の計画を立て，協働していくための会議である．会議のねらいは，一方的に立てた支援計画に協力を要請する場ではなく，チーム構成委員が，自分の意見や発想を述べて計画策定に関与することにより，実際の介入作業が，確実に行われる点にある．

ケアマネジメントの現状と課題

ケアマネジメントの対象者は，慢性的な症状を抱え，単独の疾病に対する短期介入ではなく，長期の包括的・継続的な介入へシフトする．また経済的な課題や家族に病気，障害者がいたりなど，当事者のみならず家族単位になると色々な課題が出てくる．相談の背景にはさまざまな問題が多岐にわたり内在している．単なる多職種協働，互助的な見守りの「連携だけが一人で歩いている」段階では，生活は家族も含め継続できない．

一つ一つの課題の解決だけでは支援が進められないこともあり，専門職分野ごとに切り分けできるものではない．専門分野の狭間に陥り，課題を見落としたり，真の課題を把握できない可能性がある．真の課題を把握し，利用者に対して適切なケアを提供するためには，情報の共有や専門職相互の助言等を通して，各専門職が

目標を共有し，連携して対応することが必須である．

ケアマネジメントの現状は以下のようである．
- 在宅でケアを受ける要介護高齢者は，医療や健康上の課題があり，医師による医療を受けていることが多い．
- 主治医は，診療所の医師と病院勤務の医師とほぼ半々である．
- 在宅ケアにおける利用者のニーズは多様で，幅広く医療との連携をとる利用者支援が求められている．
- 在宅と入院を繰り返す．
- 在宅医療の役割はさらに大きくなる．

また，一方で，
- 中核病院においては，在宅ケア，施設ケアの経験の豊富な医師は少ない．
- リハビリテーションを実施する理学療法士（PT），作業療法士（OT），言語聴覚士（ST）は医療機関に偏在する．
- 在宅医療は個人の医師の努力によるところが大きい．
- 医療系サービス利用には，医師の指示が必要である．
- 医師との連携に関する取り組みは，進められている．
- 制度は複雑化しており，理解するのが難しい．

「ケア」と「環境」を各個人に合わせる

患者や家族は，療養の場が変わることで活動や参加に支障が生じることがある．疾病が患者や家族の生活に与えている影響を考えて，生活を支援する視点から，疾病による生活課題を抱えた患者や家族と関わる必要がある．

支援内容としては，
- 治療と生活課題が混在するので，治療と予防，生活課題との関係性を整理する．
- 利用者の疾病に対する向き合い方を共有し，より良い方向へ検討する．
- 地域での暮らしは，生活環境や周囲との人間関係に大きく影響を受けることを理解する．

などが考えられる．

疾病による活動や参加の喪失や増減の理解のためには，家族や周囲との関係をみる，役割の変化に伴う葛藤を知る，人間関係の変化をみる，新たな人間関係の発生と生活の広がりを知る，介護負担感と本人の思いを知ることなどが必要となる．

今後の課題

利用者本人が，現状を理解していないと必要なことも伝えられないことにつながる．

「利用者が求めるもの」「目指すもの」に対する支援を行うことを推進していくには，①病院や施設でのケアチームの育成と院外（地域）のケアチームの育成，②評価の明示（プロセス評価とアウトカム評価），③在宅生活の継続支援，が必要になる．

そのためには，下記のようなアプローチが考えられる．
- さまざまな機会をとらえて多職種と積極的に交流を図る．
- 「個別サービス計画書」は多職種で作成し，医療情報を共有する．
- 医療系サービスの種類とその有効性の理解に向けた啓発．
- 医療系サービスに対する十分な理解が得られていないと想定される利用者像やリハビリテーションサービスの提供方法等についての啓発．
- 入院の短期化が進む中での早期退院に向けての支援のあり方の検討．
- サービス導入に対する医師の関与など．

地域包括ケアにかかわるすべての職種が，「利用者が求めるもの」に対する支援を目指す必要がある．

地域包括ケアにおける多職種協働

管理栄養士の役割

奥村圭子[1]**，和田忠志**[2]
1) 医療法人八事の森 杉浦医院　管理栄養士／介護支援専門員
2) 医療法人実幸会 いらはら診療所在宅医療部長　医師

◆ 加齢現象と食生活機能の低下要因は，「食欲」「食事摂取量」「食生活機能」という3つの側面でとらえることができる．管理栄養士は，特に自立支援に着目し，医師の指示のもと，これらの課題について支援を展開する．
◆ これからの地域包括ケアシステムにおいて，健康な時から看取りまでの，「栄養」のみならず，「食歴」を把握し「食生活機能に合わせた暮らしの軌道修正」ができる，かかりつけ管理栄養士が必要となる．

外来診療の現場では，メタボリック症候群に代表されるような，いわば「栄養過多」の患者対応に医療従事者は注力している．一方，在宅医療を受けるような通院不能患者では，低栄養の頻度が高く，低栄養が重要な課題となっている．2012年に行われた在宅医療を受ける患者990名に対する栄養調査[1]によれば，「低栄養」は356名（36.0％），「低栄養の恐れあり」は335名（33.8％）にのぼった．

本稿では，在宅療養を行う高齢者において低栄養の問題が深刻であるとの認識から，とりわけ，低栄養の予防，低栄養に対する対応を主として，管理栄養士が地域包括ケアシステムにおいて果たすべき役割について概説する．

在宅療養を行う高齢者が低栄養となる要因について

すでに述べたように，在宅医療を受けるようなADL（activities of daily living）が低下した患者においては低栄養の頻度が高い．たとえば，要介護認定要因疾患の第1位は脳卒中である．

脳卒中は，麻痺による摂食嚥下障害，ならびに高次脳機能障害，血管性認知症を引き起こし，食事摂取量の低下を生じやすい．

一方，高齢者の食欲低下や食事摂取量低下が低栄養の要因となり，虚弱（フレイル）を加速させうる．その意味で，ADL低下が低栄養を引き起こし，低栄養がフレイルを加速するという悪循環が存在する．この悪循環を断ち切り，高齢者の低栄養を予防することは重要な課題である．

社会的・心理的要因を認識することの重要性

脳血管障害や認知症などの身体的要因が食欲低下・食事摂取量低下に結びつくことは，理解しやすい．加えて，社会的・心理的要因を認識することが重要である．

少子超高齢社会は，単独世帯の多い社会である．2035年には，全世帯主に占める65歳以上の世帯主割合は約4割になり，世帯主が65歳以上の世帯のうち単独世帯は2010年の1.53倍になるとされる．そのなかで「（日中）独居」「老老介護」「認知症高齢者」「経済的困窮高齢者」「セル

1 栄養ケア・マネジメント体制

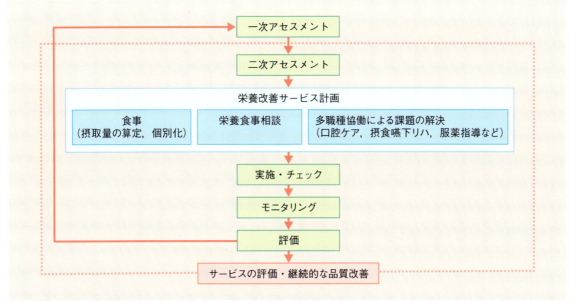

(杉山みち子. 栄養改善について. 厚生省老人保健事業推進等事業「高齢者の栄養管理サービスに関する研究報告書」〈1997〉を改変)

フネグレクト」世帯の増加が予測され，これらの環境にある高齢者の食生活機能は低下しがちである．

食生活機能の低下に起因する低栄養のとらえ方

加齢に伴う生理的，社会的・心理的，経済的問題などに起因する食生活機能の低下は，栄養状態に影響を与える[2]．管理栄養士は，特に低栄養に着目し，医師の指示のもと，これらの課題について自立のための食支援を展開する．

■低栄養の代表的な要因

- 社会的要因：孤独，虐待，貧困，交通の不便など
- 精神的・心理的要因：認知機能障害，うつなど
- 加齢の関与：食欲低下，味覚や嗅覚の低下，咀嚼嚥下能力の低下など
- 疾病要因：炎症・悪性腫瘍，疼痛，口腔内の疾病，薬物副作用，咀嚼嚥下障害，消化管の疾患など
- その他：不適切な食形態の問題，栄養に関する誤認識，医療者の誤った指導など

栄養ケア・マネジメント

「自立のための食支援」に着目した食支援には「栄養ケア・マネジメント」を用いる．

「栄養ケア・マネジメント」とは，ヘルスケアサービスの一環として，個々人に最適な栄養ケアを行い，その実務遂行上の機能や方法手順を効率的に行うための体制をいう．

すなわち，低栄養リスク者をスクリーニングし，「本人の意欲や家族背景」，「身体計測データ」，「食生活状況」，「多職種の意見等で着目すべき課題」を，栄養アセスメント評価する．そのうえで，対象者の「栄養補給内容」，「栄養相談内容」，「多職種の分担」等について記した栄養ケア計画を行う．そして，計画のモニタリングを行う．「栄養ケア・マネジメント」は，これらの作業のPDCAによる栄養課題解決のための仕組みである．（ 1 ）

栄養ケア・マネジメントに利用可能な保健・医療・介護制度

栄養ケア・マネジメントを展開するにあた

り，保健・医療・介護の分野でさまざまな利用可能な仕組みがある．

■ **保健（予防医療・生活習慣病の重症化予防）**

特定健康診査・特定保健指導，後期高齢者医療健康診査．

■ **医療（治療・療養）**

入院・外来栄養指導，在宅患者訪問栄養食事指導．

■ **介護（介護予防・介護の重度化予防）**

介護予防・日常生活支援総合事業，居宅療養管理指導．

栄養ケア・マネジメントの対象者

栄養ケア・マネジメントが最も求められる対象者は，退院後の患者，および在宅療養高齢者である．これらの患者は一般に虚弱であり，低栄養に陥りやすい．

支援内容は，「摂食嚥下障害の認識と低栄養の予防」が最も重要である．そのほかに，「褥瘡の予防・治療」，「糖尿病及び腎臓病等に対する栄養療法」，「独居及び老老介護世帯の高齢者に対する食形態や粗食への対応等」などである[3]．

栄養ケア計画書の作成

支援実施のためには，「栄養ケア計画書」が必要となる．

対象者である在宅療養高齢者は，在宅要介護高齢者である可能性も高い．このため，本人の心身機能や構造の課題と共に介護者の介護力を考慮し，「家族と共に暮らしが成り立つ計画」を検討する．つまり，栄養課題の解決方法が，より重い介護負担に繋がることは避けなければならない．

栄養アセスメント

要介護高齢者の栄養アセスメントのポイントは，①本人と介護者が自分達は生活の何に困っているのかを自覚できているか，②本人と介護者は，何を解決する必要があるのかを理解しているか，を支援者が認識することである．

この2点を，本人や介護者，そして支援専門職が，共通認識とすることが重要である．そのためのポイント3つを以下に示す．

■ **栄養アセスメントのための共通認識の3つのポイント**

①心身を健康状態に治し，自立した暮らしを支える仕組みがあるか（栄養改善とリハビリテーションによる心身機能・身体構造の支援）

②誰かと共に「口から食べる幸せ」（供食）と生きる喜びを支え，質の高い暮らし（QOL）の実現ができているか（地域社会への参加の支援）

③人との関わりのなかで，役割をもつ社会活動の実現ができているか（地域社会活動や生きがいの支援）

このような課題について共通認識を形成する場を，「栄養カンファレンス」と呼ぶ．要介護高齢者であれば，サービス担当者会議と合同で行うことが多い．

栄養ケア・マネジメントで扱う栄養の課題

栄養ケア・マネジメントで扱う栄養の課題は主に2つである．一つは低栄養の課題，もう一つは経口摂取能力の維持や経口摂取移行の課題である．

■ **低栄養の課題**

低栄養は，食欲低下や食事摂取量の減少によるたんぱく質等栄養の不足やエネルギー量不足（protein energy malnutrition：PEM），エネルギー亢進をきたす疾患などが主な要因である．「日本人の食事摂取基準2015年版」によると，エネルギーの摂取量および消費量のバランス（エネルギー収支バランス）の維持を示す指標として，

体格（BMI：body mass index）
＝体重（kg）÷（身長〈m〉）^{2}

を採用している．

患者の低栄養リスクを区分するための，BMI

2 低栄養状態のリスク判断のためのスクリーニング項目

リスク分類	低リスク	中リスク	高リスク
BMI	18.5〜29.9	18.5未満	
体重減少率	変化なし （減少3％未満）	1か月に3〜5％未満 3か月に3〜7.5％未満 6か月に3〜10％未満	1か月に5％以上 3か月に7.5％以上 6か月に10％以上
血清アルブミン値	3.6 g/dL以上	3.0〜3.6 g/dL	3.0 g/dL未満
食事摂取量	76〜100％	75％以下	
栄養補給法		経腸栄養法 静脈栄養法	
褥瘡			褥瘡

全ての項目が低リスクに該当する場合には，「低リスク」と判断する．高リスクにひとつでも該当する項目があれば「高リスク」と判断する．それ以外の場合は「中リスク」と判断する．
BMI，食事摂取量，栄養補給法については，その程度や個々人の状態等により，低栄養状態のリスクは異なることが考えられるため，対象者個々の程度や状態等に応じて判断し，「高リスク」と判断される場合もある．
（「居宅サービスにおける栄養ケア・マネジメント等に関する事務処理手順例及び様式例の提示について」日老老発第0331009号厚生労働省老健局老人保健課長通知〈抄〉，2006，3.31）

3 在宅患者訪問栄養食事指導（医療保険）の対象疾患（平成28年4月1日〜）

- 腎臓病食　● 肝臓病食　● 糖尿病食　● 胃潰瘍食
- 貧血食　● 膵臓病食　● 脂質異常症食　● 痛風食
- フェニールケトン尿症食　● 楓糖尿症食
- ホモシスチン尿症食　● ガラクトース血症食
- 治療乳　● 特別な場合の検査食
- 無菌食（単なる流動食および軟食を除く）
- 心臓疾患および妊娠高血圧症候群などの患者に対する減塩食
- 十二指腸潰瘍の患者に対する潰瘍食
- 侵襲の大きな消化管手術後の患者に対する潰瘍食
- クローン病および潰瘍性大腸炎等により腸管の機能が低下している患者に対する低残渣食
- 高度肥満症（肥満度が＋40％以上またはBMIが30以上）
- てんかん食
- がん患者
- 摂食機能又は嚥下機能が低下した患者
- 低栄養状態にある患者

赤字は平成28年度診療報酬改定より新たに追加されたもの

4 居宅療養管理指導（介護保険）の対象疾患

- 腎臓病食　● 肝臓病食　● 糖尿病食　● 胃潰瘍食
- 貧血食　● 膵臓病食　● 脂質異常症食　● 痛風食
- 嚥下困難者のための流動食
- 経管栄養のための濃厚流動食
- 特別な場合の検査食（単なる流動食および軟食を除く）
- 低栄養状態

以外の項目も含めたスクリーニング項目を**2**に示す．しかし，実際の栄養支援はこれだけでは不十分である．栄養アセスメントにあたっては，**2**の項目以外に，既往歴や，社会的，認知的，心理的，経済的，地域性などを多岐に評価する．ここから抽出された課題は，管理栄養士だけではもとより解決はできず，地域包括的な多職種連携が必須となる．

管理栄養士は，栄養の課題に関しては，医師の指示のもと医療保険制度および介護保険制度が定める対象疾患に介入できる（**3**，**4**）．

■経口摂取能力の維持や経口摂取移行の課題

経口摂取能力の維持や経口摂取移行の支援は，摂食嚥下機能低下をターゲットにした支援となる．支援にあたっては，窒息や誤嚥性肺炎などを生じないよう，安全性に十分配慮する．高齢者介護施設では，栄養ケア・マネジメントと一体として「経口維持・経口移行計画」を作成するが，そのためのチェックリストが参考になる（**5**[4])．

在宅要介護高齢者の場合も，摂食嚥下機能障害は，介護重度化の要因の一つである．管理栄養士の役割は，安全で安楽に食べることができるための食支援である．管理栄養士は，本人と家族の今までの暮らしが著しく阻害されないように十分考慮し，介護者が疲れない食支援を多職種と展開する．

5 経口による継続的な食事の摂取のための支援の観点※

※当欄の項目に関しては、食事の観察及び会議を月1回実施の上、記入して下さい.

食事の観察を通して気づいた点
食事の観察の実施日: 　　年　　月　　日
食事の観察の参加者：□医師　□歯科医師　□管理栄養士／栄養士　□歯科衛生士　□言語聴覚士　□作業療法士　□理学療法士　□看護職員　□介護職員　□介護支援専門員

①	上半身が左右や前後に傾く傾向があり，座位の保持が困難である	□はい　□いいえ
②	頸部が後屈しがちである	□はい　□いいえ
③	食事を楽しみにしていない	□はい　□いいえ
④	食事をしながら，寝てしまう	□はい　□いいえ
⑤	食べ始められない，食べ始めても頻繁に食事を中断してしまう，食事に集中できない	□はい　□いいえ
⑥	食事またはその介助を拒否する	□はい　□いいえ
⑦	食事に時間がかかり，疲労する	□はい　□いいえ
⑧	次から次へと食べ物を口に運ぶ	□はい　□いいえ
⑨	口腔内が乾燥している	□はい　□いいえ
⑩	口腔内の衛生状態が悪い	□はい　□いいえ
⑪	噛むことが困難である（歯・義歯の状態又は咀嚼能力等に問題がある）	□はい　□いいえ
⑫	固いものを避け，軟らかいものばかり食べる	□はい　□いいえ
⑬	上下の奥歯や義歯が咬み合っていない	□はい　□いいえ
⑭	口から食物や唾液がこぼれる	□はい　□いいえ
⑮	口腔内に食物残渣が目立つ	□はい　□いいえ
⑯	食物をなかなか飲み込まず，嚥下に時間がかかる	□はい　□いいえ
⑰	食事中や食後に濁った声になる	□はい　□いいえ
⑱	一口あたり何度も嚥下する	□はい　□いいえ
⑲	頻繁にむせたり，せきこんだりする	□はい　□いいえ
⑳	食事中や食後に濁った声に変わる	□はい　□いいえ
㉑	食事の後半は疲れてしまい，特に良くむせたり，呼吸音が濁ったりする	□はい　□いいえ
㉒	観察時から直近1か月程度以内で，食後または食事中に嘔吐したことがある	□はい　□いいえ
㉓	食事の摂取量に問題がある（拒食，過食，偏食など）	□はい　□いいえ

(「栄養マネジメント加算及び経口移行加算等に関する事務処理手順例及び様式例の提示について」老老発第0907002厚生労働省老健局老人保健課長通知）〈抄〉別紙3「経口移行・経口維持計画（様式例）」2005.9.7より）

このアセスメントのポイントとして，「家族と違う食形態でなければならない根拠は何か」，「食形態を変える必要があれば，家族と同じ食事内容から展開可能か」，「介護者の調理意欲や調理技術はどの程度であるか」，「買い物の頻度増加など新しい食生活機能を受け入れる余裕はあるか」，「経口摂取の増減が，栄養状態とリハビリテーションの効率にどのような影響を及ぼすか」，「栄養補給内容は妥当か」，「関わっている多職種は食支援に理解を示しているか」，「新しい食材等を購入する経済力はあるか」などが挙げられる.

このように食支援に専門職が介入し，在宅での摂食嚥下機能の訓練が功を奏し，経管栄養（胃ろう）からの離脱が可能となる者は少なくない.

家族介護者の苦悩を察する感性をもつ

しかし，経口摂取可能となり，ADLが歩行可能にまで機能回復したとしても，認知機能が低下している場合などには，留意が必要である．たとえば，認知症患者のADL向上によって徘徊が生じる場合，介護負担を高め，それゆえ生活を圧迫し，家族の不安を増幅させる可能性がある．つまり，栄養状態が著しく改善することで，このような不測の事態をも生じえることは認識しておきたい．ここで専門職が留意すべきは，「家族介護者は，そのような不安を専門職には語らないことがある」ことである．

加えて，家族介護者はより複雑な葛藤を抱えることも珍しくない．つまり，「（患者が改善すると負担や不安が増大するため）患者の改善を求めないように思える気持ち」や，「介護以外

の暮らしでの辛い心境」などである．そして，一生懸命に支援する専門職に対して，それらを言葉に出す者は少ない．そこには，「自分自身の暮らしよりも"介護に翻弄されている自分"を優先してしまいがちな自分への罪悪感」や「葛藤を抱えていることを（懸命に支援してくれる）他人に悟られたくない気持ち」など，複雑な心境があるのである．

食支援をチーム医療として展開しているときに，患者に新たな身体的変化が生じた場合は，栄養状態の変化を伴う場合も少なくない．このような新たな身体的変化に際しては，管理栄養士は，ひとまず「本人や家族の暮らし」に目を向けるのがよい．そして，新たな身体的な変化が，「本人と家族の暮らしのペース」を乱していないかどうか，を確かめるために，関係職種と「栄養ケアカンファレンス」を開催したい．そこで，これまでの「栄養ケア計画」の継続や見直しを検討してほしい．

地域包括ケアシステムにおけるヘルスプロモーションの展望

全年齢を対象としたヘルスプロモーションを視野に入れて

最後に，全年齢を対象とした，地域包括ケアシステムにおけるヘルスプロモーションについて，管理栄養士の立場から述べる．地域包括ケアシステムにおけるヘルスプロモーションは，要介護高齢者に対する医療と介護との多職種連携に留まらず，全世代共通の「地域保健医療との連携」を視野に入れて行われるべきものである．

地域保健医療の管理栄養士の役割は，母子保健が中心であるが，自立して暮らす健康高齢者も対象となる．いずれ誰もが経験する食生活機能の低下に対して，「その時が来ても心配しないような教育的支援」と，その時に備える「地域における食生活支援のための地域資源開発」となる．

自立高齢者に対する予防的介入の必要性

一見して，「自立した健康な後期高齢者」と誰もが思ったとしても，それは，健診や医療機関を受診していないから疾患が発見されていないだけかもしれない．特に，後期高齢者の場合は，食欲低下や食事摂取量低下があっても自覚症状が乏しく，さらに，自覚した時には時すでに遅く，短期間で重篤な生命の危険性が一気に高まることもある．

そして，暮らしの事情が一人ひとり異なる地域高齢者には，（健康なうちに予防的に行う）専門職の個別介入は難しい．また，予防医療のための予算はほとんど認められない．「食生活機能の低下予防」から「生活習慣病の重症化予防」までを得意とする管理栄養士は，「特段の自覚症状のない，外出頻度の少ない，定期受診していない高齢者」の個別栄養訪問をしたいところである．しかし，現在のところ仕組みが整っていないのが実情である．

かかりつけ管理栄養士が必要な時代に

今後の地域包括ケアシステムの課題の一つに，この地域保健医療の分野でも，せめて健診や医療受診がままならない後期高齢者の栄養ケア・マネジメントを展開することで，早期の段階で軽度な治療で終わる時期に医師やケアマネジャー等に繋げ，医療費や介護給付費の削減に大きく貢献したいと考えている．

地域包括ケアシステムにおける管理栄養士の役割は，健康な時から看取りまでの，「栄養」のみならず，「食歴」を把握し「食生活機能に合わせた暮らしの軌道修正」ができることである．これからは「かかりつけ管理栄養士」が必要な時代と考えている．

文献

1) 国立長寿医療研究センター.平成24年度老人保健健康増進等事業「在宅療養患者の摂食状況・栄養状態の把握に関する調査研究」報告書.平成25年3月
   http://www.ncgg.go.jp/ncgg-kenkyu/documents/roken/rojinhokoku4_24.pdf
2) 厚生労働省.日本人の食事摂取基準(2015年版)策定検討会報告書〈参考資料1.対象特性〉「高齢者」
   http://www.mhlw.go.jp/file/05-Shingikai-10901000-Kenkoukyoku-Soumuka/0000042643.pdf
3) 日本健康・システム学会.平成24年度厚生労働省老人保健事業推進等補助金〈居宅療養管理指導のあり方に関する調査研究事業〉「居宅高齢者の栄養ケア・マネジメントのための居宅療養管理指導の実態把握とその体制に関する研究」報告書.平成25年3月
   http://www.j-ncm.com/pdf/H24mhlw_Repo20130526.pdf
4) 厚生労働省.栄養マネジメント加算及び経口移行加算等に関する事務処理手順例及び様式例の提示について(平成17年9月7日老老発第0907002厚生労働省老健局老人保健課長通知)〈抄〉別紙3「経口移行・経口維持計画(様式例)」

地域包括ケアにおける
地域連携(行政・組織・団体)

5章

地域包括ケアにおける地域連携（行政・組織・団体）

日本医師会
かかりつけ医と在宅医療

鈴木邦彦
日本医師会常任理事
医療法人博仁会理事長／志村大宮病院院長
医師

- 日本医師会（日医）は，世界医師会に認められた，日本で唯一の医師個人資格で加入する団体であり，各種の調査・研究や国際交流などを通じて，これからの医療のあり方を考え，より働きやすい医療環境づくりと国民医療の推進に努めている．
- 日本医師会によるかかりつけ医の定義は「なんでも相談できる上，最新の医療情報を熟知して，必要な時には専門医，専門医療機関を紹介でき，身近で頼りになる地域医療，保健，福祉を担う総合的な能力を有する医師」である．

日本医師会の概要

公益社団法人日本医師会は，1916年（大正5年）に北里柴三郎博士（初代会長）らによって設立された，医師の医療活動を支援する民間の学術団体である[1]．

世界医師会に認められた，日本で唯一の医師個人資格で加入する団体であり，各種の調査・研究や国際交流などを通じて，これからの医療のあり方を考え，より働きやすい医療環境づくりと国民医療の推進に努めている．

日本医師会は3層構造になっており，日本医師会，47の都道府県医師会とともに，891の郡市区医師会がある（1）．日本医師会会員数は167,029人（2015年12月1日現在）で，内訳は開業医が83,604人，勤務医等が83,425人である．

かかりつけ医と日医かかりつけ医機能研修制度

従来より「かかりつけ医」という呼称は定着していたが，2013年8月8日に出された日本医師会・四病院団体協議会合同提言において，改めてかかりつけ医の定義が示された[2]．

かかりつけ医は，「なんでも相談できる上，最新の医療情報を熟知して，必要な時には専門医，専門医療機関を紹介でき，身近で頼りになる地域医療，保健，福祉を担う総合的な能力を有する医師」（2）という定義を理解し，かかりつけ医機能の向上に努めている医師であり，開業医か勤務医か，あるいはどの診療科かを問うものではない．

近年，医療の専門分化に伴い，かかりつけ医機能の低下が懸念されたため，日本医師会では，2016年4月1日より，今後のさらなる少子高齢社会を見据え，地域住民から信頼されるかかりつけ医機能のあるべき姿を評価し，その能力を維持・向上するために「日医かかりつけ医機能研修制度」を実施することにした（3）．

同研修制度では，かかりつけ医機能として，①患者中心の医療の実践，②継続性を重視した医療の実践，③チーム医療，多職種連携の実践，④社会的な保健・医療・介護・福祉活動の実践，⑤地域の特性に応じた医療の実践，⑥在宅医療の実践の6つを示している．

本研修制度の実施主体は，実施を希望する都

1 日本医師会の概要

*東京都文京区本駒込の日本医師会館

*ノーベル医学・生理学賞を受賞した山中伸弥氏も日本医師会会員.

郡市区等医師会（891）
《うち，大学医師会（63），その他（13）》
192,858人（平成25年8月1日現在）

都道府県医師会（47）
181,578人（平成25年8月1日現在）

日本の医師総数（約30万人）のうち約54％が加入

公益社団法人
日本医師会

日本医師会会員数
167,029人（H27.12.1現在）
内　開業医　83,604人
　　勤務医他 83,425人

世界医師会に認められた，日本で唯一の医師個人資格で加入する団体です．

（日本医師会資料より）

2 かかりつけ医の定義

なんでも相談できる上，最新の医療情報を熟知して，必要な時には専門医，専門医療機関を紹介でき，身近で頼りになる地域医療，保健，福祉を担う総合的な能力を有する医師.

（日本医師会・四病院団体協議会合同提言「医療提供体制のあり方」2013.8.8[2]より）

道府県医師会で，研修内容は，基本研修，応用研修，実地研修の3つから成り，3年間で要件を満たした場合，都道府県医師会より修了証書または認定証が発行される（**4**）．いずれも有効期間は3年である．このうち，基本研修は，日医生涯教育認定証の取得であり，実地研修

3 日医かかりつけ医機能研修制度

【目的】
今後のさらなる少子高齢社会を見据え，地域住民から信頼される「かかりつけ医機能」のあるべき姿を評価し，その能力を維持・向上するための研修を実施する．

【実施主体】
本研修制度の実施を希望する都道府県医師会　　2016年4月1日より実施

【かかりつけ医機能】
1. 患者中心の医療の実践
2. 継続性を重視した医療の実践
3. チーム医療，多職種連携の実践
4. 社会的な保健・医療・介護・福祉活動の実践
5. 地域の特性に応じた医療の実践
6. 在宅医療の実践

（日本医師会資料より）

4 日医かかりつけ医機能研修制度の研修内容

基本研修
- 日医生涯教育認定証の取得.

応用研修
- 日医が行う中央研修,関連する他の研修会,および一定の要件を満たした都道府県医師会並びに郡市区医師会が主催する研修等の受講.

規定の座学研修を 10 単位以上取得

実地研修
- 社会的な保健・医療・介護・福祉活動,在宅医療,地域連携活動等の実践.

規定の活動を 2 つ以上実施（10 単位以上取得）

3 年間で上記要件を満たした場合,都道府県医師会より修了証書または認定証の発行（有効期間 3 年）.

（日本医師会資料より）

5 日医かかりつけ医機能研修制度―実地研修

実地研修
- 修了申請時の前 3 年間において下記項目より 2 つ以上実施していること.
1 項目実施につき 5 単位とし,10 単位を取得する.

1. 学校医・園医,警察業務への協力医
2. 健康スポーツ医活動
3. 感染症定点観測への協力
4. 健康相談,保健指導,行政（保健所）と契約して行っている検診・定期予防接種の実施
5. 早朝・休日・夜間・救急診療の実施・協力
6. 産業医・地域産業保健センター活動の実施
7. 訪問診療の実施
8. 家族等のレスパイトケアの実施
9. 主治医意見書の記載
10. 介護認定審査会への参加
11. 退院カンファレンスへの参加
12. 地域ケア会議等※への参加（※会議の名称は地域により異なる）
13. 医師会,専門医会,自治会,保健所関連の各種委員
14. 看護学校等での講義・講演
15. 市民を対象とした講座等での講演
16. 地域行事（健康展,祭りなど）への医師としての出務

（日本医師会資料より）

は,規定の活動16項目のうち,2つ以上実施し,1項目5単位として10単位以上取得することとしている（5）.

応用研修については,修了申請時の前3年間において,規定の項目より10単位を取得することとしている（6）. その中で,①かかりつけ医の倫理,質・医療安全,感染対策,②健康増進・予防医学,生活習慣病,認知症,③フレイル予防,高齢者総合的機能評価（CGA）・老年症候群,④かかりつけ医の栄養管理,リハビリテーション,摂食嚥下障害,⑤かかりつけ医の在宅医療・緩和医療,⑥症例検討については,日医が作成した規定のテキストを使用することとしており,2016年度より,年1回応用研

6 日医かかりつけ医機能研修制度―応用研修

応用研修

- 修了申請時の前3年間において下記項目より10単位を取得する．
  単位数については1〜8の各項目につき最大2回までのカウントを認める．
  下記1〜6については，それぞれ1つ以上の科目を受講することを必須とする．
  下記1〜6については，日医が作成した規定のテキストを使用する．

  1. かかりつけ医の「倫理」，「質・医療安全」，「感染対策」（各1単位）
  2. 「健康増進・予防医学」，「生活習慣病」，「認知症」（各1単位）
  3. 「フレイル予防」，「高齢者総合的機能評価（CGA）・老年症候群」（各1単位）
  4. かかりつけ医の「栄養管理」，「リハビリテーション」，「摂食嚥下障害」（各1単位）
  5. かかりつけ医の在宅医療・緩和医療（1単位）
  6. 症例検討（1単位）
  7. 「地域包括診療加算・地域包括診療料に係るかかりつけ医研修会」等※の受講（2単位）
     ※平成26年10月13日に開催した日本医師会在宅医リーダー研修会を含む，日本医師会，都道府県医師会，郡市区医師会が主催する当該研修会に準ずる研修会．
  8. 「かかりつけ医認知症対応力向上研修」の修了（1単位）

日医では2016年度より，本研修制度の応用研修会（6講義，計6時間）を，年に1回のペースで開催予定（3年かけてシラバスの全項目を網羅する）．

各年度の講義内容（予定）

2016年度	2017年度	2018年度
1：かかりつけ医の倫理 2：生活習慣病 3：フレイル予防，CGA・老年症候群 4：かかりつけ医の摂食嚥下障害 5：かかりつけ医の在宅医療・緩和医療 6：症例検討	1：かかりつけ医の質・医療安全 2：認知症 3：フレイル予防，CGA・老年症候群 4：かかりつけ医のリハビリテーション 5：かかりつけ医の在宅医療・緩和医療 6：症例検討	1：かかりつけ医の感染対策 2：健康増進・予防医学 3：フレイル予防，CGA・老年症候群 4：かかりつけ医の栄養管理 5：かかりつけ医の在宅医療・緩和医療 6：症例検討

（日本医師会資料より）

修の中央研修会を開催し，3年をかけてシラバスの全項目を網羅することとしている．

わが国の医療制度の特徴と超高齢社会に向けたパラダイムシフトの必要性

現在わが国では2025年に向けた税・社会保障の一体改革が進行中である[3]．2025年は1947〜1949年（昭和22〜24年）生まれの団塊の世代が全員75歳以上の後期高齢者となるため，超高齢社会の入口とされており，それまでに世界に類を見ない超高齢社会を乗り切るための体制を構築することを目指している．

今後わが国に必要な医療は，高度急性期医療と地域に密着した医療の2つであるが，前者のニーズが高齢化や若年齢層の減少により低下するのに対して，後者のニーズは高齢化の進行に伴って増加していく（**7**）．

地域に密着した医療の担い手としては，イギリスの家庭医（GP）を参考にした総合診療医による在宅中心の北欧・イギリスモデルも考えられるが，北欧・イギリスの高齢化率は14〜18％台と低く出生率も高い．中程度までの高齢化には対応可能と思われるが北欧は高負担であ

7 今後わが国に必要な医療

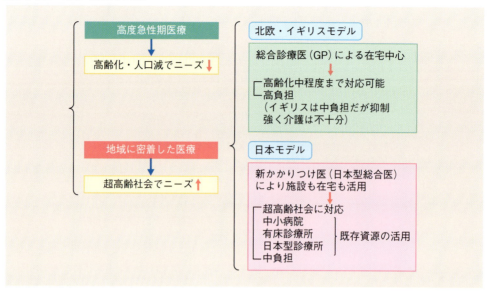

り，わが国で受け入れられることは難しいと考えられる．イギリスは中負担であるが，GPへのアクセスが悪いなど医療費が抑制される政策がとられており，また介護保険に相当するサービスはないため，介護は不十分である[4]．そもそも専門医も開業しているわが国においては，純粋な北欧・イギリスモデルは不可能であり，わが国と同様に家庭医と専門医の開業医が併存するフランスやドイツでは，少なくとも家庭医制度による医療費抑制効果はないとされている[5,6]．

超高齢社会においては，「治す医療」中心から介護との連携や看取りまでを視野に入れた「治し支える医療」中心に変わっていく．それは即ち，これまでの急性期の大病院を頂点としてかかりつけ医を底辺とする「垂直連携中心」から，かかりつけ医機能をもつ診療所，有床診療所，中小病院が訪問看護，介護分野のケアマネジャー，地域包括支援センターなどと水平に連携する「水平連携中心」に大きくパラダイムシフトすることが求められる（**8**）．そして，この水平連携こそが地域包括ケアシステムに他ならず，その多職種協働のリーダーとして期待されているのがかかりつけ医であるため，郡市区医師会の役割は今後益々重要となる．なお，わが国においては，明治中期以降病床を持って開業することが広く行われた歴史的経緯により[7]，今日有床診療所，中小病院が多く，診療所と同根であるだけでなく，超高齢社会において，身近な所でいつでも入院もできる貴重な資源となっている．

かかりつけ医機能をもつ医療機関を活用した地域包括ケアシステム構築と在宅医療

わが国では従来よりかかりつけ医がいて，かつては活発に往診を行っていたが，交通手段の発達や旧厚生省の抑制方針により徐々に廃れていった．しかし，高齢化の進行により，今後亡くなる方が大幅に増加するため，入院以外での看取りを増やす必要があるとともに，かかりつけ医の外来に通院していた患者が虚弱になって通えなくなった場合に，本人や家族の希望があれば，訪問して診療を続ける必要性が高まり，かかりつけ医が在宅医療に取り組むことが求められるようになった．

8 垂直連携中心から水平連携中心へ

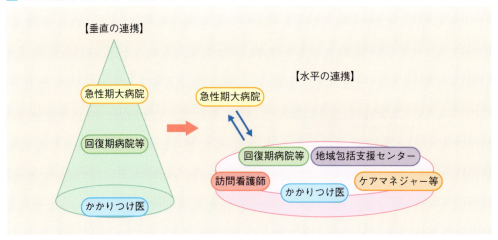

9 既存資源を活用した日本型在宅支援モデル

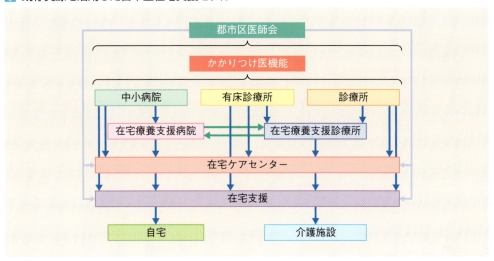

　近年，開業する際にも専門志向が強まり，かかりつけ医機能が低下する傾向もあった．しかし，在宅医療を含むかかりつけ医機能を充実・強化しつつ，貴重な既存資源である専門医が開業するため，検査・診断・治療・時に投薬・健診と高齢者に便利なワンストップサービスが可能な日本型診療所，有床診療所，中小病院を活用し，入院を含む施設も在宅も利用して，中負担で超高齢社会を乗り切る日本モデルを構築する必要がある．

　具体的には，かかりつけ医機能をもつ診療所，有床診療所，中小病院が，それぞれ可能な範囲で在宅療養支援診療所（在支診）や在宅療養支援病院（在支病）となり，さらにそれぞれ在宅ケアセンターを設置して，可能な範囲でできるだけ総合的に訪問看護や訪問介護などの介護系を含む在宅サービスを提供することが望ましい（**9**）．在宅サービスは，単品毎にバラバラに提供するのではなく，今後は地域性に応じて，かかりつけ医機能をもつ医療機関や郡市区医師会がプラットフォームとなって，できるだけ総合的に提供することが必要である．

⑩ 日本型在宅支援システム

　高齢化率がピーク時に40％に達するわが国では，在宅至上主義でも施設至上主義でもなく，有床診療所や中小病院への入院を含む，施設も在宅も活用する日本型在宅支援が必要になるが，主役は郡市区医師会が担う必要がある．

　地域包括ケアシステムにおける医療の担い手は，かかりつけ医機能をもつ診療所，有床診療所，中小病院であるが，次の世代の医師や女性医師の増加を考えれば，すべてのかかりつけ医に24時間365日の対応を求めるのは無理である．在宅療養支援病院（在支病）や有床・無床の在宅療養支援診療所（在支診）が中心となって，一人ひとりのかかりつけ医の負担をできるだけ減らしながら，全体で24時間365日の対応ができるグループを作る必要がある（⑩）．それをコントロールするのは郡市区医師会の役割である．なお，高度急性期の大病院は，高度急性期と急性期に特化した上で，地域包括ケアシステムの外側に立って，地域の最後の砦となることが求められている．

文献

1) 日本医師会創立記念誌
   https://www.med.or.jp/jma/about/50th/
2) 日本医師会・四病院団体協議会合同提言．医療提供体制のありかた．2013.8.8
   http://dl.med.or.jp/dl-med/teireikaiken/20130808.pdf
3) 社会保障制度改革国民会議報告書．2013.8.6
   http://www.kantei.go.jp/jp/singi/kokuminkaigi/pdf/houkokusyo.pdf
4) 日本医師会・民間病院イギリス医療・福祉調査団報告書Ⅱ．キャメロン改革で日本型に近づくイギリス医療—日本医療のイギリス化は時代に逆行．博仁会；2012.
5) 日本医師会・民間病院フランス医療・福祉調査団報告書Ⅲ．イギリス型に近づくフランス医療—日本は既存資源の活用が重要．博仁会；2015.
6) 日本医師会・民間病院ドイツ医療・福祉調査団報告書Ⅱ．昏迷するドイツ医療—日本型を極めて世界のモデルへ．博仁会；2010.
7) 猪飼周平．病院の世紀の理論．有斐閣；2010.

地域包括ケアにおける地域連携（行政・組織・団体）

国立長寿医療研究センターの取り組み

三浦久幸
国立長寿医療研究センター在宅連携医療部長
医師

- ◆ 国の在宅医療推進を目的として，国立長寿医療研究センターは2007年から在宅医療推進会議を開催している[1]．さらに2008年には厚生労働省医政局内に在宅医療推進室が設立されている．
- ◆ 全国の在宅医療のリーダーを養成するため，2012年度に都道府県リーダー研修，2013年度には在宅医療・介護連携推進事業研修会を開催した[2]．その後，全国で都道府県リーダーによる地域リーダー研修が開催された．
- ◆ 地域での在宅医療推進の拠点を作るため，2011年度および2012年度に在宅医療連携拠点事業[2,3]が行われ，国立長寿医療研究センターが2012年度の事業の進捗管理を行った．この事業の成功を受けて，現在は介護保険の地域支援事業の一つの，在宅医療・介護連携推進事業[4]として継続されている．
- ◆ 当センターのこれまでの活動を通じて，地域一体となって在宅医療推進に取り組むためには，自治体や地域の医師会の協力は必要不可欠であり，公的機関が中立・公平な立場で中心的役割を担うことが重要であることが確認された．

在宅医療推進会議とは[1]

　在宅医療推進に関わるセンターとして，国立長寿医療研究センターのこれまでの取り組みを **1** にまとめた．当センターは，全国の在宅医療に関わる団体，研究会，学会の担当者を招集し，2007年に「在宅医療推進会議」を設立．わが国における看取りまでを行える在宅医療を推進するための方策について，関係者の意見を聴くための会議を現在も毎年継続し行っており，在宅医療に関わる各指標についての提言等を行っている（**2**）．

　在宅医療推進会議の活動として，作業部会を作り，在宅医療に関わる全国的な調査や人材養成の方策の検討等を行ってきた．この流れの中で2008年に全国在宅療養支援診療所連絡会が発足している．また，各地域で在宅医療推進フォーラムなどシンポジウムが開催されている．

　2008年には国として積極的に在宅医療を推進する目的で厚生労働省内に在宅医療推進室が設置されている．現在も継続し，毎年の会議を行っており，在宅医療に関わる各指標についての提言等を行っている．

都道府県リーダー研修とは[1,2]

　在宅医療を推進する目的で，2012年に厚生労働省の「多職種協働による在宅チーム医療を担う人材育成事業」において，在宅医療推進の都道府県リーダーを育成する研修会を当セン

地域一体となって在宅医療推進に取り組むためには，自治体や地域の医師会が中立・公平な立場で中心的役割を担うことが重要である．

1 国立長寿医療研究センターによるこれまでの主な在宅関連事業

	2007	2008	2009	2010	2011	2012	2013	2014 (年)
多職種からなる全国的組織の構築								
在宅医療普及・啓発		在宅医療推進会議（主催）						
		在宅医療推進フォーラム（2006年～）第4回（2008年）から勇美記念財団との共同主催						
トピックス			在宅医療推進課設置（センター内）					
			全国在宅医療支援診療所連絡会発足					
			厚生労働省医政局に在宅医療推進室					
在宅医療連携拠点事業						在宅医療連携拠点事業事務局	愛知県在宅医療連携推進事業事務局	
人材育成事業						都道府県リーダー研修事業事務局	愛知県リーダー研修事業事務局	
地域在宅医療推進				在宅医療支援病棟（センター内）				
地域活性化事業 ICT利活用事業			地域元気再生事業（内閣官房公募）		「地域ICT利活用広域連携事業」（総務省委託事業）			
チーム医療推進事業					チーム医療実証事業・チーム医療普及推進事業			
地域での研修事業			在宅医療メイツ養成研修（介護職中心）					

2 在宅医療推進会議

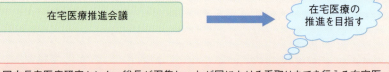

国立長寿医療研究センター総長が召集し，わが国における<u>看取りまでを行える在宅医療</u>を推進するための方策について，関係者の意見を聴くための会議を開催.
会議の意見を基に，在宅医療推進方策について，国立長寿医療研究センターおよび関係機関・関係者が実施するとともに，必要に応じて，制度に反映させる等のために政策提言を行う.

- 日本在宅医学会
- 在宅ケアを支える診療所・市民全国ネットワーク
- 日本家庭医療学医療学会
- 有識者代表（小松医院）
- 日本ホスピス・在宅ケア研究会
- 日本老年医学会
- 尾道市医師会
- 全国地域リハビリテーション支援事業連絡協議会
- 全国国民健康保険診療施設協議会
- 日本ホスピス緩和ケア協会
- 日本医師会
- 日本歯科医師会
- 日本薬剤師会
- 日本看護協会
- 国立がんセンター
- 日本訪問看護振興財団
- 在宅医療助成 勇美記念財団
- 長寿科学振興財団
- 日本プライマリ・ケア学会

3 多職種協働による在宅チーム医療を担う人材育成事業

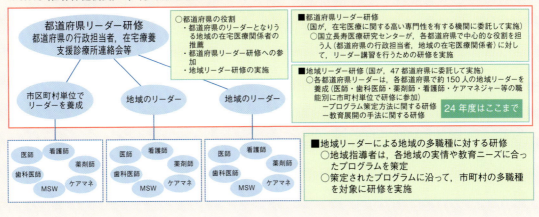

(厚生労働省HP.「在宅医療・介護の推進について」[2], p17より)

ター主催で開催した．その後，このリーダーにより各都道府県で行われる在宅医療推進の地域リーダー研修を行うという，カスケード型研修として企画された（3）．

多職種協働による在宅チーム医療を担う人材育成事業は，イギリスのGold Standards Framework（GSF：緩和ケアにおける継続教育のプログラムであり，学びのリレー形式で先導者から関係者に対して教育が繋がれて人材が育成される仕組みを構築している）を参考にしてプロジェクトデザインが設計された．

2012年に行われた都道府県のリーダー研修では，推進役として求められるリーダー論やさらなる人材を育成するための教育技術論，在宅医療の技術から理論に至る知識の習得を基本に，在宅医療においては多職種協働が大前提で

あるため，多職種協働についての知識と連携推進の知識を骨子としたプログラムを作成した．

この研修のプログラム骨子は，4本柱で構成された（4）．すなわち，リーダーとしての資質を育成するリーダー論，在宅医療においては必要不可欠である多職種協働を支えるチームマネジメント論，地域全体の情報を集約し分析し課題を抽出するアセスメント論，そして，在宅医療の臨床技術論である．

厚生労働省や日本医師会の協力のもとで，都道府県医師会の担当理事である医師，都道府県庁の在宅医療を所管する担当官，そして2012年度在宅医療連携拠点事業所として採択を受けた事業所から医師やケアマネジャー資格を持つ看護師が主に参加した．参加者の構成は，受講者252名の内，57％が医師であり，全体の7割

4 都道府県リーダー研修のプログラム骨子とメニュー

プログラム骨子	プログラムメニュー
リーダー論	都道府県リーダー研修の目的と関係者の役割
	在宅医療の本質と理想の在宅医リーダー像
チームマネジメント論	グループワークの進め方とファシリテーターの役割
	多職種ケアカンファレンス映像（DVD）視聴
アセスメント論	在宅療養を支える医療介護資源の最適化（医療・介護資源マップ作成）
	在宅療養を支える医療介護資源の視覚化，数量化
	各事業体の在宅医療連携の課題抽出の手法
	在宅医療に取り組むための，阻害要因の分析とその克服戦略
在宅医療の臨床技術論	"エンド・オブ・ライフ・ケア"の視点を有する在宅医療の重要性
	高齢者のニーズに応える在宅医療
	生活を支える在宅ならではの医療の実際
	かかりつけ医と在宅医療の推進
	同行研修記録映像（DVD）視聴

以上が医療者の受講であった．

都道府県リーダーは2012年度中に各県での「地域リーダー研修」を行い，地域リーダーによりさらに2013年度以降に地域での多職種協働の研修会が行われた．

2013年度には，さらに都道府県で行われていた地域リーダー研修の後方支援として，行政や関係多職種に向けた全国規模の研修会「在宅医療介護連携推進事業研修会」を当センター主催で開催し，都道府県が主体的に在宅医療推進に向けた人材育成をすることを支援した．受講者334名であり，事務職が全体の4割を占めていた．

これらの研修活動を通じ，医師会，行政，在宅医療スタッフが協働し，在宅医療を地域全体に面展開する動きが全国で広がった．2012年度においては都道府県主催で36都道府県にて在宅医療推進に関係した研修会（地域リーダー研修含む）が開催された．

2013年度においては，全国で428回の在宅医療推進に向けた研修会（地域リーダー研修や多職種研修）が開催され，約30,000人が受講していた（43都道府県のみからの回答に基づく）．

2013年度においては，都道府県規模で行った研修会や，二次医療圏レベルで行った研修，市町村自治体で開催した研修会，病院主催や保健所，医師会や各職能団体による研修会などその地域の実行可能性に応じた取り組みが展開された．

内容については，地域主催で行うことで，その多様性が顕著に現れていた．市民フォーラムのように講師の講話のみ研修会や，グループディスカッションのみ，都道府県リーダー研修とほぼ変わらない内容とボリュームで行われた研修会も見られた．参加者に地域の住民を含める場合は少なく，医療・介護・福祉の関係者と行政の参加を中心とした地域が大半であった．実施主体では，医師会主催と行政主催（市町村

5 在宅医療支援病棟の運用

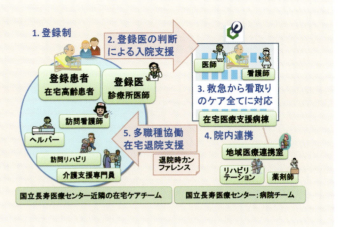

在宅ケアチームと病院チームによる切れ目のない医療・ケアの実践をめざして2009年4月に開棟.

自治体や保健所,地域包括支援センター)の,大きく2パターンの研修会が行われた.

日本における在宅医療推進の取り組みにおいては,在宅医療の専門性や技術性,芸術性に関する在宅医療専門職の集団,行政を中心とした生活を支える集団,そしてそれらの2集団の間を調整する集団,以上の3つの集団に対する教育的アプローチが必要であり,このため地域リーダー研修や多職種研修においては多様な研修内容を呈した.

この事業では,在宅医療における学びが各地域のさまざまな関係職種に対して伝達される仕組みを構築するということが第一目的であったとするならば,その目的は達成されたといえる.

在宅医療支援病棟とは[1]

国立長寿医療研究センターでは,2009年4月に地域の在宅医療活性化のモデル的病棟としてセンター内に在宅医療支援病棟を開設した(5).

病棟ベッド数は個室8室,2人床6室の計20床,看護体制は16名で,試みとして新しい病診連携のシステムを作っており,病棟を利用する在宅医を登録医,その在宅医により訪問診療を受けている在宅患者を登録患者としている.

登録医の判断により入院が決定され,登録患者の入院必要時,登録医が専用回線(ホットライン)で入院を依頼する.診療体制は登録医と入院中の病院主治医の2人主治医体制であるが,総合病院の中の病棟という利点から,臓器別の専門的治療は必要に応じ受けられる.

救急から看取り,レスパイト等,入院対応が必要とされる全ての事態に対応するため,対象疾患・入院目的に制限は設けていない.入院後は退院前カンファレンスや必要時の退院前の自宅訪問等,多職種協働による在宅への復帰支援を行っている.

この病棟の存在により,病棟の入院患者の在宅での死亡率は約33%と地域在宅死亡率の約3倍となっている(その他,詳細はp66「協力病院の役割」の項を参照).

在宅医療従事者各種研修の類型化

在宅医療と人材育成について,国立長寿医療研究センターはこれまで全国レベルでの在宅医療推進に取り組んできたが,各地域で面的に進

められている在宅医療推進の人材育成活動で得られた知見をもとに，現在までの人材育成と研修について類型化を行った．

現在進められている在宅医療における人材育成は，大きく4種類に分類される．

1つ目は在宅医療のリソースとなる人材を育成する取り組みである．これは学生対象の教育のように，基盤を構築するための人材育成と，既に各専門職能や職業等の経験者に対し在宅医療に関する再教育を行う場合である（パターンⅠ）．

2つ目は他職種と協働することを目的に在宅医療についての理解を促す教育であり，これらは介護や福祉分野，急性期等の医療機関に属する関係者などに対して行う人材育成である（パターンⅡ）．

3つ目は，在宅医療と多職種との調整にかかる教育であり，職種に限定せず広く在宅療養患者や地域医療全体が地域の実情に応じて円滑に展開できるための調整能力を持つ人材を育成する（パターンⅢ）．

4つ目は先のⅠ～Ⅲとは階層が異なり，在宅医療を推進するリーダーの人材育成である（パターンⅣ）．

各研修実施における留意点

上記パターンⅠとⅣについては，都道府県や二次医療圏などの広域的範囲で資金や時間をかけて，多くの承認を得たうえでコンテンツが作成され取り進められる必要がある．

パターンⅡとⅢについては，都道府県や二次医療圏等の広域にとらわれず，地域の実情に応じて柔軟に取り組むことが求められる．

医師会主催の研修会では，医師や医療職に対する在宅医療の技術論や症例検討など24時間365日などの安定的な医療提供体制に向けた研修内容が中心となる．

自治体主体の研修会では，多職種連携や医療との連携，事例検討等を含み，ディスカッションなど顔の見える関係作りなど医療と介護の連携体制構築に向けた研修内容が中心となる．

2014年度以降の研修会開催状況の調査では，半数程度の都道府県が継続的に研修会を開催していた．一方，半数は未定という回答であった．このように経年的な研修会プログラムの策定について，全国的にばらついていることは明らかで，地域による今後の展開に大きな偏りを呈する可能性がある．

人材育成における課題と今後

在宅医療推進において，全国的に共通した大きな3つの課題が明らかとなっている．すなわち，1つ目は教育する人材の不足，2つ目は教育するための情報の流通不足，そして3つ目は教育する場の不足である．

教育する人材の不足は，在宅医療にかかわる人材がそもそも不足していることによる．このため，在宅医療の実際や経験を含めた在宅医療に関する教育を提供することが出来ない人材によって教育を行わざるを得ない現状となっている．

在宅医療における正確な知識の流通不足という点は上記に密接に関連している．都道府県レベルでみれば，在宅医療に長年熱心に取り組んできた人材が必ず存在する．この一方，必要とする所にその情報が円滑に届けられていないのが現状である．

在宅医療に関する学びを得るためには，同行研修のように，実際にそのフィールドに出て時間と空間を共有することが効果的であることはさまざまな先行研究や取り組みからも明らかにされている．しかし，在宅医療提供者の人材不足や教育負担が大きい現状において，教育の場の確保が難しく，限られた教育の場への負担がさらに集中している現状にある．

このように，在宅医療推進に向けた人材を育成する教育者の不足，必要な情報の流通不足，

6 2012年度在宅医療連携拠点事業

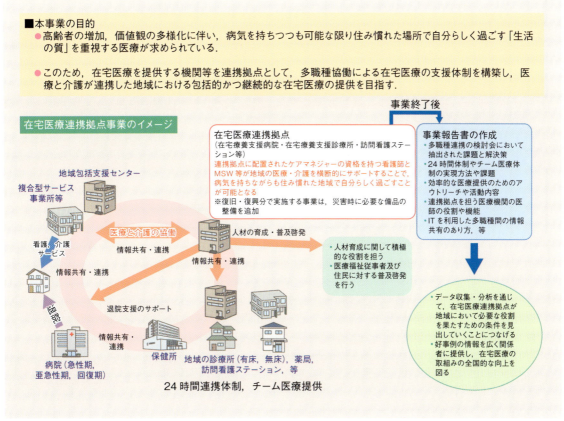

(厚生労働省2012年7月11日 在宅医療連携拠点事業説明会資料より)

教育の場の不足が在宅医療推進の課題であり，在宅医療を重要な医療の一部と位置づけた今日では，これらの課題解決に向けた積極的な支援が強く求められる．

具体的には，教育の機会を受けるための支援と同様に，教育を受け入れる側への手厚い支援を展開することが必要である．

別の視点では，これらの課題から生じている現状として，地域包括ケアシステム[4]という，地域を俯瞰的に捉えたうえでの人材の育成という視点が欠けているということも理由としてあげられる．

つまり，住民が生きることを支援する全体像の中で，一部の限られたフィールドのみで人材育成が行われ，同時に限られた医療というフィールドの中のみに限定した在宅医療推進の人材が育成されている．このため，地域や教育の状況によって人材の質に大きな差が出てくる可能性があるということが懸念されている．

地域包括ケアシステムという総合的な仕組みを中心に考えると，限られたフィールドの中での人材育成を行う場合も，専門特化したリーダーとしての人材と，その調整役や下支えを行う人材がペアで同時に育成されなければ，大きなシステムの中でそれらのリーダー人材が有効に活動できないということも念頭に置いておかなければならない．

在宅医療連携拠点事業[3]

2012年度に行われた厚生労働省主導の事業である．医療と介護の連携を主眼に，全国105か

7 医療介護福祉連携を基盤とする地域包括ケアシステム設計の概念図

所の採択事業所で行われた．病院，診療所，訪問看護ステーションなどさまざまな事業所が採択されたが，これらの事業成果により，この連携に関する事業は2015年度から行われている介護保険の地域支援事業の在宅医療・介護連携推進事業という国の正式事業に移行した（**6**）．

在宅医療が全体として広がらない状況の打開を目的として，2011年度から在宅医療連携拠点事業がモデル的に開始された．在宅医療連携拠点を中心に地域在宅医療を推進することに関しては「平成24年度における都道府県による新たな医療計画（平成25年度より実施）」の中で述べられており，この拠点は病院・診療所のみではなく，訪問に関する事業所，医師会，保健所，市町村等の主体のいずれかが在宅医療に必要な連携を担う拠点として位置づけられた．

標準的な規模の市町村の人口（7〜10万人程度）につき拠点1か所を目途に設けられること

が想定されたため，市町村内での活動が基本となる．

2012年度は全国105か所での在宅医療連携拠点事業が開始されたが，採択された事業主体はさまざまで，病院36か所，診療所27か所，行政12か所，医師会13か所，訪問看護ステーション9か所，複合施設2か所，病院の地域連携室1か所，地域包括支援センター2か所，歯科医師会1か所，薬局1か所，看護協会1か所であり，拠点の事業体はさまざまであった．

この事業を進めるにあたっては，各市町村レベルにおいて，それぞれの阻害要因を克服していくような働きかけが実施された．最終的には行政，医師会，診療所・病院，訪問看護ステーション，介護機関等が連携し協働で活動を行う必要があるが，実際は，在宅医療連携拠点の事業体の違いにより，点から面への展開に際しての阻害要因はそれぞれ異なっていた．

2012年度は各拠点に5つのタスクが設けられた．すなわち，①多職種連携の課題に対する解決策の抽出，②在宅医療従事者の負担軽減の支援（24時間対応の在宅医療提供体制の構築等），③効率的な医療提供のための多職種連携，④在

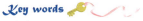

医療計画
都道府県が作成する日常生活圏の医療の確保のための整備計画．二次医療機関を単位とし，地域医療の効率化・体系化を図る．

宅医療に関する地域住民への普及啓発，⑤在宅医療に従事する人材育成である．各拠点はそれぞれ，これら5つのタスクを実践しながら，面展開が図られた．

在宅医療連携拠点事業の基本的な活動範囲は，市町村内であるため，これと並行して都道府県行政は，都道府県全体を俯瞰し，各市町村の地域特性に応じた対策を講じる必要性がある．

この拠点事業により，各地域が人材抽出・育成など在宅医療・介護の充実について，地域一体となって取り組むためには，自治体や地域の医師会の協力は必要不可欠であり，公的機関が中立・公平な立場で中心的役割を担うことが重要であることが確認された．

この点については，社会保障制度改革国民会議報告書[5]の中で，「これまで取り組んできた在宅医療連携拠点事業について，地域包括推進事業として制度化し，地域包括支援センターや委託を受けた地域医師会等が業務を実施することとすべきである．」と述べられ，これを受けて，その後この事業は介護保険下で行われる地域支援事業として恒久化された．

各地域の連携を紡ぐための重要な要素として，相互作用を促す人材と事務局機能の存在も明らかにされた．地域を支えていくためには，7のようにヒューマンネットワークを構築することが求められており，地域の医療・介護を含む関係者が，それぞれの専門性を生かしながら顔の見える関係を構築することが重要である．

顔の見える関係から協働できる関係に成熟するためには相当の時間は必要であり，地域の将来を見据え，共に信頼し協働できる人間関係を，時間をかけて構築していくことが必要である．

在宅医療連携拠点事業と地域包括ケア

厚生労働省の社会保障審議会介護保険部会[6]では以下のように報告されている．「地域包括ケアシステムの構築は，『地域づくり・まちづくり』であるとともに，住民・地方自治体・事業者等の『人づくり』でもある．」

このように，地域においては，その地域で暮らす人々が長い時間をかけて構築した文化や習慣，価値観，地域の環境要因や危機等に対応するためのセーフティーネットが存在することが人々の安心・安全に大きく寄与しているということも地域づくり・まちづくりを考える上で忘れてはならない要素である．

人と地域は一体であり，地域の仕組みを整えると同時に，人を育成し能力を向上させる取り組みが必要である．そして何よりもこの地域づくりを最も強く支え，助けてくれる存在は地域の住民であり，地域の仕組み作りと，人の育成，住民の協力の3点を同時に発展させていくことが，これからの新しい地域づくり・まちづくりに必要な考え方である．

これからの在宅医療推進事業の基本形態

各地域の人材や在宅医療・介護支援について地域全体が同じ方向を向き，一体となって取り組むためには，自治体や地域の医師会の協力は必要不可欠であり，このような公共性，公益性

Key words
社会保障制度改革国民会議
現在進められている医療制度改革の多くは，社会保障制度改革国民会議が2013年8月にまとめた報告書に基づいている．この報告書を踏まえ，「社会保障改革プログラム法」が同年12月に成立し，具体的な改革の実施スケジュールが決定されている．

Key words
セーフティーネット
網の目のように救済策を張ることで，全体に対して安全や安心を提供するための仕組みのこと．もともとはサーカスの綱渡りなどで，万一落下したときでも安全を確保するために張られた網を意味する言葉で，安全網または社会的安全網とも訳される．

の高い組織が中心的役割を担うことが重要である．

　地域においては，その地域で暮らす人々が長い時間をかけて構築した文化や習慣，価値観，地域の環境要因や危機等に対応するためのセーフティーネットが存在することが人々の安心・安全に大きく寄与しているということも地域づくり・まちづくりを考える上で忘れてはならない要素である．

文献

1) 三浦久幸．独立行政法人国立長寿医療研究センターにおける在宅医療推進事業の概要．日本在宅医学会雑誌 2013；15(1)：59-60.
2) 厚生労働省HP〈在宅医療・看護あんしん2012〉「在宅医療・介護の推進について」
   http://www.mhlw.go.jp/seisakunitsuite/bunya/kenkou_iryou/iryou/zaitaku/dl/zaitakuiryou_all.pdf
3) 三浦久幸．在宅医療連携拠点事業における国立長寿医療研究センターの役割について．日本在宅医学会雑誌 2012；14(2)：25-29.
4) 厚生労働省HP「医療と介護の一体的な改革」
   http://www.mhlw.go.jp/stf/seisakunitsuite/bunya/0000060713.html
5) 社会保障制度改革国民会議．社会保障制度改革国民会議報告書～確かな社会保障を将来世代に伝えるための道筋．
   http://www.kantei.go.jp/jp/singi/kokuminkaigi/pdf/houkokusyo.pdf
6) 厚生労働省．第46回社会保障審議会介護保険部会資料
   http://www.mhlw.go.jp/stf/shingi/0000018367.html

地域包括ケアにおける地域連携（行政・組織・団体）

保健所

緒方 剛
茨城県土浦保健所長／竜ヶ崎保健所長
医師

◆ 在宅医療に関わるシステム構築において，保健所は市町村，医師会に働きかけや協力をすることにより，推進の役割を果たすことができる．
◆ 保健所は準備段階においては，在宅医療患者宅の訪問などによる在宅医療への理解の促進，在宅医療関係者との情報・意見交換などを行うことが望ましい．
◆ 保健所は在宅医療の推進のため，関係者の連携のための会議を開催し，「顔の見える関係」の構築に資するとともに，互いの情報や意見の交換・共有を図ることが必要である．
◆ 会議に参加できない関係者や地域住民のために，研修やシンポジウムを開催することも有意義である．
◆ 在宅医療に関わる総合医は，機会があれば保健所への協力，働きかけを行うことはありがたい．

在宅医療と地域包括ケアシステムに保健所が関わる意義

病院では，医師，看護師をはじめさまざまな職種が，一つの組織体の構成要素となっているので，職種間の連携は比較的容易である．しかし，診療所医師が在宅医療を行う場合には，患者が抱えるさまざまな問題の解決という観点から，自身の診療所以外に訪問看護ステーションをはじめとするさまざま他機関と連携する必要がある．そのなかには，個別の医師や診療所が周辺の関係者と連携することにより，解決できることもあるであろう．一方，地域社会で行政も関与しながら構築されるシステムによって解決される課題も，少なくないと考える．したがって，地域においてはこのような連携を可能とする地域包括ケアシステムの構築が求められている．

行政という点からは，地域包括ケアシステムの構築に関する主な担い手は基礎自治体（市町村）であると想定されている．また行政以外においては，地域包括ケアは医師などの専門職と医師会などの職能団体が主に担うことになる．そうすると，基礎自治体でも医師会でもない保健所が地域包括ケアシステムに関わる意義と役割とは，いったい何であろうか．

在宅医療および地域包括ケアシステムの推進については，市町村や医師会の間で温度差がある．熱心な市町村と医師会が協力する地域においては，それに任せておけばよいかもしれないが，どちらかがこれに消極的である場合にはなかなか進まない可能性がある．

地域の医師会が在宅医療に消極的な場合は，在宅医療が進まない以外にも，別の可能性があると考える．最近は地域によっては，外来を応需せず，医師会との協力関係も薄い在宅医療専門の診療所も出現している．このような診療所も役割を果たしているとはいえるが，外来に通院できる患者に在宅医療を実施したとしても現行制度ではチェックが働かず，また，在宅医療

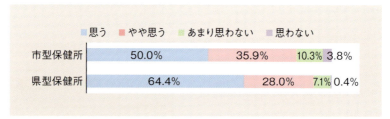

1 在宅医療・介護連携，地域包括ケアシステムの推進は今後の保健所における重要な公衆衛生業務か？

（日本公衆衛生協会．「在宅医療・介護連携，地域包括ケアシステムの推進における保健所の役割に関する研究」報告書．2015[1]，p176より）

が地域医療システムと切り離された形で発展していくことは，地域にとっても医師会にとっても必ずしも好ましいとは言えないのではないだろうか．

　市町村では，保健センターは予防接種，母子保健などの保健活動を担い，地域包括支援センターは介護を担っているが，地域医療を担当する部門はもともとない．一方保健所は，行政的に地域医療を担当し，市町村に助言・指導する立場にあり，また地域の医師会などの各職能団体とも交流がある．したがって，在宅医療に関わるシステム構築を推進する最初の段階において，保健所は関係者の啓発と連携のために大きな役割を果たすことができる．

　保健所の予算，人員は市町村に比べると限られており，在宅医療システムに関連する活動を長年にわたって頻回に実施することは負担が大きい．保健所の活動の目標は，管内の各市町村が医師会などと協力して的確に地域包括ケアシステムを構築することに資することとすることが，適切であると考える．したがって，各市町村でシステムが構築されていく過程においては，保健所はこれに協力するとともにその状況を注視し，課題があれば助言・支援を行う．その際，市町村は医師などの地域医療関係者の立場を必ずしも十分に理解していない場合もあるので，保健所はその点にも配慮する必要がある．

　努力の末に市町村におけるシステムが完成した場合には，保健所の役割はスケールダウンしていくことになる．その際には保健所の主な機能は，市町村を超えた広域における関係者の連携と情報交換，難病や精神障害などの特定の領域における在宅ケア，在宅医療における感染症対策や麻薬の取扱いなど，市町村の取り組みを補完する限定的な領域になると考える．ただしもし，市町村のシステムが形骸化してきた場合などは，医療関係者からの話に耳を傾けて，市町村に伝えることも求められるかもしれない．

　保健所における以上のような機能は，法令において義務付けられたものでは必ずしもない．したがって，全国には在宅医療システムの支援に熱心な保健所はたくさんあるが，一部にそうでない保健所もみられる．

保健所による在宅医療推進活動に向けた準備

　保健所の在宅医療連携を支援する活動の第一歩は，保健所長をはじめとする保健所の関係職員が，在宅医療推進の必要性，重要性を理解することである．しかし，保健所職員は平素から臨床を担っている訳ではなく，身内に経験でもない限り，必ずしも最初からそういった点に理解を有しているわけではない．したがってまず，保健所長および職員は，地域で在宅医療に熱心な医師その他の関係者やNPOなど関連する資源の状況を把握するとともに，話を聞くことが重要である．

特に，在宅医療を担う医師および患者の協力のもとに患者宅を訪問し，患者の生の声に耳を傾けることは有意義であると考える．保健所職員が在宅医療支援へ積極的に取り組む動機づけとしては，患者さんの「余命が限られていたとしても，病院で最期を迎えるよりも自宅にいた方が幸せである」という話のほうが，国からの病床削減と受け皿拡大についての指示などよりも，はるかに好ましいのではないだろうか．

　保健所の取り組みの次の段階は，職員が地域における医師会をはじめとする各職能団体や市町村，および個別の関係者と会って，在宅医療の意義および連携システム形成の必要性について意見を交換することである．

　関係者の連携の実態を考慮するならば，地域差もあるが，このなかで実質的に特に重要なのは地域の医師会，とりわけ医師会長の理解であると考える．しかしながら，全ての医師会長が必ずしも最初から在宅医療やケアシステムの重要性に関して十分理解している訳ではない．一方，保健所の管理者である所長は，制度上では原則として医師が就任することになっており，また地域における医師会長のカウンターパートの立場が想定されている．したがって，保健所が地域における在宅医療に関する関係者連携を支援するにあたっては，保健所長の役割は大きいと考える．保健所長には，仮に医師会長が在宅医療に消極的な場合にも，地域の関係者を巻き込みながら理解と体制整備を推進していく粘り強さが求められる．

　市町村の消極性がネックとなっている場合には，保健所長は市町村長に説明をして理解を得る努力が必要となる．

保健所による関係者の連携のための会議開催

　保健所の取り組みの次の段階としては，在宅医療関係者の連携，ネットワークづくりをめざ

2 保健所による関係者連携のための会議

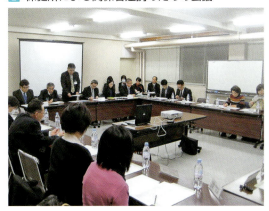

して，保健所が主催して，職能団体，市町村，および個別の関係者による情報・意見交換の会議を開催することが考えられる．具体的な参加者としては，医師会，歯科医師会などの職能団体の代表，自治体の地域包括支援センターなどの職員に加えて，在宅医療に理解のある診療所医師，訪問看護ステーション，歯科医師，薬局，介護支援専門員（ケアマネジャー），居宅介護事業者などが考えられる．場合によっては，病院の地域医療連携室や介護施設，消防などの関係者の参加も考えられる．開催時間は，医師などが出席しやすい夕方以降からが望ましい．

　従来，保健所などの行政が主催する会議においては，要綱によって厳格に参加者を限定し，辞令を交付し，旅費や謝金を支給してきたが，このことによって必ずしも会議が活性化していた訳ではなかった．在宅医療関係者の会議開催においては，参加者の厳密な限定，辞令交付などは必須ではないと考えており，新たに参加希望がある場合などにはこれによって柔軟に変更することが可能となる．また，昨今は保健所などの予算は不足している状況にあり，旅費・謝金についても，地域外から講師を呼ぶような特別の場合を除いて不要である．参加者が地域社会の向上のためにボランティア精神をもって加わることにより，会合は活性化される．このあ

3 県型保健所の在宅医療に関する事業への取り組み

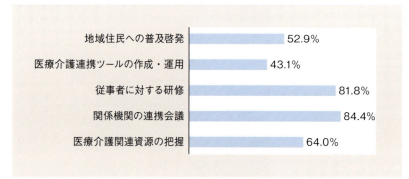

(日本公衆衛生協会.「在宅医療・介護連携,地域包括ケアシステムの推進における保健所の役割に関する研究」報告書.2015[1], p108より)

たりは,市町村において地域医療介護総合確保基金などの予算を潤沢に使って進められるいわゆる「土台づくり」とは,少し状況が異なるかもしれない.

会議の目的の一番目は,参加者の間で「顔の見える関係」を構築することである.したがって,会議の時間が限られていても,全参加者について発言の機会を与えて自己紹介をしていただくことが望ましい.また,会議終了後などに参加者間で自由に名刺交換や会話ができる場所,時間の設定があれば有益である.地域の医師は多忙であり,普段はコメディカル職種にとっては敷居の高い職種であるので,コミュニケーションを深める良い機会が提供されると考える.

会議の次の目的は,地域における在宅医療に関する情報や意見を交換することである.まずは,在宅医療に積極的に取り組んでいる在宅療養支援診療所医師や市町村地域包括支援センターなどから,在宅医療の現況や意義について情報を提供していただくことが考えられる.また,管内での取り組みが進んでいない場合には,地域外から診療所医師などの講師を呼んで話を聞くことも有益である.

在宅医療の推進にとって障害となる課題や,立場による考え方の違い,在宅医療の意義そのものへの疑問などについても,参加者から意見が表明されることは貴重である.例えば,診療所には医師が一人しかいないため終末期への対応が困難であると考える医師も少なくなく,訪問看護ステーションなどとの連携に加えて,診療所間の連携システムの構築が課題となるかもしれない.保健所長などの司会のもとで,意義深い意見交換の機会が提供されることが期待される.

このような会議は,一度開けばすぐ成果がでるとは限らない.在宅医療そのものや各関係者の立場について理解を深めることは,特に医師にとっては時間がかかると考える.したがって,保健所の会議は継続して開催されていくこととなるが,保健所は予算・人員が限られることから,保健所による活動は年数回程度でもよいのではないかと,筆者は考えている.その代わり,市町村における地域包括ケアシステム構築への取り組みについて,管内の各市町村や医師会などに継続的に働きかけと協力を行うことが必要である.その上で,保健所が開催する会議の度に,各市町村における進行状況や課題について報告していただき,参加者で共有と意見交換を行うことは意義があると考える.

保健所による在宅医療の研修・シンポジウムの開催

保健所が開催する会議は,参加資格を緩くしたとしても,人数的には限られている.した

■4 保健所による在宅医療のシンポジウム

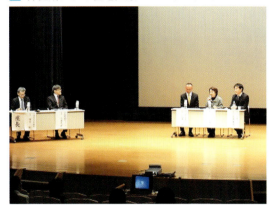

がって，参加者以外の医師その他の関係者に対しても在宅医療への理解を促進し，また意見を聞くためにも，初期の段階においては，保健所が研修会，講演会やシンポジウムを開催することが望まれる．

在宅医療を受けるかどうかは最終的には患者と家族の選択によるが，その前提として，地域住民の在宅医療に対する理解を促進するための普及・啓発も重要である．したがって，地域住民向けの講演会やシンポジウムも有意義である．これ以外にも，在宅医療に関する資源マップやリビング・ウィル記録様式などのツールの作成・普及に取り組んできた保健所もある．

市町村による地域包括ケアシステムの取り組みが進んでいった場合には，このような講演会やシンポジウムなどの啓発活動は，主として市町村に委ねられていくことになる．したがって，保健所による開催は，取り組みがまだ遅れている市町村での実施が有益である．

市町村の地域包括ケアシステム構築の活動への保健所の協力

市町村が地域包括ケアシステムの構築を推進する場合には，その過程で，保健所長や保健所職員は，関係する会議や研修・シンポジウムへの参加などのさまざまな協力を市町村から求められる可能性がある．職員は，各市町村の特性と自主性を尊重しながら，助言や支援を行うことが求められる．

在宅医療に関する総合医から保健所への協力

在宅医療に取り組む医師にとっては，地域の関係者が連携するシステムの構築は関心事ではないであろうか．その推進について，もし医師会員として医師会に働きかけることのできる立場にあるのであれば，それは貴重であると考える．在宅医療に消極的な医師会代表が，在宅医療に熱心な会員の声を受け止めて意見が変わることもあるかもしれない．

医師会や市町村以外についても，これらに働きかけをしてくれる在宅医療への理解者を増やすことは有意義かもしれない．冒頭に述べたように，保健所自体が在宅医療のシステムについてはじめから十分に理解があるとは限らない．もし医師が保健所と接点があるならば，保健所に対して「在宅医療について説明して理解してもらう」「在宅医療患者をみる機会を提供する」「連携のための会議に積極的に参加する」「研修会の講師を務める」などの大切な役割を担うことができるかもしれない．

文献
1) 日本公衆衛生協会．平成26年度地域保健総合推進事業「在宅医療・介護連携，地域包括ケアシステムの推進における保健所の役割に関する研究」報告書（分担事業者：大江浩）．2015
http://www.phcd.jp/02/kenkyu/chiikihoken/pdf/2014_H26_tmp05.pdf

地域包括ケアにおける地域連携（行政・組織・団体）

日本在宅ケアアライアンス

和田忠志
医療法人実幸会 いらはら診療所在宅医療部長
医師

- 2015年3月，在宅医療に深くかかわる15団体からなる「日本在宅ケアアライアンス」（Japan Home Health Care Alliance：略称JHHCA）が設立された．
- 日本在宅ケアアライアンスは，在宅医療を普及推進させるための専門職団体のゆるやかな連合体であり，今後，厚生労働省，日本医師会等と連携し，在宅医療を推進するための研修事業，研究事業などに積極的に携わる予定である．

2015年3月1日，在宅ケアを支える診療所・市民全国ネットワーク，全国国民健康保険診療施設協議会，全国在宅療養支援診療所連絡会，全国在宅療養支援歯科診療所連絡会，全国薬剤師・在宅療養支援連絡会，日本介護支援専門員協会，日本ケアマネジメント学会，日本在宅医学会，日本在宅医療学会，日本在宅ケア学会，日本在宅ホスピス協会，日本プライマリ・ケア連合学会，日本訪問看護財団，日本ホスピス緩和ケア協会，日本ホスピス・在宅ケア研究会という，在宅医療に深くかかわる15団体からなる「日本在宅ケアアライアンス」（Japan Home Health Care Alliance：JHHCA）が設立された．日本在宅ケアアライアンスは，在宅医療を普及推進させるための専門職団体のゆるやかな連合体である．

設立までの経過

2004年11月23日，公益財団法人 在宅医療助成 勇美記念財団が主催し，第1回在宅医療推進フォーラムが行われた．これは勇美記念財団が主催する「在宅医療推進のための会」が母体となって発案されたものである．第1回在宅医療推進フォーラムでは，在宅医療に携わる専門職団体が一体となって在宅医療推進に注力することを確認し，「在宅医療推進のための共同声明」が採択された．この共同声明で，11月23日を「在宅医療の日」と定め，在宅医療推進のためのフォーラムを毎年開催することとした．

その後，「在宅医療推進フォーラム」の会を重ねるごとに，その参加団体が増え，「在宅医療推進のための共同声明」も改訂された．その間に，全国在宅療養支援診療所連絡会，全国在宅療養支援歯科診療所連絡会，全国薬剤師・在宅療養支援連絡会などの実践者団体が設立され，在宅医療実践者の交流と研鑽が進められた．

このような活動蓄積のもとに，2015年3月1日に，「在宅医療推進フォーラム」参加団体を

Memo

日本在宅ケアアライアンス（JHHCA）HP
http://www.zaitakuiryo-yuumizaidan.com/main/jhhca.html

1 在宅医療推進のための共同声明（2014年11月23日）

本15団体は，在宅医療を誠実に実践し，そのあり方について真摯に探究してきた専門職集団である．この15団体が，このたび一堂に会し，これまでの実践的蓄積と討論をふまえ，次の声明を採択した．

　　一般社団法人 全国在宅療養支援歯科診療所連絡会
　　一般社団法人 全国在宅療養支援診療所連絡会
　　一般社団法人 全国薬剤師・在宅療養支援連絡会
　　一般社団法人 日本介護支援専門員協会
　　一般社団法人 日本ケアマネジメント学会
　　一般社団法人 日本在宅医学会
　　一般社団法人 日本在宅医療学会
　　一般社団法人 日本プライマリ・ケア連合学会
　　NPO法人 在宅ケアを支える診療所・市民全国ネットワーク
　　NPO法人 日本ホスピス緩和ケア協会
　　NPO法人 日本ホスピス・在宅ケア研究会
　　公益社団法人 全国国民健康保険診療施設協議会
　　公益財団法人 日本訪問看護財団
　　日本在宅ケア学会
　　日本在宅ホスピス協会（50音順）

① 市民とともに，地域に根ざしたコミュニティケアを実践する．
② 医療の原点を見据え，本来あるべき生活と人間の尊厳を大切にした医療を目指す．
③ 保健・医療・介護・福祉専門職の協力と連携によるチームケアを追求する．
④ 病院から在宅へ，切れ目のない医療提供体制を構築する．
⑤ 療養者や家族の人生により添うことのできるスキルとマインドをもった，在宅医療を支える専門職を積極的に養成する．
⑥ 日本に在宅医療を普及させるために協力する．
⑦ 毎年11月23日を「在宅医療の日」とし，在宅医療をさらに推進するためのフォーラムを開催する．

含めて，「在宅医療推進のための共同声明」に賛同する団体が，日本在宅ケアアライアンスを設立した．

日本在宅ケアアライアンスの概要

日本在宅ケアアライアンスの最も重要な特徴の一つは，その構成団体が「在宅医療推進のための共同声明」（**1**，2014年11月23日改訂）に賛同している点である．日本在宅ケアアライアンスの構成団体は，委員を選出し，その委員の合議によって運営される．委員には，団体から推薦された委員のほか，在宅医療に関する見識の深い有識者委員が論議に加わる．また，在宅医療に関し特に功績のある特別顧問がアドバイザーとして置かれている．事務局は，公益財団法人 在宅医療助成 勇美記念財団に置かれている．

日本在宅ケアアライアンスの主な活動

在宅医療関連講師人材養成事業

これまでの活動で主要なものは，日本医師会と共催で行った「平成27年度在宅医療関連講師人材養成事業研修会」である．本研修会は，全国都道府県医師会から推薦された受講者が，地域で在宅医療普及推進活動のアドバイザーを担えるように位置付けられたものである．2016年1月17日（日）に，日本医師会大講堂で行われた．41都道府県医師会から参加者があり，県医師会推薦医師参加者数271名であった．また，日本在宅ケアアライアンスから56名が参加した．参加者合計は327名であった．当日のプログラムを**2**に示す．

在宅医療関連講師人材養成事業の考え方

在宅医療はしばしば病院のベッドが地域に広

2 平成27年度在宅医療関連講師人材養成事業研修会プログラム

<目的>
全国都道府県医師会から推薦された受講者が、地域で在宅医療普及推進活動のアドバイザーを担えるように本研修を位置付ける。

【プログラム】
総合司会：和田忠志　（全国在宅療養支援診療所連絡会）

<午前：9:00～12:10>

9:00～9:10　【開会の辞・本研修の趣旨説明】　新田 國夫（日本在宅ケアアライアンス）
9:10～9:50　【総論1】地域包括ケアシステムと在宅医療　（講演時間：各20分）
　◆地域包括ケアシステムにおける在宅医療への期待　迫井 正深（厚生労働省）
　◆かかりつけ医の在宅医療と地域特性　鈴木 邦彦（日本医師会）
　------休憩（10分）--------
10:00～11:00　【総論2】地域へのアプローチへの仕方　（講演時間：各30分）
　◆その1：行政（都道府県・市町村）および保健所との連携
　　　　　　地区医師会との連携、市民啓発等
　　　　　　　　　　　　　　　　　　　　　三浦 久幸（国立長寿医療研究センター）

　◆その2：病診連携
　　　　　　退院時カンファレンスの意義・地域ケア会議への参加
　　　　　　　　　　　　　　　　　　　　　池端 幸彦（日本慢性期医療協会）
　------休憩（10分）--------
11:10～11:40　【総論3】居住系施設等との連携　苛原 実　（全国在宅療養支援診療所連絡会）

11:40～12:10　【総論4】小児在宅医療　中村 知夫　（国立成育医療研究センター）
--------------------昼食（60分）--------------------

<午前：13:00～17:00>

13:10～14:40　【各論1】多職種協働・地域連携
　◆各職能団体の役割およびかかりつけ医との連携のあり方（講演時間：各15分）
　　ⅰ）訪問看護　　　　　　　佐藤 美穂子（日本訪問看護財団）
　　ⅱ）訪問リハビリテーション　宮田 昌司（日本訪問リハビリテーション協会）
　　ⅲ）訪問歯科診療　　　　　原 龍馬（全国在宅療養支援歯科診療所連絡会）
　　ⅳ）訪問薬剤指導など　　　萩田 均司（全国薬剤師・在宅療養支援連絡会）
　　ⅴ）ケアマネジメント　　　鷲見 よしみ（日本介護支援専門員協会）
　　Ⅵ）訪問管理栄養　　　　　前田 佳予子（日本在宅栄養管理学会）
　　　　------休憩（10分）--------
14:50～16:50　【各論2】在宅症例を通じての多職種協働・地域連携の具体的学び 】（講演時間：各20分）
　症例1）がん緩和　　　　　　　　　　　　　　山脇 正永（京都府立医科大学）
　症例2）心理社会的要因（家族の関わり含む）の処遇困難症例　草場 鉄周（北海道家庭医療学センター）
　　　<モデル・ケアカンファレンス>（各40分）　太田 秀樹（全国在宅療養支援診療所連絡会）
　　　　　　　　　　　　　　　　　　　　　　　飯島 勝矢（東京大学）、他出演者

　症例1）フレイル・認知症高齢患者の看取り
　症例2）難病（特発性間質性肺炎）
16:50～17:00　閉会の辞　　　　　　　　　鈴木 邦彦（日本医師会）

3 日本在宅ケアアライアンス 綱領

■名称
本会は，日本在宅ケアアライアンスと称する．その英文名はJapan Home Health Care Allianceと称し，その略称はJHHCAとする．

■アライアンスの構成
本アライアンスは「在宅医療推進のための共同声明」(国立長寿医療研究センター・在宅医療助成勇美記念財団共同主催 在宅医療推進フォーラムにて公開 平成26年11月23日改定) に賛同し，在宅医療の普及推進を目指す専門職らが組織する団体によって構成される．

■活動
本アライアンスは日本に在宅医療を普及推進させるために，次の活動を行う．
① 地域包括ケアシステムの健全化のための方策を社会に提言する．
② 在宅医療における，医師会，歯科医師会，薬剤師会，看護協会等との連携強化のための方策を提言する．
③ 地域包括ケアシステムに携わる専門職の連携強化のための方策を提言する．
④ 地域包括ケアシステムの構築にかかわる行政との適切な連携のための方策を提言する．
⑤ 地域診断に基づく各地域の実情に合った地域包括ケアシステムの在り方に対して提案する．
⑥ 地域住民が在宅医療や在宅介護サービスを適切に利用できるように啓発活動をおこなう．
⑦ 地域包括ケアシステム構築に携わる専門職の意識改革をはじめとした，教育への方策を提言する．
⑧ 在宅医療を推進するための具体的方策や情報をメディアへ発信する．
⑨ その他の在宅医療普及推進に必要な方策を社会に提言する．

■アライアンスへの加盟
本アライアンスへの加盟は，「在宅医療推進のための共同声明」に賛同した団体が入会を申し込み，審査委員会にて審査のうえ，全体会議で入会を承認することにより行われる．

■委員
加盟団体は，在宅医療に関する専門的な知識を有する委員を本アライアンスへ選出する．団体から選出された委員全員で全体会議を構成する．全体会議は，在宅医療に造詣の深い有識者を有識者委員として任命できる．

■役員
本アライアンスには次の役員を置く．役員は委員の互選によって定める．
議長一名・副議長二名・共同事務局長二名．

■附則
本アライアンスの活動に関して，次の附則を定める．
○若干名の顧問，および，特別顧問を置くことができる．
○事務局は，在宅医療助成 勇美記念財団とする．
○会議は非公開とする．
　但し，傍聴を認めることができる．傍聴は議長の許可によって行う．
○全体会議は，必要に応じて議長が招集し開催する．
○加盟希望団体を審査するために審査委員会を設置する．
○議長の召集の下に役員会議を開催することができる．
○特別部会・作業部会を置くことができる．
○会議には助言者として有識者委員の参加を認める．

■加盟団体
本アライアンスの設立時加盟団体は次のとおりである．
在宅ケアを支える診療所・市民全国ネットワーク
全国国民健康保険診療施設協議会
全国在宅療養支援診療所連絡会
全国在宅療養支援歯科診療所連絡会
全国薬剤師・在宅療養支援連絡会
日本介護支援専門員協会
日本ケアマネジメント学会
日本在宅医学会
日本在宅医療学会
日本在宅ケア学会
日本在宅ホスピス協会
日本プライマリ・ケア連合学会
日本訪問看護財団
日本ホスピス緩和ケア協会
日本ホスピス・在宅ケア研究会

■設立時役員
本アライアンスの設立時役員は次のとおりである．
議長 新田 國夫 (全国在宅療養支援診療所連絡会 会長)
副議長 前田 憲志 (日本在宅医学会 代表理事)
副議長 佐藤 美穂子 (日本訪問看護財団 常務理事)
共同事務局長 苛原 実 (在宅ケアを支える診療所・市民全国ネットワーク 会長)
共同事務局長 太田 秀樹 (全国在宅療養支援診療所連絡会 事務局長)

■有識者委員
鈴木 邦彦 (日本医師会 常任理事)
田城 孝雄 (放送大学 教授)
辻 彼南雄 (在宅医療助成勇美記念財団 理事)
和田 忠志 (全国在宅療養支援診療所連絡会 理事)

■設立時 特別顧問
本アライアンスの設立時特別顧問は次のとおりである．
特別顧問 横倉 義武 (日本医師会長)
特別顧問 大島 伸一 (国立長寿医療研究センター 名誉総長)
特別顧問 辻 哲夫 (東京大学 高齢社会総合研究機構 特任教授)

■事務局
本アライアンスの事務局の所在地は次のとおりである．
在宅医療助成 勇美記念財団 事務局
〒102-0083 東京都千代田区麹町3-5-1 全共連ビル麹町館
Tel：03-5226-6266　050-3559-5401
Fax：03-5226-6269

本綱領は平成27年2月25日に採択され，平成27年3月1日より発効する．

がったと説明されているが，そこで提供されている医療の内容は，入院医療と大きく異なる．とりわけ疾病治癒を目指す病院に対して，在宅医療は生活を上位概念として，医療介入の妥当性の尺度をQOLに求めている．したがって，治し，支える医療と表現されるが，命の質を重視し，自己実現を医療から支援し，人生とかかわる医療といえる．バイオメディカルな課題だ

けでなく，むしろサイコソーシャルな側面からとらえ，さらにマネジメントのスキルがより強く期待されるという点を重視してプログラムを作成した．

行政が主導的に行う在宅医療普及推進のための啓発活動に即座に講師として積極的に参加できるよう，すでに在宅医療の経験のある医師に，在宅医療の標準的知識を整理し，さらにスキルアップをめざし，マインドを深められる内容とした．

特に新しい試みとして，多職種協働が在宅医療の根幹であるとの認識から，ケアカンファレンスの実際を「模擬カンファレンス」として，多職種で上演し，医師の多職種連携における役割を明確化するようにした．

在宅医療関連講師人材養成事業の展望

人材紹介体制については，人材育成プログラムに参加した医師にはプログラムの修了書を発行し，承諾を得たうえで「修了者リスト」を作成，公開し，各地での研修会開催に積極的に協力する予定である．また，日本在宅ケアアライアンスに「レクチャラーバンク」を設置し，在宅医療推進のための各地での専門職向け研修会，市民向け研修会等に協力する予定である．

2016年度に関しては，前年度プログラム修了者にアンケート調査を実施し，課題を収集・分析する予定である．検討会では，修了者が「修了後に行った研修会」や「これから予定している研修会」の内容や方法に関して研修修了者相互の意見交換を行い，よりよい研修会が国内各地で行われるように修了者を支援することにしている．また，その検討会の内容を「講師人材育成研修プログラム」にフィードバックし，2016年度後半に行う研修会の内容に生かしていく予定である．

日本在宅ケアアライアンスの今後の活動について

今後，厚生労働省，日本医師会等と連携し，在宅医療を推進するための研修事業，研究事業などに積極的に携わる予定である．日本在宅ケアアライアンスの綱領を 3 に示す．

地域包括ケアにおける地域連携（行政・組織・団体）

全国在宅療養支援診療所連絡会(HCN)と全国在宅医療医歯薬連合会

和田忠志
医療法人実幸会 いらはら診療所在宅医療部長
医師

- 2009年に在宅医療を実践する医師の会である「全国在宅療養支援診療所連絡会」(HCN)が発足した．
- その後，歯科医療や薬剤師の実務に携わる実践者の会が次々と発足し，2015年に，全国在宅療養支援診療所連絡会，全国薬剤師・在宅療養支援連絡会，全国在宅療養支援歯科診療所連絡会が合同して活動する「全国在宅医療医歯薬連合会」を設立することが合意された．

2006年4月，在宅医療推進のため，在宅療養支援診療所が診療報酬制度に盛り込まれた．そして，わが国の良心的な在宅療養支援診療所の管理者が集い研鑽する会として，2009年3月23日に，「全国在宅療養支援診療所連絡会(Japan Network of Home Care Supporting Clinics：略称 Home Cares Net〈HCN〉)」が発足した．本会は，在宅医療を実践する医師の会である．

その後，2009年11月には，在宅歯科医療に携わる実践者の会として，「全国在宅歯科医療・口腔ケア連絡会」が発足した．続いて，2010年11月，薬剤師の在宅業務に携わる実践者の会として「全国薬剤師・在宅療養支援連絡会(Japan Home Care Supporting Pharmacist Liaison Meeting；略称J-HOP)」が設立された（☞p221）．その後，2015年1月19日，全国在宅歯科医療・口腔ケア連絡会は，「全国在宅療養支援歯科診療所連絡会(Home Dental Care Net：略称HDCネット)」と改称し，現在に至っている（☞p219）．

また，2015年2月4日に，全国在宅療養支援診療所連絡会，全国薬剤師・在宅療養支援連絡会，全国在宅療養支援歯科診療所連絡会の代表者が会合し，三連合会が合同して活動する「全国在宅医療医歯薬連合会」(略称「在宅連」)を設立することが合意された．

本稿では，まず全国在宅療養支援診療所連絡会概要を説明し，そのうえで在宅医療医歯薬連合会について概説する．

全国在宅療養支援診療所連絡会

設立趣旨

患者の居宅を医療提供の場として多職種協働で進める在宅医療という新しい医療形態は，おそらく，医学界一般には，具体的にイメージしにくいこともあり，医学系学術団体や地域医師会，あるいは大学医学部などが，在宅療養支援診療所の活動を支援していくことに，困難も予想されている．本会は，すでに在宅医療を実践している在宅療養支援診療所を全国規模で結ぶ連絡会を組織し，日本の在宅医療の普及・発展を図るために，互いに切磋琢磨しながら在宅医療体制の充実を目指すものである．在宅医療実

Memo

全国在宅療養支援診療所連絡会(HCN) HP
http://www.zaitakuiryo.or.jp/

践者が,「住み慣れた地域で家族とともに療養したい」,「最期は自宅で」といった国民の希望にこたえられるよう努力することを基本理念としている.

目的

本会は,在宅医療の普及および振興に努め,国民が在宅医療を享受し,望めば人生の最期まで安心して在宅で療養生活できるよう,これらを医療から支援できるシステムを構築し,質の高い在宅医療の実践のため,在宅療養支援診療所の機能を高めることに寄与する.

そのために必要な在宅医療に関する調査研究を含め,在宅療養支援診療所を運営する医師の育成や在宅医療に関わる相談など,在宅医療の普及推進のために必要な活動を行う.

定款に記載されている活動内容は次のとおりである.

1. 在宅療養支援診療所に関する調査および研究活動
2. 在宅療養支援診療所に従事する医師の連携・交流活動
3. 在宅療養支援診療所における在宅医療を多職種協働で行うため他の職能団体との連携および交流活動
4. 在宅療養支援診療所に関する情報提供活動
5. 在宅療養支援診療所における在宅医療を推進するために必要な相談活動
6. 在宅療養支援診療所へ急性期病院から速やかに患者紹介を受けられるような地域ケアネットワークの構築活動
7. 在宅療養支援診療所における在宅医療を国民に紹介するための広報活動
8. 在宅療養支援診療所を運営するために必要な支援・援助・教育活動
9. 在宅療養支援診療所に関する学術集会・講演会の開催
10. その他本会の目的を達成するために必要な活動

これまでの主な活動内容

全国在宅療養支援診療所連絡会は,全国の世話人からなる世話人会議により,重要な事項が決定される.会には,事務局,教育研修局,ITコミュニケーション局,研究局が置かれている.事務局は,入退会管理を含む会員の庶務,および会の全般的な運営に携わる.教育研修局は,国立長寿医療研究センターなどと連携しながら教育活動や教材開発を行う.ITコミュニケーション局は,ホームページおよびメーリングリストの管理を行う.研究局は,厚生労働省などと連携しながら在宅医療推進のための研究活動を行う.

2014年3月22~23日に,東京で第1回の全国大会を行った.また,2015年2月14~15日に第2回大会(東京),2016年3月12~13日に第3回大会(東京)が行われた.2016年7月2~3日に第4回大会(名古屋)が予定されている.第5回大会は後述の「全国在宅医療医歯薬連合会」として,2017年5月27~28日に予定されている.

全国在宅医療医歯薬連合会

在宅医療の実施には多職種協働が必須条件であるとの認識から,3つの連絡会が合同して活動する会として,「全国在宅医療医歯薬連合会」(在宅連)設立が合意された.

3つの連絡会役員からおのおの7名ずつの世話人を選出し,合計21名で,全国在宅医療医歯薬連合会設立準備のための「世話人会」を構成する.事業の対象は,「地域住民」である.事業の内容は,「在宅医療の普及に資するもの」である.ロゴマークは「ききょうの花プロジェクト」のロゴとした(https://sites.google.com/a/okuboclinic.jp/kikyounohana/).

全国在宅医療医歯薬連合会の最初の活動として,2017年5月27~28日に第1回大会を開催する予定で準備を進めている.

地域包括ケアにおける地域連携（行政・組織・団体）

全国在宅療養支援歯科診療所連絡会（HDCネット）

原 龍馬

医療法人社団同志会原歯科医院院長
歯科医師

- ◆ 在宅医療において歯科に求められていることは，口腔機能（咀嚼，呼吸，飲み込み，コミュニケーション〈会話〉）の回復と誤嚥性肺炎の予防，すなわち口腔ケアと摂食嚥下リハビリテーションである．
- ◆ 在宅歯科医療・口腔ケアの普及を目指して2009年に活動を開始した「全国在宅歯科医療・口腔ケア連絡会」は，2015年2月に「全国在宅療養支援歯科診療所連絡会〈HDCネット〉」と改称し，「全国在宅医療医歯薬連合会」の一構成団体となっている．

　高齢化が急速に進むわが国においては，誤嚥性肺炎で入退院を繰り返す高齢リピーター患者がいっこうに減少しないという現実があり，在宅医療・在宅ケアの充実が久しく叫ばれている．さらには楽しい食事とそれに付随する豊かなコミュニケーションの醸成が求められる時代になっている．安心・安全な在宅療養を送るためには，栄養管理や摂食嚥下リハビリテーションは重要な課題である．

　このような認識のもとに，われわれは，在宅歯科医療・口腔ケアの普及を目指して，2009年8月にメーリングリストを立ち上げ，123名の発起人の元に11月に任意団体「全国在宅歯科医療・口腔ケア連絡会」としてその活動をスタートさせた．翌年5月に一般社団法人となった．

　その後，400人余まで会員は増加したが，まだまだ，在宅療養者のニーズに十分に応え切れていない．2015年2月には「全国在宅歯科医療・口腔ケア連絡会」から「全国在宅療養支援歯科診療所連絡会」（Home Dental Care Net：HDCネット）と改称し，医科・歯科・薬科それぞれの「連絡会」の連合組織として，「全国在宅医療医歯薬連合会」の一構成団体として事務所を共有するまでになった．

　歯科医療はこれまでの単なる治療の提供だけではなく，生活支援やQOLの向上という視点からその方向性や社会性が問われている．超高齢社会における歯科医療は，利用者だけでなくそこにかかわる保健・医療・福祉などの専門職種からの期待に応えることが必要である．その意味で，HDCネットは，設立当初から開業歯科医師のみならず，病院歯科や大学等の教育機関勤務の歯科医師，さらには歯科衛生士，歯科技工士のオールデンタル組織であると同時に，医師等の外部評価委員にもメーリングリストに加わってもらっており，多職種連携を視野に入れている．

　在宅歯科医療・口腔ケアを確実に推進していくためには，実施主体の組織化と知識，技術の共有化，そしてスキルアップが不可欠である．しかし，地域や職場など立場の違いにより問題意識や臨床内容が異なるため，本来標準化されるべき歯科医療に関する予防，治療，管理，リ

  Memo

全国在宅療養支援歯科診療所連絡会（HDCネット）HP
http://e-shika.org/

1 HDCネットの組織図

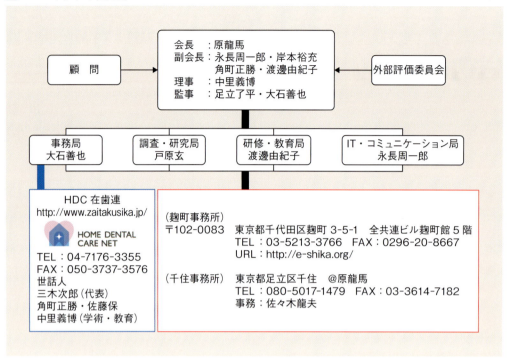

ハビリテーションなどは各自が試行錯誤しながら診療や教育の現場で対応しているのが現状である．在宅歯科医療にかかわるあらゆる職種が集い，情報を自由に共有することで，問題解決に取り組むことができる，コミュニティとしてのオープンプラットフォームが必要である．

本会は，「(ニードに)応える・つなぐ・育てる」ことを念頭におき，メーリングリストの活用および定期的な総会・地方会の開催などによって「求められる在宅歯科医療」を普及，推進させるべく"網の目"的な組織をめざしている．

本会の当面の活動としては，地域包括ケアシステム構築の一環として各地域で行われている研修会(例えば，全国在宅療養支援診療所連絡会および在宅医療助成公益財団法人勇美記念財団が主催する全国11ブロックでの「在宅医療推進フォーラム」等)への積極的参加を呼び掛けると同時に，会員が口腔領域における課題解決のノウハウを内外から求められた時に対応できるよう，人材育成事業に着手している．

地域包括ケアにおける地域連携（行政・組織・団体）

全国薬剤師・在宅療養支援連絡会（J-HOP）

大澤光司
(株)メディカルグリーン大沢調剤薬局代表取締役社長
薬剤師／介護支援専門員

- ◆「全国薬剤師・在宅療養支援連絡会」（J-HOP）は，在宅療養を支援できる薬剤師の育成や，全国のそれぞれの地域における薬局薬剤師と病院薬剤師の連携ならびに多職種連携の充実を図ることにより全国民の在宅療養に対する薬剤師による支援の充実を目的として2010年に設立された．
- ◆情報交換，研修会，多職種組織連絡会との連携，研究参画などを柱に全国で活動を展開している．

2010年11月，薬剤師の在宅業務への取り組み推進のために「全国薬剤師・在宅療養支援連絡会」（Japan home care supporting pharmacist liaison meeting；略称J-HOP）が設立された．

この会は，在宅療養を支援できる薬剤師の育成や，全国のそれぞれの地域における薬局薬剤師と病院薬剤師の連携（薬-薬連携）ならびに多職種連携の充実を図ることにより，全国民の在宅療養に対する薬剤師による支援の充実を目的としている．さらには薬剤師の在宅医療活動をより根拠のあるものとするため，大学・研究機関とも連携しながら，薬剤師が在宅医療に取り組むことのメリットを実証し，在宅医療を担う薬剤師の役割と職能を確立させていくことも活動の大きな柱の一つである．

2012年4月には，一般社団法人格を取得し，2016年現在の会員数は約1,268人（2016年5月16日現在）を数えるまでになった．J-HOPの組織は❶に示すとおりである．

J-HOPの活動には大きく4つの柱がある（❷）．

まず，1つ目の柱は会員限定のメーリングリストを活用した情報交換（相互交流）である．会員はいつでも，どんな内容でも，在宅業務への取り組みにおいてわからないことを質問したり，相談したいことを投稿することができる．質問に対しては，全国の仲間から素早いレスポンスで回答があり，大きな会員のメリットとなっている．また，「メールのやり取りを読んでいるだけでも，在宅業務に関する勉強になる」という声も多い．最近ではJ-HOPのホームページ上に「あるあるシェアネット（略称「あるシェア」）」という情報交換システムを構築し，メーリングリストでのやり取りも含めて，過去のやり取りを簡単に検索することができるようになった．

2つ目の柱は，薬剤師で組織されている在宅医療に関連するさまざまな研修会（HIP研究会等）との連携である（情報共有）．

3つ目は，在宅関連の薬剤師以外の他職種で組織された連絡会（医師や歯科医師の連絡会等）との連携である．

4つ目の柱は，薬科大学等と連携して，薬剤師の在宅医療への取り組みに関するさまざまな研究である（研究参画）．

その他，現時点では年に1回の全体研修会を6月に北里大学にて開催している（❸）．終了後には懇親会を行い，会員相互の交流を図ってい

Memo

全国薬剤師・在宅療養支援連絡会（J-HOP）HP
http://j-hop.jp/

1 J-HOPの組織図（2016年6月現在）

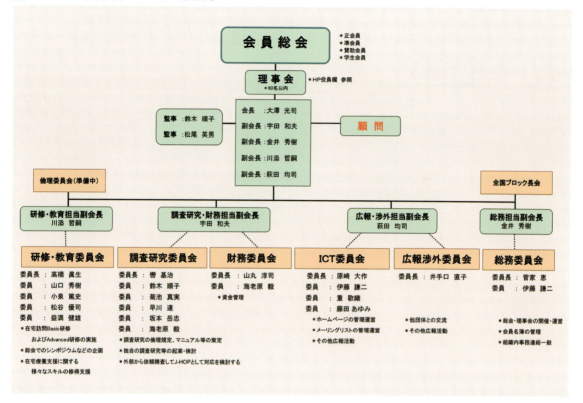

2 J-HOPの活動の4つの柱

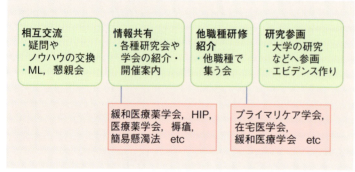

HIP ; Home Infusion Pharmacy.

3 全体研修会の様子

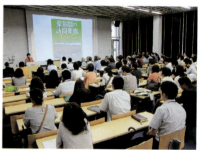

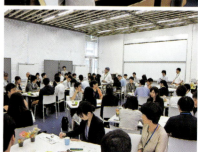

る．今後は，全国を9つのブロックに分け，それぞれの地域で同様の活動を行っていく予定としている．

すでに在宅医療に取り組まれている薬剤師はもちろん，これから取り組もうとする方もぜひご入会いただき，一緒に学んでいけたらと願っている．

地域包括ケアの実践

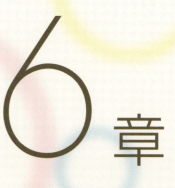

6章

地域包括ケアの実践

長崎在宅 Dr. ネット（長崎市）

白髭　豊
医療法人白髭内科医院
認定NPO法人長崎在宅Dr.ネット
医師

- ◆ 長崎在宅Dr.ネットは，都市部の診療所連携を推進する組織として医師の負担感を軽減した．これに波及して，職種内ネットワークが多数出来上がった．
- ◆ 多職種連携の基盤があるところで，緩和ケア普及のための地域プロジェクト（OPTIM）を実施した．
- ◆ OPTIMによる専門職の啓発，連携促進により，制度や体制の組織的な変更を伴わなかったにもかかわらず，地域ネットワークが強固になった．
- ◆ スムーズな地域連携のためには，あじさいネットによるITネットワーク，市民への総合相談支援と医療・介護・福祉の連携を促す長崎市包括ケアまちんなかラウンジが重要な核になっている．

長崎在宅Dr.ネット

Dr.ネットの発足

　在宅療養支援診療所を含めた一般診療所が無理なく在宅医療を請け負うためには，相互の連携による負担軽減が必要不可欠である．筆者は1995年，明治後期より続く地域の診療所を三代目として継承した．地域医療に骨身を砕く覚悟で飛び込んだら，いつの間にか在宅医療をせざるを得なかった．夜中に往診に呼ばれ，重症患者がいると待機して外出もままならず，苦痛であった．なんとかこの重圧を緩和できないか，「開業医がみんなでカバーし合えるシステムをつくれないか」と仲間と考えて2003年に作った組織が，長崎在宅Dr.ネットである[1,2]．

Dr.ネットの仕組み

　自宅療養を希望する入院患者の主治医が見つからない場合に，事務局が窓口となり病院側・患者側に在宅主治医，副主治医を紹介する．具体的には，市内を5地区に分けてコーディネーター（医師）を配置し，事務局から情報を伝達する．その後，コーディネーターから，個人情報を考慮して疾患，居住地等の情報をメーリングリストでメンバーに周知し，手挙げ方式で主治医，副主治医を決定する（1）．主治医決定は，手挙げがない場合にはコーディネーターが近隣や専門の医師に打診する．また，患者の社会的背景が複雑である場合などには，主治医決めはかなり神経を使う作業だが，発足当初の中心メンバーでこれを分担している．われわれは医師が自発的に作った組織であり，しかも主治医決定の作業を中心的なメンバー医師が担っている点が運営を円滑に行ってきた重要なポイントだと考えている．退院前には，病院と在宅スタッフ合同でカンファレンスを行う．そして，ひとりの在宅患者に対して，主治医と副主治医の複数の担当医師を決める．

主治医と副主治医の連携

　副主治医は，主治医よりあらかじめ診療情報

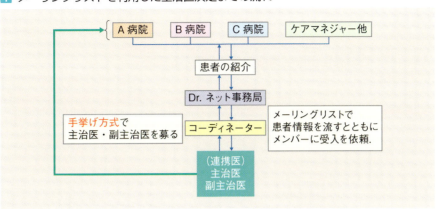

1 メーリングリストを利用した主治医決定までの流れ

を提供され，万が一の支援に備える．日常診療のなかで，副主治医が往診・訪問診療することはない．あくまで主治医不在の際のバックアップであるので，副主治医になることで負担を感じることは少なく，また副主治医のなり手に困ることもない．主治医が学会や出張で不在の際に，必要があれば，副主治医が往診にかけつけることができる．24時間対応の実現はもとより，主治医・副主治医で異なる専門分野をカバーできる利点もある．

2009年12月実施のアンケート調査では，「連携医のパートナーが決まっている」医師は，回答のあった連携医55名中19名（35％）だった．連携医55名の内，1年間で実際に副主治医に往診を依頼したことがある医師は14名（25％）に過ぎず，看取りを依頼した連携医はわずか2名であった．一方，Dr.ネットが役立っている点を聞いたところ，「不在時に副主治医がいる安心感」をあげた者が52％と過半数を占めていた．すなわち，主治医は副主治医の存在により不在時の対応に大きな安心感を得られる一方，副主治医が実働することは少なく，副主治医の負担はそれほど大きくないことがわかった．

協力医，病院・施設医の参加

Dr.ネットには，皮膚科，眼科，精神科，形成外科，脳神経外科など専門性の高い診療科の医師も「協力医」として参加し，医学的助言や必要に応じて往診を行う．さらに，市内の病院の医師も参加し，専門的な助言をしたり，病診連携の橋渡し役となっている．2015年9月現在，計188名の医師が参加している（主治医，副主治医として往診を行う「連携医」84名，眼科・皮膚科など専門性の高い医師等と遠隔地から当Dr.ネットの趣旨に賛同して参加する「協力医」49名，「病院・施設医師」55名）．

実績

2014年12月までで，病院側から事務局に主治医の斡旋を依頼された症例は775例に及んだ．主治医決定までに要した時間は平均0.79日と短時間であり，48時間以内が85.6％にのぼった．追跡調査できた592例中，がんが418例（70.6％），がん以外が174例（29.4％）だった．592例中526例が死亡していたが，そのうち405例（77.0％）ががんであった．自宅死は271例で全死亡の51.5％に及んだ．

療養場所別の平均在宅日数では，入院から在宅に移行し最後まで在宅で過ごし亡くなった症例は，平均141日の在宅療養を実現した．また，最終的な療養場所が病院・施設の症例（すなわち在宅移行後，再入院または入所して病院・施設で亡くなった症例）でも，平均213日の在宅期間を実現した．従来なら，かかりつけ

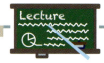

Dr.ネットメンバーでの強化型在宅療養支援診療所への対応

　2014年度診療報酬改定で，強化型在宅療養支援診療所・病院の施設基準において，緊急往診および看取りの実績要件の引き上げが行われた．連携型では，これまでは連携体制ごとにクリアしていればよかった実績が個々の医療機関にも求められ，過去1年間に緊急往診4件，看取り2件が実績要件となった．当初2014年9月末までの経過措置が設けられ，9月30日までの6か月間に緊急往診2件，看取り1件の実績があれば，2015年3月31日まで基準を満たしているものとして取り扱われた．経過措置が終了し，最終的な施設基準の期限であった2015年3月31日も経過した．

　そこで，九州厚生局より長崎県の在宅療養支援診療所の届出状況のリストを取得．経過措置が実施される前の2014年7月と最終的な施設基準の期限を過ぎた2015年7月の状況につき，長崎県全体の届出状況とDr.ネット会員の届出状況を比較検討した．

　Dr.ネットメンバーは，長崎県に限定し，正会員88件，準会員/協力医のうち県内の会員33件合計121件である．ただし，121件の内，一つの診療所に2名会員がいる診療所が3件あるのでマイナス3，正会員のうち1名は県外の病診・施設医師なのでマイナス1，計4件を121件から差し引いて総計117件を母数とした．以下に届出状況調査の概要を述べる．

①Dr.ネット参加診療所の実に70%以上が在宅療養支援診療所である．
2014年7月86件（73.5%），2015年7月87件（74.4%）（全国平均，長崎県平均を大きく上回る）．
②2014年7月時点で，強化型は32.5%，従来型41.0%と従来型が幾分多かった（図）．
強化型の要件変更で，強化型は20.5%に減少，従来型が53.8%に増加した．
③強化型に残存する率はDr.ネットメンバーは63%（38件中24件）で，県全体の56%（80件中45件）より高かった．
④改定で県内の強化型の中でDr.ネットメンバーの占める割合は48%から53%に増加した．

　以上より，Dr.ネットのメンバーは以前より従来型が多かったが，今回の改定で，さらに従来型が増えた．その一方，強化型として残存する率はDr.ネットメンバーのほうが県平均より高く，県内強化型の過半数を占めるようになった．強化型のグループ母体として有益に働いていると思われる．

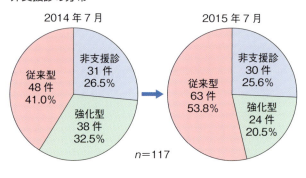

図　Dr.ネット会員での強化型（支援診2），従来型（支援診3），非支援診の分布

医がいない症例については在宅療養ができなかったであろうが，最終的な死亡場所が在宅の場合は4.7か月，病院・施設の場合7.1か月の在宅生活が実現できたのは，われわれの存在があったからこそであろう．

2 症例検討会の様子

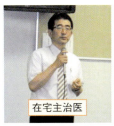
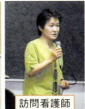
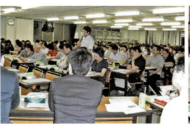
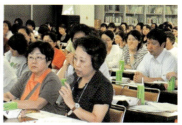

在宅主治医　　訪問看護師

年1〜2回開催される症例検討会では，①退院後の状態の病院側へのフィードバック，②在宅移行手順の反省，③在宅療養開始後の問題点の確認などが話し合われる．100〜200人の多職種が参加し，活発な討論がなされる．

多職種との連携

　Dr. ネットメンバーは医師のみであるが，広く多職種と連携している．1年に1〜2回，在宅移行した症例の検討会を開催．毎回100〜200人の多職種が参加し，退院手順，在宅移行後の問題点などを共有している（2）．また，多職種で，喀痰吸引マニュアル，胃ろうマニュアルを作成し，在宅での手技が独善的になることを回避している．さらに，胃ろう，CAPD（continuous ambulatory peritoneal dialysis；連続携行式腹膜透析）などの多職種研修会を開催している（2015年9月に長崎PEGワークショップを開催したが，今後，多職種で組織した準備委員会を中心に研修会を継続開催の予定である）．

組織の変遷

　Dr. ネットは2003年3月に13人の開業医で発足し，2008年1月にNPO法人化した．さらに，2010年7月，寄付者に所得税や法人税，相続税など税制上の優遇措置が認められ寄付金を集めやすくなる認定NPO法人に認定された．

緩和ケア普及のための地域プロジェクト（OPTIM）

OPTIMの目的

　2008年4月より2011年3月まで，「緩和ケア普及のための地域プロジェクト（Outreach Palliative care Trial of Integrated regional Model：OPTIM）」（厚生労働科学研究　がん対策のための戦略研究）が，実施された．長崎市は全国4つのモデル地域の一つに選ばれ，長崎市医師会を中心としてプロジェクトに取り組んできた[2-4]．この研究の目的は，日本に合う緩和ケアの地域モデルを作ることにより，3年間で，患者と遺族に対する苦痛緩和の改善と緩和ケア利用数の増加，および死亡場所が患者の希望に沿う変化をするか等を評価するものである．

OPTIMの実践

　他の3つの地域が病院からプロジェクトを行うのに対して，長崎は地区医師会として，在宅医療の現場に近い立場からのアプローチを行うことで，着実な成果を挙げた．長崎市医師会に設置した「長崎がん相談支援センター」を中心に，緩和ケアの市民への啓発活動と医療従事者への研修会・講演会の実施，総合相談窓口としての機能と関係機関との連絡調整，早期退院支援，地域連携促進を行ってきた．さらに，専門緩和ケアサービスとして「地域緩和ケアチーム」を組織し，緩和ケアチームのない病院・診療所・在宅へ出張して緩和ケアに関するコンサルテーションを行い，往診や教育の提供を行った．OPTIM開始後，プロジェクトに関与する看護師，診療所医師などの在宅スタッフで分担

3 長崎市の自宅死率の経年変化

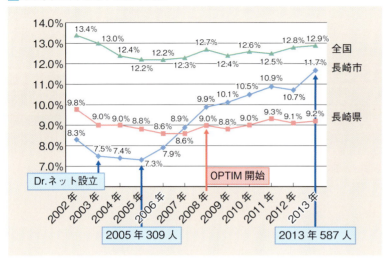

長崎市の自宅死率は2005年（平成17年）の最低7.3％から，2013年（平成25年）の11.7％へと漸増した．
実数では，2005年の最低309人から2013年の587人へほぼ倍増したことになる．
（長崎県衛生統計年報（人口動態編）死亡第3表 死亡者数 死亡の場所・保健所・市町別より）

を決めて，市内3つのがん診療連携拠点病院（長崎大学，長崎市立市民病院，日本赤十字社（日赤）長崎原爆病院）の緩和ケアカンファレンスに定期的に出席するようになった．そこで在宅側から患者の受け入れ可能との意思表示をすることで，緩和ケアチーム・地域連携室を通して，患者，家族，主治医，病棟看護師を動かし，退院支援へ数多くつながるようになった．

実績

長崎大学の緩和ケアチームが関与した症例の転帰では，在宅移行症例の割合が，2005～2006年の2％から，Dr.ネットが緩和ケアカンファレンスに参加するようになった2007年に7％に急増し，OPTIMが始まった2008年には17％に増加した．さらに，2009年には21％，2010年には22％と着実な増加が認められた．

ハイリスク・カンファレンス

2008年9月，長崎大学地域医療連携センターは，がんに限らず入院時に行われるリスク・スクリーニングで「ハイリスク」と判定された症例のうち在宅移行に課題のある症例を，病院・在宅スタッフ合同で検討する「ハイリスク・カンファレンス」を開催するようになった．われわれ在宅側からの提案により実現した同カンファレンスには，地域連携室の医師・看護師・ソーシャルワーカー，診療所医師・看護師，長崎がん相談支援センタースタッフ，訪問看護師などが主な参加者で，退院困難なケースに病院スタッフと在宅スタッフが討議し，スムーズな在宅移行に向けた具体的検討を行った．すなわち，在宅でどのような医療手技が可能か（輸血，胸腹水の穿刺ができるかなど）や，在宅の医療資源情報（地域で利用可能な訪問看護ステーション，在宅医の情報など在宅スタッフ側が精通する詳細な情報）を病院・在宅スタッフで共有することにより，多くの退院支援に結びつけてきた．その後，同様のカンファレンスは，長崎市立市民病院と日赤長崎原爆病院でも開始された．同カンファレンスは，OPTIM後，長崎大学地域医療連携センターオープンカンファレンスとして，発展的に解消した．すなわち，病院から在宅医療へ移行した症例を振り返り，多職種の視点から問題点，解決法，良かった点等について検討し，患者により質の高い退院支援，療養支援，在宅医療，福祉サービス等を提供できるように，病院スタッフならびに在宅医

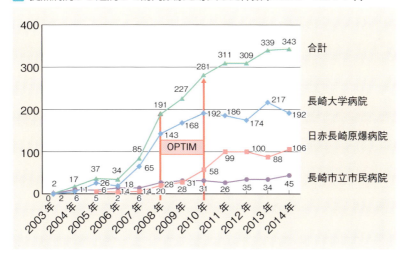

4 拠点病院から退院して訪問診療を導入した件数（2003〜2014年）

療を担う多職種の能力を養うことを目的として毎週1回定期開催されている.

OPTIMの効果

　長崎市の自宅死率は，2005年の7.3％から漸増し，2013年には11.7％へと増加した（**3**）．実数では，2005年の309人から2013年には587人とほぼ倍増したことになる．また，長崎市内のがん診療連携拠点病院から退院して訪問診療または往診を導入した症例数を2003年より経年的に集計したところ，OPTIM開始の2008年は191件とそれ迄から倍増し，OPTIM終了後も症例数は増加し2014年には343件にのぼった（**4**）．長崎市での自宅死率，在宅移行症例の増加には，Dr.ネットの活動とOPTIMの効果が大きく関与していると考えられる．

　OPTIMでは，早期の退院支援・調整，地域医療連携ネットワークの整備，在宅可能な医療従事者への研修・教育を継続して続けてきたが，がん対策基本法が施行された2007年以前と比較して，2008年以降，長崎の病院での早期退院支援・調整，地域連携ネットワークの熟成は，すでに隔世の感がある．すなわち，OPTIMの活動の前後に，医師（長崎在宅Dr.ネット），栄養士（ながさき栄養ケア・ステーション），薬剤師（長崎薬剤師在宅医療研究会「P-ネット」），訪問看護ステーション（ナースネット長崎），地域連携室（ながさき地域医療連携部門連絡協議会），歯科医（長崎県在宅デンタルネット）等の職種内のネットワークが次々と広がりつつある．各職種内の連携に加え，多職種での連携の素地があるところで，さまざまな地域連携カンファレンス，病院側へ在宅スタッフが入り込んでカンファレンスをするなどを繰り返した結果，顔の見える関係が大いに進化して行った.

　介入後調査から，ネットワークの価値を体験し緩和ケアに関する知識を得ることで，連携に関する困難感，専門家から支援を受けることによる困難感，職種間のコミュニケーションの困難感が改善したと考えられる．OPTIMによる包括的な地域緩和ケアプログラムは，制度や体制の組織的な変更を伴わなかったにもかかわらず，地域ネットワークの構築を可能とし，医療福祉従事者の知識を改善して困難感を軽減するのみならず，患者が希望する場所，多くは自宅での生活を可能にし，患者・遺族の緩和ケアの質評価やquality of lifeも間接的に改善しうることが示唆された[4]．

長崎市包括ケアまちんなかラウンジ

　OPTIMは2011年3月に終了したが，2011年度より長崎市が同事業を発展的に継承し，「長崎市包括ケアまちんなかラウンジ」として，がんに限定しない総合的な相談支援を行っている．医師会が行政より委託をうけて事業を行っているが，①医療・介護・福祉の総合相談窓口，②緩和ケアや在宅医療等の普及啓発，③在宅医療機関等との連携，④地域ケア会議モデル事業業務を行い，地域包括ケアの核として機能している．

あじさいネットによるITネットワーク

　あじさいネットは，インターネットを経由して患者同意のもと，病院の診療情報を閲覧できるサービスである．2004年大村市で発足し，2015年10月現在，全登録数48,971名，情報閲覧施設数246施設，情報提供病院数30施設の巨大なネットワークとなった．当初，病院からの一方向性のカルテ情報の提供であったが，医師に加え薬局薬剤師，訪問看護師の参加も始まり，多職種で双方向性の情報共有が実現しつつある．2014年になり，iPadを使用して在宅の現場からの接続が可能となった．これにより，訪問診療先で検査，画像などの病院カルテ情報をiPadで閲覧しながら患者へ説明することや，患者個別のノート機能やセキュアメールを用いて患者の状態を在宅の現場から多職種へレポートすることが可能となった．Dr.ネットで多用してきたプチメーリングリストでは実現できなかった強固なセキュリティが確保されている．

　今後，テレビ会議システム（Live On）の利用により，診療所に居ながらにして退院前カンファレンスが可能になる日も近い．

まとめ

　長崎では，2003年以来，Dr.ネットをはじめとした職種内連携とそれを基盤とした多職種間の連携が発展してきた．このような状況のもと，2008〜2011年に緩和ケア普及のための地域プロジェクト（OPTIM）を行った．制度や体制の組織的な変更を伴わない包括的な地域緩和ケアプログラムによって地域ネットワークの構築が大きく成熟した．さらに，あじさいネットを利用したITネットワークと医療・介護・福祉の連携を促す長崎市包括ケアまちんなかラウンジにより，多職種連携は新たなステージに入りつつある．ここで銘記すべきは，連携はあくまでも顔の見える関係が基盤であり，フラットな多職種の協働が不可欠であることだ．顔の見える関係こそが多職種の連携が統合へと発展していく礎になるであろう．

文献

1) 白髭豊，藤井卓．長崎在宅Dr.ネットによる地域医療連携．日本医事新報2005；4224：29-32.
2) 白髭豊，ほか．長崎市における地域医療連携—長崎在宅Dr.ネットと緩和ケア普及のための地域プロジェクト（OPTIM長崎）．長崎県医師会報2010；771：32-37.
3) 白髭豊，奥保彦．医師会における在宅医療の取り組み—長崎市医師会．日本医師会雑誌2013：142(7)：1552-1553.
4) がん対策のための戦略研究「緩和ケア普及のための地域プロジェクト」OPTIMレポート http://gankanwa.umin.jp/report.html

地域包括ケアの実践

機能強化型在宅療養支援診療所
チームドクター5（ファイブ）の挑戦（京都府乙訓地域）

横林文子
医療法人よこばやし医院院長
医師

◆ 筆者らは2006年に京都府の乙訓（おとくに）地域で開業する医師5人で輪番制を取り入れた24時間在宅チーム医療提供体制の構築を図り，「チームドクター5（ファイブ）（TDR5）」という名称で診診連携チームの活動をスタートさせた．
◆ チーム在宅医療を開始して10年が経過した．今後はさらに在宅緩和ケアチーム医療の充実，在宅緩和ケア地域連携体制の構築を図りたい．

チームドクター5（ファイブ）（TDR5）の結成

2009年の日本医師会総合政策研究機構の調査によると，1人開業の在宅療養支援診療所の場合，輪番制やネットワークシステムを利用しているところは少なく，86％が1人の医師で24時間365日対応しており，1人往診医の疲弊は大きく，在宅医療の推進にとって妨げとなっている．

京都府の乙訓地域（ 1 ）では15年以上前から多職種連携が培われており，筆者らは2006年に在宅療養支援診療所制度が施行されたのを機に，この地域で開業する医師5人で，輪番制を取り入れた24時間在宅チーム医療提供体制の構築を図り，「チームドクター5（ファイブ）」という名称で診診連携チームの活動をスタートさせた（ 2 ）．

事前の取り決めで，主治医をフォローするバックアップとして在宅当番医制としたが，原則，かかりつけ医でできることはすべてすることとした．TDR5のメンバーは，乙訓医師会で

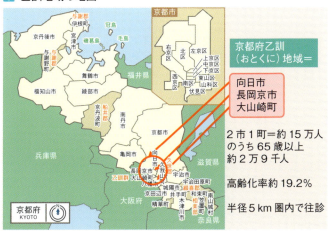

1 乙訓地域の地図

京都府乙訓（おとくに）地域＝
向日市
長岡京市
大山崎町

2市1町＝約15万人
のうち65歳以上
約2万9千人

高齢化率約19.2％

半径5km圏内で往診

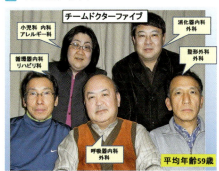

2 TDR5メンバー

前列左から，馬本医院・馬本郁男，森本医院・森本英夫，さいのうち医院・斉ノ内良平，後列左から，よこばやし医院・横林文子，梅山医院・梅山信．

地域医療委員会の委員を経験したことがあり，地域医療に精通し，課題を把握していたため，結成までに時間はかからなかった．

24時間体制という縛りの中，在宅当番表（**3**）を作成し，連携患者情報を交換・確認した．地域的に半径5km圏内でほとんどの往診が可能であり，連携は組みやすかった．さらに2012年4月からは機能強化型在宅療養支援診療所としての縛りをクリアして連携を続けている[1]（☞*Memo*）．

「開業医は患者を取り合う競争相手」という考えを払拭し，「地域で患者を診る力強い仲間」という関係性を地域で築くべく，診診連携の「ひな形」として今後広がってゆくことを期待する．

現在，在宅医療に関する調査で「自宅で療養したい」と希望する人が4割を超えた．在宅医療を提供する診療所の課題は，緊急時の入院・入所施設の確保，24時間体制に協力可能な医師の存在，24時間体制の訪問看護の存在が重要である．

在宅当番表の作成

在宅当番表作成にあたっては実際に5人で集まって，具体的に検討した．まず事前に各医師が在医総管Ⅰを算定している患者情報をお互いが共有した．現在の専門医制度では，学会への出席や必要な点数を取得しなければ専門医資格を失ってしまう．今までは，そういう学会出席や，個人での冠婚葬祭への出席は，ある意味犠牲にして患者と向き合ってきた．しかし，一方それでは資格を剥奪されてしまうという現実がある．また，年齢的に両親を見送り，家長としての葬祭を行わなければならない責任も生じてくる．毎回，今までのやり方でクリアできる問題ではないと思われた．

そこで，平日は固定制で3人が，土日は2人交替制で在宅当番を決めた．事前に予定があった場合には，あらかじめ交替をしておき，その当番表は患者へ事前に手渡した．

9年間で情報共有した患者数は249名，うち死亡は156名，在宅看取りは98例で，そのうちがん患者は54例と約半数を占めていた（**4**）．

また，1人では対応不可能な重症患者も，複数主治医制（後述）を取ることで，独断的な治療ではなく，複数医師で本人や家族とも相談しながらの在宅看取りを行うケースが増えた．

TDR5で診診連携が組めた理由として，①乙訓地域が半径5km圏域で往診が可能なこと，②15年にわたる診診連携の取り組みの歴史が

Memo

在宅療養支援診療所の要件
- 保険医療機関たる診療所であること
- 当該診療所において，24時間連絡を受ける医師又は看護職員を配置し，その連絡先を文書で患家に提供していること
- 当該診療所において，又は他の保険医療機関の保険医との連携により，当該診療所を中心として，患家の求めに応じて，24時間往診が可能な体制を確保し，往診担当医の氏名，担当日等を文書で患家に提供していること
- 当該診療所において，又は他の保険医療機関，訪問看護ステーション等の看護職員との連携により，患家の求めに応じて，当該診療所の医師の指示に基づき，24時間訪問看護の提供が可能な体制を確保し，訪問看護の担当看護職員の氏名，担当日等を文書で患家に提供していること
- 当該診療所において，又は他の保険医療機関の保険医との連携により他の保険医療機関内において，在宅療養患者の緊急入院を受け入れる体制を確保していること
- 医療サービスと介護サービスとの連携を担当する介護支援専門員（ケアマネジャー）等と連携していること
- 当該診療所における在宅看取り数を報告すること　等

機能強化型在宅療養支援診療所等の要件
①在支診又は在支病の要件に以下を追加する．
　イ　在宅医療を担当する常勤医師　　3名以上
　ロ　過去1年間の緊急往診の実績　　5件以上
　ハ　過去1年間の在宅看取りの実績　2件以上
②複数の医療機関が連携して①の要件を満たしても差し支えないが，それぞれの医療機関が下記の要件を満たしていること
　イ　過去1年間の緊急往診の実績　　4件以上
　ロ　過去1年間の在宅看取りの実績　2件以上

　・月1回以上の定期的カンファレンス
　・連携医療機関数は10未満　　　　　← 従来通り
　・病院が連携に入る場合は200床未満

3 在宅当番表

月				6	馬本	斎ノ内	梅山	13	馬本	斎ノ内	梅山
火				7	斎ノ内	馬本		14	横林	馬本	斎ノ内
水	1	梅山	横林	8	森本	横林	馬本	15	森本	横林	馬本
木	2	梅山	森本	9	梅山	森本	横林	16	梅山	森本	横林
金	3	斎ノ内	梅山	10	梅山	森本	斎ノ内	17	斎ノ内	梅山	森本
土	4	森本	梅山	11	梅山	斎ノ内		18	斎ノ内	馬本	
日	5	森本	梅山	12	梅山	斎ノ内		19	斎ノ内	馬本	
月	20	馬本	斎ノ内	梅山	27	馬本	斎ノ内	梅山			
火	21	横林	馬本	斎ノ内	28	横林	馬本	斎ノ内			
水	22	森本	横林	馬本	29	森本	横林	馬本			
木	23	梅山	森本	横林	30	梅山	森本	横林			
金	24	斎ノ内	森本	横林	31	斎ノ内	梅山	森本			
土	25	馬本	横林								
日	26	馬本	横林								

1/7 1st 横林⇒3rd 斉ノ内
1/7 3rd 斉ノ内⇒ 横林

在医総管Ⅰを算定している患者に共通している担当医の予定表の一例．主治医が救急往診できない場合には，自分の主治医以外に記名してある医師に，左から順番に連絡する．馬本医師の患者の場合，1月10日の担当医は①斎ノ内②梅山③森本となる（2014年1月）．

4 9年間で情報共有した患者数（2006年4月～2014年12月）

TDR5	在宅患者数（女性/男性）	がん患者数	死亡数	在宅看取り数（がん）	訪問リハ
A	29 (17/12)	4	15	9 (2)	4
B	46 (21/25)	17	32	20 (8)	10
C	30 (17/13)	10	18	18 (6)	2
D	66 (39/27)	28	38	17 (12)	16
E	78 (34/44)	36	53	34 (26)	1
総数	249 (128/121)	95 (38.2%)	156	98 (54) (55.1%)	33

5 在宅療養手帳

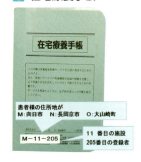

あったこと，③15年の間に培われた多職種連携の「顔の見える連携」があったことのほか，④「自宅に置くカルテ」である「在宅療養手帳」（⑤）の存在も大きい[2,3]．異なる医師や多職種の複数の訪問者が訪問しても，記録が患者の家に残るので，自分の医院のカルテと複数箇所に記載する手間はかかるが，入れ違いでの訪問でも記録を見ればすぐ分かる仕組みになっている．また，そのほかに，5名の医師の専門科がそれぞれ異なっていたこと，そして「自分の患者は自分で診る」という大前提があったこともよかったと思われる．

後方支援病院の確保

日々の患者の在宅当番表は5人で分担し，決めることができた．しかし，こんどは患者が重症化した場合の，後方支援病院も確保しなければならなかった．入院の予定は確約ではないため，入院先が希望の病院にできるかは定かではない．そこで，圏域内5か所，近隣病院2か所に後方支援を依頼し，なんとか確保することができた．後方支援病院へも事前に患者情報は郵送で送っている．

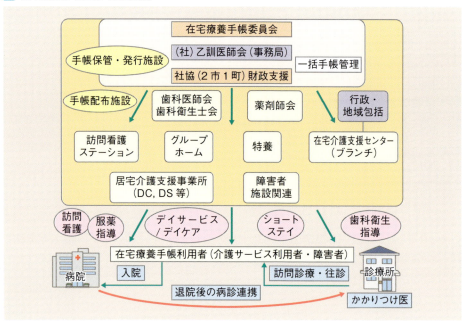

6 在宅療養手帳と多職種連携

主治医・副主治医制の導入

　前述のように，昨今自宅で最期を迎えたいという人たちが増えている．しかも，病院でのかなり高レベルな治療は継続したままで在宅医療を希望される頻度が増えている．従来の胃ろうや末梢点滴，在宅酸素のみならず，中心静脈栄養や，瘻孔処置，硬膜外麻酔などさまざまな技術・知識を要するようになってきた．そこで，各人の専門分野を生かしながら，分担担当し合うことによって個人の負担を軽減するよう，主治医に加え，それをサポートする副主治医を決める，主治医・副主治医制を行うことにした．そうすることで，より重症で，一見在宅療養が不可能だと思われるようなケースも受け入れることができるようになった．

　主治医は治療の大筋を決め，患者へ説明し，疼痛コントロールなどは別の副主治医が行う．また家族の不安を取るべく頻回に話を聞いたり，訪問看護師やヘルパーとの連携を密にしてかみ砕いた説明をする係など，それぞれ得意分野で主治医をサポートしていった（6）．

　また，治療方針も複数医師で患家に集まり，週1回はお互いに意見を交換・相談し，医師間でも意見の相違がないように努めた．7に医師間の主治医・副主治医制で看取ったケースを挙げた．週に主治医が2回訪診，副主治医が2回往診などといった形で患者や家族の不安を取るようにし，間は訪問看護ステーションやヘルパーステーションとも密に連絡を取り合った．一堂に集まるのは時間的にもなかなか困難であり，主体はメールでの情報交換であった．患者家族にもまめに報告し，データ解析等もかみ砕いて説明した．かかりつけ病院がある患者については，病院主治医へも週単位で状況報告し，緊急入院時に即対応可能な対応を心掛けた．

　これら連携の基本にあるのは，医師会の主治医紹介システム（8）である．地域に居住する患者が大学病院や地域基幹病院から自宅へ戻る際，開業している各医師の専門性や技術的な内容を事前にアンケートで把握しており，地域医療担当理事が引き受け案内係を受け持っていた．

7 主治医・副主治医制で看取ったケース

症例	チーム連携	担当医師	具体的ケース
①	2010年	医師4人	子宮頸がん末期　硬膜外麻酔　皮膚腸管膀胱ろう
②	2011年	医師3人	胃がん末期　結腸皮膚瘻孔　多発性肝転移
③	2011年	医師3人	両側異時期発症乳がん，局所皮膚転移，肝転移，脊椎転移，小脳転移，骨盤腔内転移
④	2011年	医師3人	類上皮肉腫，BCG療法
⑤	2011年	医師2人	皮膚筋炎，卵巣がん，腸管穿孔，DIC
⑥	2011年	医師2人	てんかん，脳挫傷，褥瘡，PEG術後，高血圧
⑦	2013年	医師2人	末期胃がんBSC（ふれあい・しあわせ）
⑧	2013年	医師1人　多職種連携	レビー小体病　独居高齢者　医師，訪看，ヘルパー1日4回

DIC：播種性血管内凝固症候群，PEG：経皮内視鏡的胃ろう造設術，BSC：best supportive care.

8 医師会かかりつけ医紹介システム

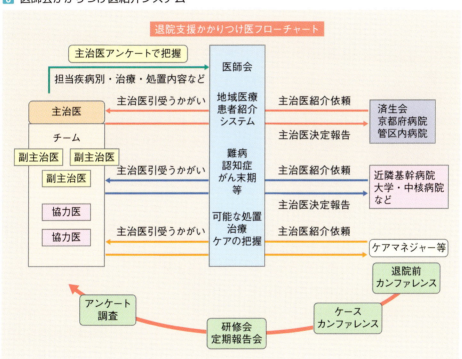

実際に運用して見えてきた課題と対応

　在宅医療において，患者や家族の不安を取り除くため，24時間対応することは非常に重要であり，確実な多職種連携体制を確保する必要がある．特に，在宅での療養生活に慣れるまでの退院後1週間は，患者や家族の不安が強い．この1週間の在宅療養のあり方が，それ以降の在宅医療の方向性を決定すると言っても過言ではない．うまくいかない時は，緩和ケアや看取りをする介護家族の負担が大きく，元の病院やホスピスに入院を希望される場合がある．そのため，主治医，訪問看護師，ホームヘルパー，ケアマネジャー，家族との連携が不可欠であ

り，カンファレンスを頻回に行い，思想や宗教等哲学的なことを含め，在宅医療の方向性を確認する必要がある．

「医療・介護情報提供書」で患者情報を共有

TDR5が結成された時，在宅医療の当番医制を設け，後方支援病院として乙訓地域にある2つの病院と2つの訪問看護ステーションと連携することで，事実上，24時間の往診，24時間訪問看護の提供，在宅療養患者の緊急入院の受け入れ体制が可能となった．この際，連携診療所および後方支援病院に「医療・介護情報提供書」を配布し，情報の共有化を図った．

連絡先を明確に提示し，患者や家族の不安や疑問を解消

また，2008年5月，「高齢者医療制度の創設に併せた在宅医療の充実と評価」の目的で，在宅療養支援病院の創設がなされ，在宅医療がさらに推進されるようなったのを機に，連携施設はさらに増え，乙訓地域5つ，乙訓地域外2つの病院と12の訪問看護ステーションと連携することができた（2014年1月現在）．

その時に，在宅療養患者や家族へ，「在宅当番医表」「在宅医療連携チーム医療機関連絡先」「訪問看護ステーションおよび緊急時入院医療機関一覧」を配布して，何かあった場合には，当番医，連携訪問看護ステーションなどに連絡するようにお願いし，患者や家族の抱く不安や疑問の解消を図った．

今後の課題

在宅医療は，がん患者の間でもそのニーズが高まっており，人口動態調査によると，自宅での死亡割合は2005年から2010年にかけて2.2%の増加（5.7%→7.9%）を認めるが，依然として低い割合で，在宅医療の体制がいまだ十分に整備されているとは言えない．

また，在宅での緩和ケアにおいては，次のような課題がある．

①緩和ケアは，入院医療機関から高度医療を引き継いだままで在宅療養となることが多い．そのため，在宅かかりつけ医は，高度医療の知識と技術の習得が要求される．そのことが，在宅医療から医師，看護師などを遠ざける一因となっている．

②また，家族も対応に苦慮し，介護に負担を感じる．

③さらに，患者自身が家族に負担を掛けることに気を遣う．

これらの理由で，ますます，在宅での医療は困難となっているのが現状である．

2013年6月，第11回緩和ケア推進検討会で提示された参考資料「緩和ケアに関する地域連携の取り組みの現状」によると，在宅緩和ケア地域連携事業や緩和ケア推進事業が予算化され，がん診療連携拠点病院の整備，在宅緩和ケア地域連携体制の構築が柱となっている．その中に，医療圏内の在宅療養支援診療所リストの作成，終末期の看取りまで責任を持って対応できる在宅緩和ケアを専門とする医師との連携，地域の在宅がん緩和ケアの研修会の実施などが挙げられている．これらは，われわれTDR5が在宅医療で苦闘し，実践してきたことでもある．

2012年4月からは，機能強化型在宅療養支援診療所・在宅療養支援病院制度が施行され，在宅かかりつけ医，訪問看護師，ホームヘルパー，ケアマネジャーなどによる多職種協働による24時間在宅医療の体制が整備されてきたが，2013年10月の中央社会保険医療協議会における検証部会（平成24年）の報告によると，他の医療機関等の連携により，24時間体制の負担が軽減されたかどうかについては，約45～60%の医療機関が効果を十分であるとは感じていない．この負担軽減の課題について，医療機関だけの連携では効果はなく，多職種協働に

て連携システムを効率よく運用する必要があるとわれわれは考えている．

チーム在宅医療を開始して10年が経過した．

今後はさらに在宅緩和ケアチーム医療の充実，在宅緩和ケア地域連携体制の構築を図りたい．

文献

1) 横林文子ほか．チームドクターファイブの在宅医療．金芳堂；2014．
2) 梅山信ほか．京都乙訓地域での多職種ネットワークの実践．訪問看護と介護 2008；13(12)：996-1001．
3) 馬本郁男ほか．在宅療養手帳の利用状況．第19回乙訓医学会．

地域包括ケアの実践

稲城市（東京都）の取り組み

石田光広
稲城市副市長／元 福祉部長

◆ 稲城市の地域包括ケアシステムの構築に向けては，5つの重点項目を設定している．
◆ 在宅医療・介護連携の推進の考え方は，在宅医療と介護サービスを一体的に提供するために関係者の連携を進めることを目的としている．
◆ 認知症施策の推進のため，認知症初期集中支援チームの設置，認知症地域支援推進員（認知症支援コーディネーター）の設置，認知症サポーターの養成，認知症ケアパスの作成などに取り組んでいる．
◆ 2025年を見据えた稲城市版地域医療ビジョン（稲城市医療計画）を策定した．
◆ 稲城市は，高齢者のボランティア活動実績を評価して保険料を軽減し，加えて介護予防効果をもたらす「介護支援ボランティア制度」を考案し，国へ提案するとともに，稲城市で全国に先駆けて実施し，保険料抑制等の効果をあげている．

稲城市の地域包括ケアシステムの重点項目

わが国は，重度な要介護状態となっても住み慣れた地域で自分らしい暮らしを人生の最後まで続けることができるよう，住まい・医療・介護・予防・生活支援が一体的に提供される地域包括ケアシステムの構築の実現を目指している．この地域包括ケアシステムは，介護保険の保険者である市町村が主体となり，地域の自主性や主体性に基づき，地域の特性に応じて作り上げていくことが必要とされている．

稲城市は地域包括ケアシステムの重点項目として「在宅医療と介護連携の推進」「介護予防の総合的な取組み」「認知症施策」「地域ケア会議」「住まい」の5項目を定めている．

「在宅医療と介護連携の推進」は，医療と介護の濃密なネットワークにより，効率的で効果的なきめこまかなサービスが提供されることである．

「介護予防の総合的な取組み」は，高齢者が社会の担い手となり，生きがい・役割を持って生活できるような地域社会を実現すること，多様な主体による訪問・集い，配食や安否確認などのサービスを提供することにより，高齢者が在宅で暮らし続けられる地域社会を実現することである．

「認知症施策」は，認知症になっても本人の意思が尊重され，できる限り住み慣れた地域の良い環境で暮らし続けることのできる地域社会を実現することである．

「地域ケア会議」は，地域課題の共有や地域づくり・サービス資源の開発を通して政策形成につなげ，高齢者が生活しやすい環境づくりを進めていくことである．

「住まい」は，すべての高齢者が，住み慣れた地域での生活を保障されるような住まいと，介護や医療，見守り等生活支援が提供される仕

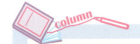

稲城市在宅医療・介護連携支援センター（いなぎ在宅医療・介護相談室）

稲城市在宅医療・介護連携支援センター（いなぎ在宅医療・介護相談室）では，下記のような活動が行われている．

- 在宅医療に関わる相談受付・情報提供
  1. 主治医紹介
     （病院や地域包括支援センター，介護支援専門員からの問い合わせに対応）
  2. 専門医紹介（認知症，摂食嚥下評価医など）
  3. その他在宅医療に関する情報提供
- 在宅医療・介護に関する市民への普及啓発（講演会の実施）
- 在宅医療・介護連携推進に向けた人材育成，連携促進（研修会・交流会の実施）

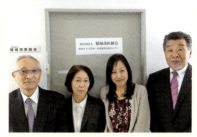

医師会長・コーディネーター・事務職員・事務局長

組みを実現することである．

在宅医療・介護連携の推進

在宅医療・介護連携推進事業の具体的な内容は，（ア）地域の医療・介護の資源の把握，（イ）在宅医療・介護連携の課題の抽出と対応策の検討，（ウ）切れ目ない在宅医療と介護の提供体制の構築推進，（エ）医療・介護関係者の情報共有の支援，（オ）在宅医療・介護連携に関する相談支援，（カ）医療・介護関係者の研修，（キ）地域住民への普及啓発，（ク）在宅医療・介護連携に関する関係市町村の連携，の（ア）から（ク）までである．

■ 地域の医療・介護の資源の把握

日常生活圏ごとの医療・介護サービス資源一覧および医療・介護資源マップを作成し，生活支援・介護予防サービス協議体へ情報提供する．

■ 在宅医療・介護連携の課題の抽出と対応策の検討

摂食・嚥下機能支援推進協議会および在宅医療・介護連携推進協議会において，在宅医療・

1 稲城市在宅医療・介護連携推進協議会

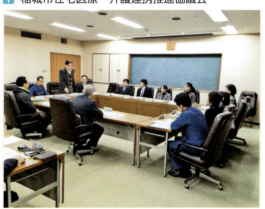

医師会・歯科医会・薬剤師会，市立病院医師/地域連携室，地域密着型サービス事業者，居宅介護支援事業者等連絡会，訪問看護事業者，地域包括支援センター，南多摩保健所，（オブザーバー：稲城消防署）などの委員13名で構成される．

介護連携の課題と対応を検討する．

■ 切れ目ない在宅医療と介護の提供体制の構築推進

地域の医療・介護関係者の協力を得ながら，切れ目なく在宅医療と介護が一体的に提供される体制の構築を目指した取り組みを行う．

2 稲城市・稲城市医師会共催の研修会

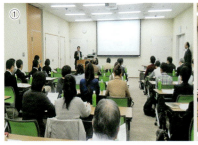
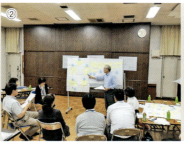
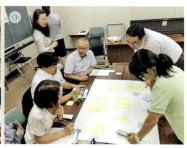

地域包括ケアシステム研修会（①）は，歯科医師会・薬剤師会・介護事業者連絡会等の協力を得ている．その他にも医師・在宅支援診療所医師，ケアマネジャー，介護職員，行政職員による研修会（②），医師・歯科医師，ケアマネジャー，介護職員，在宅医療・介護支援センター看護師による研修会（③）などが開かれている．

■医療・介護関係者の情報共有の支援

摂食・嚥下機能推進協議会および在宅医療・介護連携推進協議会において，在宅医療・介護サービス等の情報の共有を行うとともに，医療・介護関係者間で，速やかに情報の共有が行われるように情報共有のツールの作成や導入支援を行う（ ❶ に稲城市在宅医療・介護連携推進協議会の様子を示す）．その際，情報通信技術（ICT）を活用した情報共有ツールの導入も検討する．

■在宅医療・介護連携に関する相談支援

在宅医療・介護連携を支援する相談窓口を設置している．市民，病院等からの退院相談等を受けるとともに，病院から退院後における市内診療所を前提とした主治医を紹介する．

■医療・介護関係者の研修

医師会研修会の仕組みを活用し，そこへ歯科医，薬剤師，介護サービス関係者が加わり，多職種連携についてのグループワークや医療・介護関係者がそれぞれの分野の知識等の習得のための研修を行っている（ ❷ に稲城市・稲城市医師会共催の研修会の様子を示す）．

■地域住民への普及啓発

市民が在宅において，在宅医療・介護サービスの利用を促進するための普及啓発（講演会・情報提供等）を行う．

■在宅医療・介護連携に関する関係市町村の連携

二次医療圏内市町村においてそれぞれの地域の在宅医療・介護連携の状況の情報交換を行うための定期的な連絡会の開催等を行う．

摂食・嚥下機能支援推進事業

地域において摂食・嚥下機能障害のある高齢者等に対する支援体制を構築し，高齢者等が安心しておいしく食事が摂食でき，QOL（生活の質）の高い生活を享受できるための条件整備を行う．

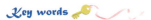

生活支援・介護予防サービス協議体
多様な地域の関係者（生活支援コーディネーター（地域支え合い推進員），地域包括支援センター職員，社会福祉協議会職員（ボランティア担当・生活支援ヘルパー担当）高齢者介護サービス提供の社会福祉法人，シルバー人材センター（家事援助担当役員），NPO（配食・ヘルプ），民生児童委員，その他民間の生活サービス提供事業者等）の間での情報共有および連携・協働による資源開発等を推進することを目的とした定期的な情報の共有・連携強化の場として，生活支援・介護予防サービス協議体を置いている．

日常生活圏域
高齢者が住み慣れた地域で生活を継続できるようにするため，市内を高齢者にとって身近な地域である日常生活圏域に分け，サービス基盤を整備することにしている．この日常生活圏域の設定にあたっては，地理的条件，人口，交通事情，地域の活動単位その他の社会的条件，介護給付等対象サービスを提供するための施設の整備状況などを総合的に勘案して定めている．

3 地域ネットワークの構築に向けた具体的事項，人材育成，普及啓発等の課題および整理の方向性

■地域ネットワークの構築に向けた具体的事項の課題と整理の方向性

課題	整理の方向性
協議会委員構成 協議会立ち上げ 継続支援	・医師会，歯科医師会，老人福祉施設長，各種医療専門職他 ・摂食・嚥下機能障害に関するアンケート調査 ・特定財源の活用
摂食・嚥下リハビリテーションサポートチームの編成	理学療法士（PT），言語聴覚士（ST），歯科衛生士，訪問看護師，老人保健施設等職員

■人材育成，普及啓発の課題と整理の方向性

課題	整理の方向性
後継人材の育成	評価医を活用した後継人材育成研修の開催
医師・歯科医師への普及啓発，研修等	摂食・嚥下機能支援への取組みの内容などに応じた区分と研修等の内容設定．在宅医療・介護連携を含めた日常診療における摂食・嚥下機能支援の普及啓発
コメディカルスタッフへの普及啓発，研修	摂食・嚥下機能支援への取組み内容などに応じた区分と研修等の内容の設定
ケアマネジャー等医療・介護連携支援関係者への普及啓発	アセスメントをとる立場に即した内容などに応じた区分と研修等の内容の設定
患者・家族への普及啓発	リーフレットなど媒体の開発作成
市民への普及啓発	市民向け講座の開催

■将来の課題と整理の方向性

課題	整理の方向性
恒久的な事業展開	保険診療報酬に対応できる体制の実現
事業対象や事業展開の拡大	神経難病患者，二次医療圏域内での展開

2013年度下半期に稲城市摂食・嚥下機能支援推進協議会を立ち上げ，関係機関の地域ネットワークの構築を図ってきた．また，摂食・嚥下機能に何らかの障害を有する高齢者や，医師，歯科医師，薬剤師，介護職等に対してアンケート調査を行い，摂食・嚥下機能の改善に向けニーズ等を把握してきた．

2014年度からは，アンケート調査結果等をもとに医師，歯科医師，コメディカルスタッフ，介護職等の人材育成のための研修を行うとともに，身近なところで摂食・嚥下機能障害に関する相談・診察等が受けられる体制づくりに取り組んでいる．

地域ネットワークの構築に向けた具体的事項，人材育成，普及啓発等の課題および整理の方向性を **3** にまとめる．

認知症施策の推進

認知症になってもできる限り住み慣れた地域で暮らし続けられるよう，地域において認知症の人とその家族を支援するため，認知症初期集中支援チームと連携し，認知症の疑いがある人を把握・訪問（早期発見）し，状態に応じて適切な医療（早期支援）・介護サービスにつなげる認知症地域支援推進員（認知症支援コーディネーター）を配置し，認知症施策を推進する．

認知症初期集中支援チーム（市内医療機関1か所に設置）の主な業務は，訪問支援対象者の把握，情報収集とアセスメント，支援対象者訪問，チーム員会議の開催，初期集中支援の実施（専門医療機関等への受診勧奨等）である．

認知症地域支援推進員（認知症支援コーディネーター）は，市内各所の地域包括支援セン

4 稲城市介護支援ボランティア制度の実施スキーム

ターに配置する．その職種は，看護師，保健師とする．

認知症地域支援推進員は，他の地域包括支援センター，介護事業者等から認知症に関する相談を受け付けるとともに，認知症の疑いのある人を訪問して，認知症の症状を把握する．

認知症ケアパス（認知症の人の状態に応じた適切なサービス提供の流れ）を作成し，認知症を発症した時から，生活機能障害の進行状況に合わせて，いつ，どこで，どのような医療・介護サービスを受けることができるか，具体的な機関名やケア内容等をあらかじめ，認知症の人とその家族に提示できるように調査研究を進めることとしている．

稲城市医療計画（稲城市版地域医療ビジョン）の策定（2015年度）

現状として，2025年に向けて高齢者の増加等から医療・在宅療養ニーズが高まっている．こうした医療・在宅療養ニーズに応える医療資源の不足・地域偏在，在宅医療連携もまだ不十分であり，今後の医療・在宅療養ニーズの増加に対応できない．

このため，稲城市は医療資源の確保や配置の最適化を計画的に誘導し，在宅医療・介護連携を推進するため，現状を分析し，関連の協議会等に諮りながら，地域医療政策を確立させることとしている．

具体的な内容は，①医療資源の現状評価（医療資源調査・ヒアリング調査等），②在宅医療ニーズの把握・評価（市民医療ニーズ調査・将来推計等），③在宅医療・介護連携を医療政策の観点から推進させる施策の検討，④医療資源の基盤整備に向けた施策検討（行政支援（土地貸与，財政的支援，税制的優遇等）を含めた施策の検討），⑤稲城市版地域医療ビジョン（仮称）の策定（2025年を見据え稲城市の基本となる在宅医療政策を示す），である．

稲城市介護支援ボランティア制度

介護支援ボランティア制度とは，高齢者の介護支援ボランティア活動実績等を評価した上でポイントを付与し，その高齢者の申出により，そのポイントを換金した交付金を交付する制度である．

具体的には，高齢者が地域で介護支援ボランティア活動を行うと専用の「介護支援ボランティア手帳」にスタンプを押印してもらえる．このスタンプを集めて年1回ポイントに換える．申請後このポイントで最大で5,000円の交付金を受け取ることができる．この交付金は，介護保険料軽減のための交付金である．つま

5 稲城市の介護支援ボランティア活動

● 活動受け入れ団体の申請により対象を指定するが，現在，以下のものが対象となっている

1) レクリエーションなどの指導，参加支援
2) お茶出しや食堂内での配膳，下膳などの補助
3) 喫茶などの運営補助（経営的な観点ではないボランティアとしての参加）
4) 散歩，外出，館内移動の補助
5) 模擬店，会場設営，利用者の移動補助，芸能披露などの行事の手伝い
6) 話し相手
7) その他施設職員と共に行う軽微かつ補助的な活動（例：草刈り，洗濯物の整理，シーツ交換など）
8) その他（例：在宅高齢者のゴミ出しなど）

※ボランティア活動としての参加を対象とするもので，収益等を充当すべき事業は含まない．

り，地域でボランティアをすると実質的に介護保険料負担が軽減される仕組みである．稲城市介護支援ボランティア制度の実施スキームは 4 のとおりである．

稲城市では，介護支援ボランティアが600人以上となり，高齢者人口の3.5％を超えている（最高齢96歳，90歳以上6人，要支援者23人，要介護者18人が含まれている）．稲城市の介護支援ボランティア活動は 5 のとおりである．

求められる施策は，①高齢者自身の介護予防につながる社会参加活動（自助）を支援すること，②元気な高齢者自身による要介護者等への支援ボランティア（共助・互助）を褒賞・奨励すること．③この結果，介護保険の地域支援事業費，介護給付費等の費用を直接・間接的に抑制すること（給付費等の抑制），であり，稲城市として，高齢者の社会参加を支援し，介護予防の効果を期待するとともに，元気な高齢者を増やす取り組みである．

介護支援ボランティア活動のアンケートでは，健康面や精神面での変化について，①張り合いが出てきた（50.8％），②健康になったと思う（16.7％），③変わらない（23.5％），④体調を崩した（0.7％），⑤その他（8.3％），となっており，主観的健康観において良い効果がみられる．

稲城市の介護保険料の引き下げ効果がみられている（2010年度8.7円，2011年度12.4円，2012年度10.4円．稲城市試算）．

介護支援ボランティア制度を導入する市町村は，全国に広がっており，270市町村で約6万6千人となっている（2014年稲城市調査）．

介護支援ボランティア制度の普及により元気な高齢者が増え，一定の介護予防の効果が広がっているものと考えられる．

参考文献

- 稲城市介護保険事業計画（第6期）．2015.
- 稲城市介護支援ボランティア制度実施報告書―25年度の運用状況について．2014.
- 稲城市介護支援ボランティア制度試行的（モデル）事業実施報告書―社会参加活動の介護保険制度への活用等に関する調査研究．2008.
- 厚生労働省老健局介護保険課長，振興課長通知「介護支援ボランティア活動への地域支援事業交付金の活用について」（老介発第0507001号，老振発第0507001号），2007年5月7日付．厚生労働省老健局介護保険課振興課．介護保険最新情報vol.12「介護保険制度を活用した高齢者のボランティア活動の支援について」2007年5月11日．http://www.wam.go.jp/gyoseiShiryou-files/resources/9703bd55-8ecc-466d-80e5-18ad690d1944/%E4%BB%8B%E8%AD%B7%E4%BF%9D%E9%99%BA%E6%9C%80%E6%96%B0%E6%83%85%E5%A0%B1Vol.12.pdf

地域包括ケアの実践

在宅看取りの実際

谷田憲俊
日本ホスピス・在宅ケア研究会理事
医療法人社団西村医院
医師

- ◆ わが国には，在宅における近親者による看取りの文化があった．
- ◆ 病院死が多いのは，医学医療を適切に理解していないからである．
- ◆ 病院は治癒医療に専念し，療養と看取りは在宅や施設で行う役割分担が望ましい．
- ◆ 在宅での看取りを推進することが医療福祉・地域包括ケアの充実につながる．

在宅看取りの大切さ

日本は未曽有の超高齢社会を迎えて多死社会となり，2003年に死亡数が年間100万人を超えた．1970年代前半の死亡数は年間約70万人なので，この40年間でほぼ2倍になり，2030年頃から年間160万人程度の死亡数が20年ほど続く．このままでは，年間40万人を越える人々の死に場所がないと推計される（1）．

病院の病床数を増やすことは現実的でない．介護保健施設や老人ホーム等を増やしても，多死社会の終わりとともに廃墟と化すので無制限に増やせない．

死に場所の問題だけでない．先進国ではあり得ないほど死の質は低く，それは生の質がおろそかにされていることを示す．これらへの対応は，他の医療福祉課題より優先されるべき最先端・最重要課題である．

厚生労働省は医療と福祉，介護による多職種連携を軸として地域で対応する地域包括ケアシステムを提唱している．そこでは，在宅の看取りを著増させることが鍵となる．

人々の病院指向

人々の病院指向の高まりによって，病院死が在宅死を上回ったのは1976年である．病院死は2000年頃から80％ほどになり，2005年の82.4％を頂点にわずかずつ減り始め，2012年には78.6％となった．

病院死が主となった最大の要因は，無秩序な病院と病床の増加，人々の医療への過剰な期待と病院指向，そして決定的なのが1970年代に

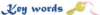
「看取り」とは
「病人のそばにいて世話をする．また，死期まで見守る．看病する」（大辞林）を意味する．

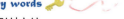
健康を目的化してはならない
健康とは，日常生活のための資源であって，人生の目的ではない．（オタワ宣言，1986年）

病院死を願う理由は
筆者は生命倫理研究に携わる中で，「なぜ，人々は病院死を望むのか？」を海外の研究者に質問してきた．欧米の研究者は「そんな望みはない」と怪訝な顔をするが，中国やアジアの研究者は「病院死は彼らのステータス・シンボルだから」と一様に答える．日本も，地方に行くと「〇〇病院で亡くなった」がステータス・シンボルとなっている現状がある．

1 死亡数と死亡場所の現状と推計

死亡の場所	2010年	2030年
病院	931,905	890,000
診療所	28,869	
介護老人保健施設	15,651	90,000
老人ホーム	42,099	
自宅	150,783	200,000
その他	―	420,000
総死亡	1,197,012	1,600,000

(中医協資料「入院・外来・在宅医療について」2011年10月5日より)

2 終末期を過ごしたい場所

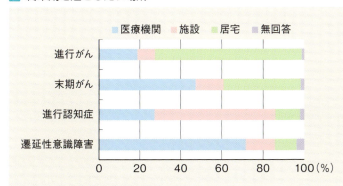

それぞれの状態は、「進行がん：末期がんであるが、食事はよくとれ、痛みもなく、意識や判断力は健康なときと同様に保たれている場合」、「末期がん：末期がんで、食事や呼吸が不自由であるが、痛みはなく、意識や判断力は健康なときと同様に保たれている場合」、「進行認知症：認知症が進行し、身の回りの手助けが必要で、かなり衰弱が進んできた場合」、「遷延性意識障害：交通事故により半年以上意識がなく管から栄養を取っている状態で、衰弱が進んでいる場合」である。

(厚生労働省「人生の最終段階における医療に関する意識調査集計結果(速報)の概要」2013年6月27日より)

3 希望する療養と死亡の場所

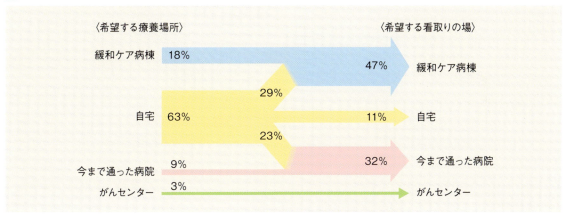

(中医協資料「平成22年度がん対策評価・分析事業」2011年10月26日より)

始まった老人医療費の無料化であろう．

それらの結果、高齢者の社会的入院が一般的となって、病院は高齢者の吹き溜まりと死亡場所となった．高度成長の終焉とともに、高齢者の社会的入院を支えきれなくなって問題が吹き出してきた．

医療への期待

終末期になっても、多くの人々が病院での療養を望む（2）．治癒手段がなくなった末期がん患者のほうがまだすることの残っている進行がん患者より病院を希望するということは、

人々の医療に対する期待が歪んでいることを示唆する.

「半年以上意識不明」の遷延性意識障害は回復の見込みはないので,医療の対象にならない.それでも医療機関を望むのは,人々が医療と医療機関について誤った期待を持っていることを物語る.

加えて,3に示したように,多くが自宅療養を希望するが,最期はホスピスや病院における臨終を望むという人が大多数で,最期まで自宅を望む人はわずかである.他の調査も「最期まで自宅で過ごしたいけど実現は難しいと思う」という結果を示す.その理由に「介護してくれる家族に負担がかかる」「症状が悪化したときの対応に不安がある」などが挙げられる.

入院すれば点滴や酸素吸入が行われる.点滴は終末期患者に効果はなく,逆に浮腫をきたし苦しませることが多い.終末期の酸素吸入にも複数の臨床試験が行われたが,患者に利益はなかった.家族の負担は入院したなりに伴うし,症状悪化は臨終の準備で避けようがない.

「入院すれば奇跡が起こる」という医学医療への妄信や「延命医療に意味がある」という幻想を持つために,人々は「最期は病院で」と信じていると思われる.しかし,最期のため入院しても利益はほとんどない.医療に求められるのはホスピス緩和ケアで,在宅で十分にできる.

人々を誤解に導いたのは医療者であり,医療者には人々の医療への誤った期待と臨終への不安に対して正しい情報を伝える責務がある.患者と家族の双方,またはいずれかの理解が得られ,希望されれば在宅(施設を含む)看取りが十分に可能である.

延命医療に関する議論
延命医療の是非に関する課題は,実は単に医療方針の選択に過ぎない.したがって,患者に決定権がある.「終末期になったら中止してよい延命措置について」などの議論は意味が全くない空論である.

看取りの文化

喪に服する習慣は『魏志倭人伝』に記されている.また,万葉集や記紀に看取りと葬送,悲嘆の表し方が記されている.万葉集の故人と遺族に共感を示す挽歌は,今に言う悲嘆ケアの詩歌療法に相当し,遺族に大きな癒しになっただろう.律令からの伝統的な忌引き制度は,海外の悲嘆研究者から羨望の目で見られる.

既に,万葉集に「看取り」があり,山上憶良は出張途中で横死した若者の悲しみを886〜891番に詠った.第889番には,「家にありて母が取り見ば　慰むる　心はあらまし　死なば死ぬとも(家にいて母の看病ならたとえ死んでも心が慰んだろうに)」と詠われた.該当部分の万葉仮名は「刀利美婆(とりみば)」である.家族による看取りに今も昔も変わりない.

臨終期ケアについては平安末期から鎌倉時代,浄土信仰とともに往生の行儀作法が広がった.肉食を避け,周囲を静謐に保ち,臨終の部屋と床を清浄に整え,念仏を唱え,病人の心に寄り添うことなどを求めている.葬儀場での形式的な葬儀が広まる前まで,細部は異なるにしても,このようなお寺と遺族による葬送が各地で執り行われた.

明治7年(1874年)「医制」によって医師の死亡診断書発行が定められた.それまで男性も含めて家族が看病から看取りまで行っていたが,新たな家制度のもと主に女性がその役割を担うようになった.当時の家事・家政学の教科書に

愛する人を失う悲しみ
死を超越させてくれるのが宗教である.しかし,愛する人を失って,人は悲嘆に暮れる.孔子は,弟子の顔回が早世したとき慟哭した.シャカは子(ラゴラ)の死に深く悲しんだ.イエスは,友ラザロの死に落涙して嘆き悲しんだ.いずれも彼ら自身の教えに従えば,嘆く必要はないはずである.「声を立てずに哀哭するのが葬礼作法と定めたのは孔子自身だ」と指摘された孔子は,「自分は慟哭する」と開き直った.愛する人を失う悲しみは,宗教と無縁のようである.

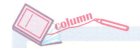

西洋の医師は看取らない

西洋医学は古代ギリシアのアスクレピオス医学に基づく．その医神アスクレピオスの杖は世界保健機関のロゴに組み入れられている．当時は医師が患者宅に赴いて診療した．治る疾患の場合は診療を続け，治らない場合は「自分にできることはない」と去るのが常だった．そこには「治らない患者を診るのは欺瞞」という確固とした信念がある．西洋の医師は，治癒手段がなくなった患者からは去ってしまう．筆者はそのことを欧米の医師と議論したが，「臨終を迎える患者の側で，おまえは一体何をしているのか？」と反問された．確かに「being」だけで「doing」はない．しかし，「being」こそホスピス緩和ケアと「看取りの文化」の神髄である．

は死後の処置まで含む「看病や看取り」が入っている．

臨終に医師の立ち会いは必須でなかったこともあり，看護学の態勢が整うに従い看護専門職に看取りの役割が移っていった．しかし，在宅死と病院死の割合が逆転したのは1976年だったことからわかるように，40年ほど前までは主に家族が看病と看取りをしていた．

第二次世界大戦後，近代看護学導入に来訪した欧米の看護指導者は，病院においても主婦が看病していることに驚愕したという．彼女らは看病する家族を病院から追い出し，看病は看護専門職の専業とすることを強く推進した．看病や看取りを家族の手から病院内専門職の手に移すことが近代化と信じられたのは看護師も医師も同じと言える．

伝統的な看取りの精神は日本医師会の前身，私立奨進医会の創設者，富士川游による「医箴」(1909年)に引き継がれていた．すなわち，患者の痛苦を緩解せんと図ること，治癒できなくても慰安を与えること，死に逝く患者には従容とした言葉と態度を示すこと，家族に配慮することが大切，などが勧められている．しかし，病院死がほとんどとなった今，看病と看取りの役割は医療者の専業となっている．

このように，看取りが医療化されるまでは，看病と看取りは家で家族が行っていた．現在の在宅看取りは，単に昔に戻ることではない．これからの在宅看取りは，家族を看病と看取りに携わる一次介護者として，それを医師や看護師，各専門職が支援する進化した在宅看取りである．

臨終期ケア

筆者は死亡を予測できる死の1〜2週間前から臨終前後のケアを「臨終期ケア」と呼んでいる．患者との対話は誠実を旨とし，涙も避ける必要はない．後を託されたら「任せなさい」と言うことが患者の安らぎにつながる．そして，臨終期ケアには家族ケアも大切になる．

臨終期には，身体的変化と精神的変化が患者に出現する．家族にとって身体的変化は受け容

 Memo

古代の葬送と悲しみの表し方
ヤマトタケルが死亡したときの様子が古事記に詳述されている．妻子は訃報を知り，都から駆けつけ，整地して喪屋を作り，葬送と魂呼ばいの儀式を行った．そして，喪屋の隣に作られた泥田に入り，泣きながら腹ばいで転げ回り，声を出した歌を詠って悲しみを表した．そして，素足を血まみれにしながら飛び去る白鳥(魂)を追い続けた．

「急変」という言葉を使わない
このことは，非常に重要である．臨終期に死は自然の成り行きなので，心臓や肺に異常がみられても，心肺停止状態でも，それらは「急変」ではない．「急変」というと，救急車に結びつく．「急変」でなければ落ち着いて対応できて，救急車を呼ぶ必要も生じない．

4 これから臨終に向かって患者さんに起こること

1. 患者さんは食物・水分をとらなくなります．そのほうが患者さんは安らかなのです．
2. 患者さんは昼間も眠った状態になります．目を覚まさせるのが難しくなります．これは身体の代謝機能が低下するためです．
3. 患者さんは落ち着きがなくなり，夢と現実の区別ができなくなったりします．これは脳内の酸素減少と代謝機能の変化のためです．ただし，この時期の酸素吸入は効果がないとわかっています．この時期は，患者さんに穏やかに，明確に話しかけ，患者さんを怖がらせないようにします．
4. 患者さんは，時間，場所，相手がわかりにくくなります．これも代謝機能の低下のためです．
5. 視覚，聴覚が鈍くなります．視力が落ちたときは明りをつけておきます．聴覚は最後まで残るとされます．やさしく話しかけながら，手や肩をさわることは患者さんに意味のある心づかいです．
6. 体温が下がり，さわると冷たく感じます．顔色は青白くなり，うっすら汗ばみ，身体の下の皮膚の色が黒ずんできます．これらは血液循環が落ちたからです．対策はとくに要りません．
7. 通常は，死の直前まで尿・便失禁は起こりません．起こったときに備えて，腰の下に耐水性ビニールなどを敷いておきます．失禁が起こったときの対応は，それまでの清拭と同じです．
8. 喉の奥にガラガラと音がすることがあります．これは唾液や痰がたまるためです．音が気になりますが，ご本人は苦しんでいませんのでご安心ください．吸引は要りませんが，綿棒などでとれるなら液をぬぐってあげます．
9. 患者さんの呼吸が乱れ，呼吸しない時間が交じるようになります．臨終が近くなるにつれて，呼吸のない時間が長くなります．
10. 臨終の前は，顎を上げて空気をほしがるような呼吸になります．その後，顎を動かすだけになり，呼吸停止に至ります．この様子は本人の生きる努力と感じられて，見守るご家族はつらいでしょうけど，患者さんは意識がないので苦痛を感じません．

れられるが，精神的変化を受け容れることは難しい．そこで，患者に人格変化や異常行動が生じることは普通であり，その人の尊厳に関わりないことを家族に説明する．また，患者には幻覚，幻視も生じるが，よくあることと安心させる．

不安や恐れを覚える家族には傾聴と共感を示して，その思いを表出させる．「恐れ」には「知ること」が重要である．そのため，**4**のように臨終期の症状を記した小冊子を用意して家族に説明しておく．前もって情報を知っていれば，後であわてなくてすむ．

医療者にもわからないこと，予測不能なこと，不安や恐れがあることを率直に伝えることも大切である．それによって，家族は自分たちだけが不安や恐れの渦中にいるのではないことを知って安心する．そして，この困難な時期を患者や家族とともに皆で乗り切りたいと願っていること，最後まで支えることを伝える．

看取りの作法

臨終が近い患者には，タッチングなどの非言語的コミュニケーションをとりつつ，「あなたのご希望，ご意思はご家族とも了解しています．十分に尊重することを保証します」と伝え，「これ以上，苦しむことはありません」「楽になります」と静かに話す．そうすると，患者は一様にホッとした顔つきになり，苦しそうな息づかいも穏やかになる．

在宅では医療者が臨席しないので，患者が死亡したときの確認方法を伝えておく（**5**）．死亡に医師の立ち会いが必要と誤解している人は，一般の人々はもちろん医師にも多い．状況によって医師による改めての診察を要しないこともある．無用の騒動を避けるために予め説明しておく．

そして，死が確認されたときの対処法も伝えておく（**6**）．患者に管や心臓ペースメーカーが留置されていることがある．機器によって扱いが異なるので，予め適切な処理の仕方を確認しておく．

救急車や警察を呼ばない
最も神聖であるべきお別れを消防隊や警察によって台なしにされることは避けなければならない．死亡に当たって，救急車や警察を呼ばない確認が大切である．

5 死の確認方法

1. 呼吸が止まります．胸が動かない，呼吸音が聞こえない，金属や鏡をかざして曇らないなどから確認できます．
2. 心臓が止まります．左胸や首の横をふれて，心臓や動脈が動いていないことから確認できます．
3. 尿・大便の失禁が生じたりします．
4. ゆすったり，呼びかけたりしても，反応がありません．
5. まつ毛や眼に触れても，まぶたが動きません．眼球が動かず，瞳孔は開いたままになります．
6. 顎の筋肉がゆるんで，口を少し開けたままになります．

このときの時間を確認し（死亡時間になるので），在宅ケアの担当者に連絡する．深夜であれば，次の朝でよい．

6 臨終のときの対処法

1. 臨終が近づいたと思われるときは，訪問看護担当者に連絡します．状況に応じて，訪問看護や訪問診察があります．
2. 臨終に医師や看護師の立ち会いは必須ではありませんので，いなくても心配ありません．
3. いつ亡くなったか，わからなくても大丈夫です．気づかれた時間を記録します．
4. 救急車や警察は呼びません．
5. 亡くなられたら，ご家族で十分なお別れをします．訪問看護担当者への連絡は急がなくて結構です．
6. 連絡を受けた訪問看護師が対応を説明します．ときに，訪問は次の朝になることもあります．
7. 看護師と医師が訪問して，必要な処置をして，診断書交付の準備をします．なお，条件によって医師が訪問する必要のないときもあります．
8. ご遺体は患者さんとご家族のご意思どおりに扱いますので，看護師と葬儀関係者に伝えてください．

エンゼル・メイクとして遺体に死化粧することがある．最近は，葬儀業者も研修を受けて遺体の扱いの質も上がっている．家族がすでに連絡していることもあるので，エンゼル・メイクも含めて家族の意向に沿う．

看取り後のケア

患者を失った家族には，患者も家族も適切な診療方針を選択し，家族はケアに最善を尽くしたと伝える心遣いをする．故人と故人の病気について語り，家族の思いを尊重し，家族に感情の表出を勧める．取り残されがちな子どもへの配慮も必要である．

お別れと悲嘆のケアの基本は傾聴と共感で，批判や評価は禁物である．日常性を保つことも必要なので，日常生活を支援する．遺族にとって何かの記念日や休日などが辛いので寄り添う．そして，苦しみは続かないこと，辛抱することを伝える．

こういったことは残された家族によって，また状況によって大きく異なるので，家族の主体性を尊重して支援をする．重要な決定は，延期できるなら延ばすよう勧める．少し落ち着いたら，各種支援団体や参考書などの情報を伝える．

死者の貯金が凍結されるのが意外に早い．預金はあるのに使えない状況をなくすには，死亡通知がなされる前に貯金を引き出すことを勧める．また，看取り後のケアにはボランティアの役割が大きく，一般に広まることを願いたい．

在宅死は既存の医療文化への挑戦

不適切な医療を推進し医学医療の幻想を振りまいてきたのは医療者である．その結果，人々は医療に誤った期待と幻想を持つようになっ

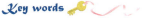

死の医療化
臨終期に行われる"延命医療"は，通常時に有効な医療が死を前にした患者にも適用される，いわゆる"死の医療化"による．典型的なのは末期がん患者に提供される心肺蘇生術である．死を治癒することは不可能で，それら医療に有益性はない．医療方針決定は患者の権利とはいえ，無益な医療を求めるのは自律や権利とは無関係である．多くの場合，延命医療は採用しないのが良質の医療提供という医療の義務にかなう．

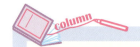

死亡診断書の発行

医師の誤解を解くために，厚生労働省（旧厚生省）は医師法第20条に関して昭和24年と平成24年に同じ通知を出して周知徹底を図った．すなわち，この規定は無診察診療を禁じたのであり，但し書きは「診療後24時間以内に診療中の疾患のために死亡した場合に限り，死後改めて診察しなくても死亡診断書を交付できる」と例外で無診察診療を認めているとした．前の診察から24時間経過した場合には，改めて診察を行い診療中の疾病に関連する死亡と判断できる場合は死亡診断書（死亡検案書ではない）を交付する．死亡届けは死亡を知った日から7日以内に提出すればいいので急ぐ必要はなく（死体火・埋葬許可申請も一緒），在宅死に医師が急行して死亡確認する必要はない．

た．そして，死さえも医療の対象としてきた（死の医療化）．しかし，死の医療化に益はなく，ただ死の質と生の質を低下させるだけである．

このように医療の意義について，一般の人々にも医療者にも誤解が蔓延している．まず医療者は専門職として，人々が医療を正しく理解するように啓発する責務がある．在宅看取りの推進は，様々な分野や領域において既存の医療文化への挑戦を意味する意義深い取り組みである．

在宅看取りの習慣
台湾では，患者や家族の意思に基づいて，臨死状態患者を退院させて自宅で死を迎える「留一口氣（一息を残す）」という習慣がある．法的に整備された仕組みで，自宅死を善い死ととらえ，客死では死者の魂が家に帰れなくなるという考えに基づく．インドでは，死が近づいたら，そのことを患者に匂わせて家に連れて帰り，床に寝かせて儀式を行う．また，聖なる川の近くの施設で臨終を待つのは，施設在宅死に擬することができると思う．

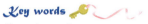

ギア・チェンジ
イギリス発祥の概念で，「臨終期は医療から離れよう」つまり"医療化"された死を"脱医療化"する意図がある．ところが，日本に導入されたら「ギア・チェンジは治癒医療から緩和医療へ緩やかな移行」と"医療化"されてしまった．在宅看取りを推進することは，「看取りは自分たちで」と"医療化"されたギア・チェンジを"脱医療化"することである．

参考文献

- 日本ホスピス・在宅ケア研究会（編），谷田憲俊（編集主幹）．そこが知りたい！ 在宅療養Q＆A―実践と多職種連携を深めるために．診断と治療社；2014．
- 新村　拓．老いと看取りの社会史．法政大学出版局；1991．
- 十勝連携の会HP．看取りの作法．
http://www.ten-musu.org/bookshelf/mitori_pamph_inner.pdf

付録 対談

地域包括ケアシステムの現状と展望

対談　地域包括ケアシステムの現状と展望

他者とのかかわりがあって，はじめて，人としての暮らしがある

髙橋紘士　一般財団法人高齢者住宅財団理事長
〈聞き手〉太田秀樹　医療法人アスムス理事長，本書専門編集

　多職種の協働や地域の連携を基本とする地域包括ケアシステムは，日本という国を変える力を持っていると，本書専門編集の太田秀樹先生は常日頃から説いている．ここまでの1〜6章で，医師や看護師だけでなく薬剤師や栄養士，介護職などさまざまな専門職，さらには行政も含めた多くの立場の方々にご意見・お考えを述べていただいた．最後に社会学者である髙橋紘士先生にご登場いただき，地域包括ケアシステムに関して，歴史と現状そして未来という視点から語っていただいた．

病院完結型医療から地域完結型医療へ移行

太田　地域包括ケアというのは，元々は広島の御調国保病院（現公立みつぎ総合病院）の山口昇先生がお使いになった言葉だと思います．少々仰々しく堅苦しいネーミングのように感じますが，概念はシンプルですよね．非常にわかりやすいシンプルな理念です．その山口先生の理念ができたころのお話からうかがわせてください．

髙橋　まずは山口先生から直接伺った話を簡単に申し上げます．1970年代半ば，社会保障制度国民会議が報告書の中で「1970年代モデル」と呼んでいる時期のことです．高度経済成長が完結した時期と言っていいかもしれません．山口先生は脳神経外科の医師でしたから，脳卒中の患者の命を救って，患者はリハビリテーションをして「先生ありがとう！」って元気に退院した．ところが何年かするとその患者さんが寝たきりあるいは認知症——当時は痴呆症と言いましたが——になって病院に戻ってくる．急性期の医師は，自分が診た患者の行く末は知らないのが普通ですね．

太田　そうですね．病院完結型であれば．

髙橋　ところが御調国保病院は，その名のとおり国保直診，国民健康保険の所轄診療所で，しかも町で唯一の診療機関だから，結局多くの患者さんがまたそこに戻ってくるので，自分の担当した患者がどうなったかがわかるんです．1970年代は老人医療の無料化がありましたから，まさに患者が滞留する構造ができた時代でもありました．

太田　社会的入院がどんどんどんどん増えるということですね．

髙橋　山口先生は「なぜ患者さんが寝たきりになるんだろう．自分は最大の医療を尽くしたはずなのに」という疑問を持ち，患者がどういう生活をしているのか調べ始めたんです．御調国保病院は行政と直結していますから，町と病院のスタッフを総動員して訪問調査を実施しました．そこで寝たきり老人を発見し，その原因は医療ではなくて生活にあったことに気がつかれました．例えば毎日家にいたお嫁さんが1970年代は共稼ぎ化して，日中は家庭内独居になるということを突き止めました．介護力が低下して

いたんです．

　さらに入院するまでは交流のあった地域の人たちも，手術して帰ってくると遠ざかってしまい，地域からも孤立する．当時のトイレはまだ和式だしお風呂は五右衛門風呂だから，介助がないと入れない．となるとおむつを当てっぱなしにして清拭にせざるを得なくなるようなことがあり，病院ではリハビリテーションをして元気になった人が，自宅に戻るとあっという間に寝たきりになってしまう．地域との関係性がなくなるのが重大な問題であることに，山口先生は気づくのです．

太田　1970年代に御調のモデルができあがって，その時の理念が今の地域包括ケアシステムに引き継がれました．2003年には「2015年の高齢者介護～高齢者の尊厳を支えるケアの確立に向けて～」というレポートが作られ，このレポートに地域包括ケアシステムというのが非常にクリアになって出てきましたね．1970年代の話がそのまま今の現実でもあることがわかります．しかも更に深刻化しています．

髙橋　もう1つ，医療が福祉の受け皿になった問題です．1973年に老人医療が無料化されて病院死が増え，3年後の1976年には全国で病院死と在宅死の比率が5：5になりました．当時の日本では，ケアを受け止めるのは特別養護老人ホームなどの老人福祉施設でした．だけどそれは所得制限が掛かる．現実には『恍惚の人』（有吉佐和子著）の中に，区役所に相談したけれどサラリーマンでは対象にならないと追い返されたという場面があるように，ケアを受け止めるのは低所得者対策でしかありませんでした．そこを医療が受け止めることになるというのは必然の流れでしたよね．

太田　医療が福祉施策の貧困さを肩代わりしてきた歴史があるんですね．ちょうどその時期に医学部の定員が2倍に増えました．私たちは，年間4,000人前後が医師になる時代の医師なんですが，今は8,000人に増えて大学受験生の100人に1人が医学部に行く時代になりました．私たちのときは400～500人に1人が医学部に行く時代でした．ちょうど専門医が1980年代から整備されたこともあって，医師が増えるとみんな専門医になる．専門医という医師が現れると，国民は専門医に診てもらうことをありがたいと思うんですね．言葉は悪いのですが，身体を分解して診ていく（要素還元的な）文化ができてしまって，病院信仰が出来上がってしまいました．

髙橋　結核を制圧したことで，民間の結核の療養病院が精神病院になり，老人病院になりました．そのうえ高度経済成長で保険料が潤沢に医療に入ってきましたから，病床の数も基本的には採算がとれれば開設者が増床できたのですよね．

太田　当時はベッド規制がありませんでしたね．

髙橋　家族の介護力が低下してしかも脳血管障害の後遺症がある患者を中心に，病院でのケアを利用することを国民側も納得していました．それが8割病院死の今日までずーっと続きます．長期療養は病院に依存するということを続けてきたけれど，2000年以降ゼロ成長で財政的に苦しくなってきた．社会保障のお金をどう使うかということを考えると，ケアの世界を医療に委ねるというのはコスト面で問題になり，「社会的入院」と言われるようになりました．

太田　1970年代の理念がそのまま受け継がれて2003年にレポートが出て，その時は介護保険制度（2000年4月施行）が出来上がっているんですけれども，まだ社会一般には病院完結型医療です．今「医療介護総合確保推進法」という法律の裏打ちのもとに，地域完結型医療を広めなければいけない状況になったんですね．

地域包括ケアシステムも進化してきた

髙橋　医療の高度化と高齢者の増大で医療費が

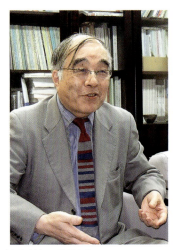

髙橋紘士（たかはし・ひろし）
一般財団法人高齢者住宅財団理事長
特殊法人社会保障研究所研究員，法政大学教授，立教大学教授，国際医療福祉大学大学院教授 等を経て，2015より現職
主著 『地域連携論─医療・看護・介護・福祉の協働と包括的支援』（共編，オーム社，2013），『地域包括ケアシステム』（共著，西村周三監修，慶應義塾大学出版会，2013），『地域包括ケアシステム』（編著，オーム社，2012），『地域包括支援センター 実務必携』（編著，オーム社，2008）ほか

上昇し，社会的入院というのがいよいよ財政的にもたなくなる．介護保険が入りました．そして老人医療の特別な制度を作りました．訪問看護サービスが導入され，居宅で看ることを可能にするシステムを目指しました．病院完結型医療ではなくて在宅サービスにより本人の自立意欲も尊重してサービスを提供しようという内容です．そうなると従来の外来＆入院というシステムに加えて，第三の医療としての在宅医療というのを作らなければならなくなった．在宅での生活の継続を前提として，医療的必要度のある人には在宅医療を，様々なケアや身体上の生活支援は居宅介護サービスを利用してもらうことになりました．

さらに，重要なのは権利擁護です．様々な自己決定の支援が必要になります．在宅で生活する人に多種多様な支援が入ってきて，認知症でも社会的関係が豊かかどうか？ とか，地域で人との関わりが豊かかどうか？ ということが重要であることがわかってきました．有名な「チーム永源寺」という東近江市の三方よし研究会（東近江地域医療連携ネットワーク研究会）では，専門スタッフと同時にお坊さんも警察官も地域包括ケアシステムを実施するために欠かせないメンバーです．農協や銀行の窓口の人も重要な存在です．認知症の人はATMの操作ができなくなっていて，「あれっ？ おかしいんじゃないか？」って早期発見してくれるのは金融機関の人たちが多いんです．そうなると地域連携というのは医療・介護・福祉の連携と同時に，地域で営業している事業所というか，お店屋さんにも，スーパーマーケットにも加わって

1 地域包括ケアシステムの「植木鉢」

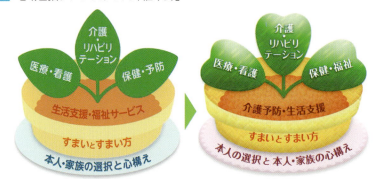

左から右へと内容が進化している
（出典：三菱UFJリサーチ＆コンサルティング「＜地域包括ケア研究会＞地域包括ケアシステムと地域マネジメント」，平成27年度厚生労働省老人保健健康増進等事業，2016年）

もらわなければなりません.

太田　地域の産業にも参加してもらうんですね.

髙橋　東近江市永源寺診療所の花戸貴司先生は「あなたはご飯が食べられなくなったらどうしますか？」というのを事あるごとに確認するんだそうです.「自宅がえーわなー」って答えると，患者が自宅で生活できるようにチーム永源寺でサポートするんだそうです.

<u>1</u>は地域包括ケアシステムの新たな考え方を示しています.

左側の，古い植木鉢の下には「本人・家族の選択と心構え」とありました．これを「本人の選択と本人・家族の心構え」に変えました．まずは本人の選択があって家族も含めた心構えがあると．今までは本人の意思とは別に，遠くから来る親戚兄弟小姑などが，病院に行けと言っていた．一緒に生活している家族は自宅で看取りたいと思っているけれど，同居していない親族が「自宅で看取るなんてとんでもない」と言って邪魔をする場面に何度も遭遇することがありますね．だから「本人の選択」になったのです．

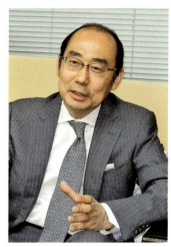

太田秀樹（おおた・ひでき）
医療法人アスムス理事長
日本大学医学部附属板橋病院麻酔科にて研修医．麻酔科標榜医取得後，自治医科大学整形外科医局長，講師を経て，1992年におやま城北クリニック開業．医学博士，日本整形外科学会認定専門医，介護支援専門員．
主著　『家で天寿を全うする方法―病院での延命を目指さない生き方』（さくら舎，2015），『治す医療から支える医療へ』（共著，木星舎，2012），『ケアマネのための知っておきたい医療の知識Q＆A』（監修，学陽書房，2008）ほか

ロングタームケア（long term care）の主役はナース

太田　さきほどの<u>1</u>を見ると，上の3枚の葉っぱに介護・リハビリテーション，医療・看護があります．医療の中に看護を含めないで，看護が独立しているのがすごくいいところです．じつはロングタームケアの主役はナースなんです．

髙橋　これは戦略的に議論しました．諸外国はナースがディレクターだし，今，日本の介護施設でも看護師さんがポイントになっています．

太田　特定行為というくくり（ネーミング）で，より医療的なケアを看護師にしてもらい，そして看護師がやっていた痰の吸引や気管切開のケアなどをケアワーカーがやれるようにタスクシフトしていっているのが今の流れですよね．これらはすべて，地域完結型医療を目指す一つの手段だと思います．

髙橋　今年（2016年）5月の経済財政諮問会議で，医療関係と福祉関係の2つの資格を取りやすくするために，共通の基礎課程を入れようという議論がなされました．社会福祉士の資格を持っているナースは少なくなく，地域包括ケアシステムの担い手としてこのような複眼的な教育を受けた専門的人材をさらに増やし育ててゆこうとしています．今現場ではそれぞれの専門用語を使っていて，リハビリテーションはリハビリテーション，医療関係者は医師の専門診療科目別に専門用語があります．それが異なる職種の人にはわからないものが多い．ところが生活の場で医療をするということは，福祉系の人が今医療的に何が起こっているのかを知っておかなければいけない．中身を知る必要はなくて，何がなされているかを理解する必要がある．また，医療系の人たちは生活支援の在り方を知る必要がある．医療と福祉の言語を共通化

するためには，どこかに共通基盤を作っておいて，その基盤の上にそれぞれの専門の花を咲かせる必要がある．それには教育課程とか制度や思想を含めて，既存のシステムを相当変えないといけません．

じつは生活の場で医療をするというのは，医師が毎日行くことはないんですよね．包括的指示をするというのが医師の重要な役割だと思うのですがいかがでしょうか？

太田 病態判断と指示と責任ですね．病態判断は，診断と言い換えてもいいんですけれど，ダイアグノーシス（diagnosis）ではなくて，アセスメント（assessment）に近いかもしれません．

風船バレーより買い物が社会的フレイル予防に効果的

髙橋 予防も重要です．例えば埼玉県和光市は徹底して予防に取り組んだお蔭で，要介護認定率が全国平均18%の半分の9%くらいに減少しています．それから認知症というのは生活習慣病と関係があることがわかると，専門サービスとしての早期予防を始めました．予防と地域での豊かな社会関係があれば，フレイルの悪化というのは相当くい止めることができるそうです．これはエビデンスになり始めています．

太田 上流にある社会的フレイルをどうするかということを考えないと，介護予防にならないということですね．バスでデイケアサービスセンターに行って風船バレーなんかやっても面白くないけど，デパートやショッピングセンターに行けば楽しいでしょう．

髙橋 お金があるお年寄りだったらデパートや商店で買い物をしたっていい．買い物は愉しみであって，自分の懐を痛めて孫やひ孫の為に何か買ってあげるというのはまさに自立の証(あかし)ですね．また，インフォーマルサポートを組み合わせると実はフォーマルサービスが非常に良くうまく動く．よく回るようになるんです．これは太田先生もたくさん経験していらっしゃいますよね．また，地域包括ケアシステムは社会保障のお金を地域に循環させる働きがあるんです．雇用を作り出して，医療関係者も地域で消費するから，社会保障のお金が地域に戻って来る．これは少子高齢社会かつ人口減少社会において，社会保障が有効に機能する絶対条件です．ハッピーな生活というのは，狭くても，ごみ屋敷であっても，自分の居場所としての楽しいわが家が大事ですね．

太田 そうですね．大理石の床があろうがふかふかの絨毯が敷いてあろうが，そこで（抑制されて）点滴を打たれていては不幸なことです．高齢者の増加で疾病構造が変わったとよく言われますが，正しくは疾病概念が変わったんですね．医療は病気の原因を取り除き，病気を治す科学です．原因を除いて健康増進をはかるのが医療．だけどフレイルとかサルコペニアの原因って何でしょう？ フレイルの原因って，言ってみれば誕生日が来ることです．つまり加齢なんです．だから根本的な原因は除けない．寿命に対してわれわれは何ができるかと考えると，医療よりももっともっと大事なものがあるということを，社会が共有し始めたんですね．

フレイルには身体的フレイル，精神的なフレイル，社会的フレイルがあって，身体的フレイルならわれわれの領域だけれど，医師だけではどうすることもできない社会的フレイルをコントロールしなきゃいけない．社会的フレイルを何とかすることが，この絵柄の「予防」なんです．毎日体操して筋肉を鍛えるのが予防ではなくて，買い物に行かなくなる，友達と出かけなくなる，そこを防ぐのが予防です．歳を重ねるというのは喪失体験の連続でもあり，友達が亡くなる，家族が亡くなる，足腰が弱って買い物に行けなくなる．そういう体験を経て要介護ということになって，やっと医療のところに入ってくるんですが，ここまで来るともう遅い．先ほどの地域包括ケアシステムの植木鉢の図にお

ける「介護予防」というのは，もっともっと上流の話をしています．デパートやショッピングセンターに買い物に行けなくなったところから虚弱化は始まるんです．

　在宅医療と地域包括ケアシステムって，視点が違うだけで表裏の関係にあると思っていいんですね．地域包括ケアシステムが完結するには医療が必要です．一方在宅医療側から見ると地域包括ケアシステムがないと在宅医療が完結しません．

髙橋　以前は介護保険法の中に地域包括ケアシステムに関わる条項が入りましたが，医療介護総合確保推進法の中に地域包括ケアシステムが入りました．この意味はまさに太田先生がおっしゃったことです．

在宅医療の合理性は財政面でも人口構造面でも

太田　髙橋先生のお立場はやっぱり政策としてのお話がメインになるので，どうしても財政論が出てきますよね．われわれも民間事業者ですから，経済的なことも大事なんですけれど，ちょっとお金を抜きにして立場を変えて国民側の目線に立った時のことを考えたいと思います．例えば尊厳ある人生をどう閉じるかとか，どう死にたいかとか，人としての人生のあるべき姿というのを考えた時，お金の問題を抜きにしても，在宅がいいだろうっていうのは誰もが感じるんじゃないでしょうか．畳の上で死にたいっていうのは，日本人の心のどこかにあるのだと思います．「そんなことをしたら畳の上で死ねないよ」って言われるくらいですから．

　よく誤解されるのですが，家で死ぬということを私たちが勧めているのではないんです．国が進めている訳でもない．「どう死にたいか」ということは，国民が決めることなんです．国民の希望に添える医療を提供するのが私たちのミッションです．私たちが在宅死がいいよなど

と言う立場ではない．これをこの場で言っておかないと誤解されますので．死に方を選ぶというのは，宗教とか倫理観が絡む非常に文化的な仕事です．そこには医師も必要だし宗教家も必要だけど，何と言っても国民が議論をしなければなりません．心臓が動いてるから生きているだとか，ご飯を食べられなくなった人にも栄養を送っていれば生きているとか，確かに生物学的には生きているけれども，人間として社会的に生きてるかっていう視点を，もっと共有しなきゃいけません．

髙橋　2005年の介護保険法の改正で「尊厳（dignity）」という言葉が入ってきました．尊厳というのはその人らしい生き方を尊重するということです．長期療養病床でオイルサーディンの様に寝かされている状態に尊厳はありません．

太田　いやいや，人工栄養，たとえば胃ろうが始まった時点で，ある意味で尊厳はなくなっているかもしれません．

髙橋　モノになってしまったんですね．

太田　主体が客体化しちゃったんです．

髙橋　主体を取り戻さなければなりません．認知症ケアで話題になったユマニチュード，あれは「人間を取り戻す」という意味なんです．ユマニチュードっていうフランス語は……

太田　ヒューマンを取り戻すっていうことですね．

髙橋　ユマニチュードの初歩的なメソッドって……

太田　「見つめ合う」だって聞きました．

髙橋　そう．女性を口説くときのように……

太田　目を見て……

髙橋　手を差し伸べて．さすがフランスだと思いましたね．

太田　女性はどうするんですか？

髙橋　女性も最近は男性を口説くじゃないですか．

太田　あぁ，なるほど．男女平等参画社会ですからね．

髙橋 異性関係というのは親子関係と並んで人間の最も原初的な関係です．そうするとユマニチュードのメソッドは，地域包括ケアシステムの根源を示しているんです．

　スウェーデンは特別な住居を作って，施設を全部住宅化したんですが，その意味が日本では理解されていません．人間が中心に生活するためには管理の対象ではダメだということなのですけれど．

太田 先ほどから在宅在宅と言っていますが，病院が機能を果たせないから在宅にするんだという考え方ではないんですよね．今，生産年齢人口がどんどん減っています．そうすると今のベッド数を維持しようとしても，人手不足で維持できないんです．ベッドを減らすことに反対している職能団体もありますが，じゃあベッドはあっても，そこで働く専門職の確保ができないという現実もあるんです．

髙橋 あるシンクタンクが地域包括ケアと在宅医療に関する興味深いシミュレーションを行いました．今の一般病院の医療スタッフを全部在宅に投入したら医療法人経営はどうなるかって調べたんです．今の医療費を前提としてるんですけれど，そうすると2割収入が増えるって結果が出たそうです．変な言い方をすれば，今まで医療は装置産業だった．ハード投資が固定経費になるから，すごい桎梏になっていた．ところがそれを在宅に切り替えると，人的資源だけで行けるんです．

太田 お金の面から見ても，今の日本の人口構造の面から見ても，在宅医療の合理性は明らかなのですね．在宅医療は安上がりだっていう話ではない．社会的コストを考えると，お金に換算できないものがあります．だから「安いから在宅医療を」という話ではありませんよね．

髙橋 病院や施設をつくろうとしていた予算を医療費に使えます．社会的にも医療経営的にもハッピーになります．

「すまい」に「すまい方」というソフトの概念を

太田 じつは地域包括ケアシステムを謳った本であるにもかかわらず，本書のコンテンツには住宅に関する具体的な記述が欠けているんです．地域包括ケアシステムは「医療，介護，生活支援，予防，住居」という5つの領域から構成されています．5つの中に「住宅」があるということが素晴らしいと思うんです．御調国保病院の当時の理念には，住宅はないんですよね．

髙橋 御調町は農村で持ち家がほとんどでしたから．

太田 ICF（International Classification of Functioning）というWHOの国際障害分類に，environmental factorsと明記されています．環境因子が障害を規定するということですよね．もっとわかりやすく言うと，例えば足の不自由な人がエレベーターのない建物の3階に住んでいたら外出できないけど，1階ならできる．つまり環境によって障害は変わるんです．高齢者というのはたいてい何らかの生活障害を持っています．その生活障害に向き合った医療を実践するのは簡単ではありません．医療の側面からだけで改善しようとしてもうまくいかない．けれども生活環境としての住宅という視点を加えると，困難ではなくなります．生活の場という考えはすごく大事であることを認識しました．5つの概念の中に「住宅」が入っているということが，地域包括ケアシステムを完成させていると思うんです．そこを住宅財団の理事長という立場からお話しいただけますか．

髙橋 「医療介護総合確保推進法」という医療の法律に，すまいおよび自立した日常生活の支援と書いてあるんです．生活の基盤はすまいですよね．それを今まで私たちはハードとしての「住みか」として考えていました．ところが「すまい」っていうのは「すまい方」っていうソフトの概念がある．ハードとソフトが一体なんで

❷ 自分の部屋がわかりづらい施設の例

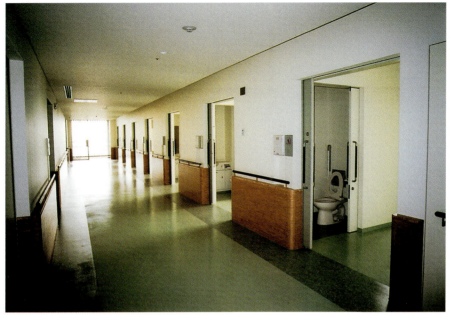

どこも同じ部屋にしか見えず，混乱を招いてしまう

（写真提供：京都大学大学院工学研究科・三浦研教授）

す．今，すまいの空間の設計の仕方で，認知症の対応が変わるということがわかり始めてきました．❷のような居住環境は，認知症の人を混乱させることがわかってきたのです．

太田　これは私だって迷いますね．隣の隣の部屋に入って患者を診ちゃいそうです．

髙橋　昔団地に住んでいた人が，自分の家がわからなくて別の家に行っちゃったっていう珍事がよくあったそうですけれど．

太田　奥さんの顔見てわかったんですかね．

髙橋　これからの認知症の人の最大の困難は超高層マンション．入るときに暗証番号から始まって，障害のある人を拒否する住まいです．それでイギリスでは認知症の人のための住居のガイドラインができました（❸）．色でわかるようにカラフルにしなさいとか．

太田　ユニバーサルデザインですね．

髙橋　日本の多くの集合住宅は平坦にドアが並んでいて，それだと混乱させるそうです．玄関を廊下からちょっと引っ込めるアルコーブという構造にすると，そこに鉢植えを置いたりすることで，自分の居るべき所だということがわかります．好みに合わせて自分で作りますからね．

どう暮らし どう生き どう支えるか

髙橋　それからヨーロッパの高齢者住宅には，自分の半生をディスプレイしたスペースが必ずあります．子ども時代から今までの写真を見て自分の時間を行ったり来たりする．これは日本では，朝のお務めに該当するのではないでしょうか．お仏壇に手を合わせながら，亭主は浮気ばっかりしてたなぁなどと思い出すことは，ある種の回想療法です．そうするとものすごく落ち着く．またヨーロッパでは窓辺に置く植木鉢を外から見えるようにしているところが多い．するとオモテを通りがかった人が，鉢植えに気づいてふっと中に入ってくる．人と人との繋がりが切れないんです．昔の縁側ですね．東京都

3 イギリスにおける認知症の人のための理想的住居

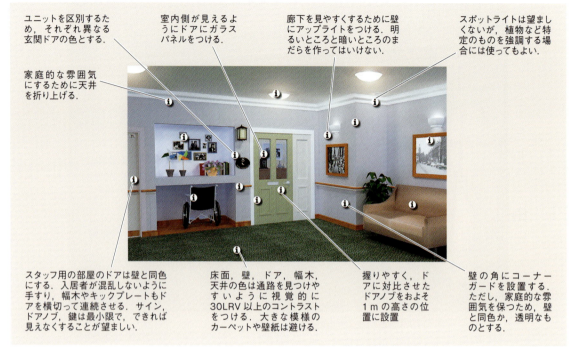

ユニバーサルデザインで高齢者や認知症の人にやさしいつくりになっている
(英国スターリング大学Dementia Service Development Centre, http://dementia.stir.ac.uk/sites/default/files/flatdoor.swf, ⓘのマークにポインタを置くと英語の説明が表示される。本図中の和訳は京都大学大学院工学研究科・三浦研教授による)

健康長寿医療センターの粟田主一先生は，認知症っていうのは繋がりが途切れてしまう病いだとおっしゃっています．

太田 人の繋がりだけでなく，過去から現在までの時間の繋がりもすべて含めての「繋がり」の疾患であるということですね．時間もそうだし空間もそうだし．

髙橋 人，時間，空間．これらの繋がりをすまいの中に反映させることが「すまい方」です．反映できればお年寄りの自立性につながり，意欲低下を防ぎます．「人が人であるためには，他者との関わりがないと人は人でない」ということです．

太田 人との関わりがなければ人の暮らしでないと．なるほど．それはこの本になかった視点ですね．つまりどう暮らすか，どう生きるか，そしてどう支えるかというのが地域包括ケアシステムなんですね．地域包括ケアシステムとい

うと，財政論から入っていると思われていて，確かにそういう側面も一部あるけれども，根底にあるのは自分がどう生きてどう死ぬかっていう新しい秩序だということですよ．どういう医療が必要かということは私たちが考えるけれど，必要な医療をどう提供するかは，国が制度として考える．ですから地域包括ケアシステムという仕組みは新たな秩序であって，新たな秩序の中でわれわれが過不足ない正しい医療を提供していくということです．生活が上位概念になるから，暮らしを支えるシステムがしっかりしなきゃいけない．それにはすまいが必要．さっきおっしゃったように，鉢植えを置いて自分の部屋らしくして，居心地のいい場所をどう作っていくのかっていうすまい方が重要になってくる．それが認知症の予防にもつながるし，認知症の発症を遅らせることにもつながる．それはもうデータが出ているんですね．

結局，地域包括ケアシステムというのは，構築されてくると街が変わって，文化が変わって，経済も変わって，日本が変わっていく．それくらいの力のある新しい政策でもあるし，われわれを幸福にしてくれる仕組みでもあるということですね．

　髙橋先生，本日はありがとうございました．

索　引

和文索引

あ

アクションプラン2015　124
あじさいネット　230
アドヒアランス　150
あるあるシェアネット　221

い

家制度　19
医学的リハビリテーション　39
意思決定支援　26
一般介護予防事業　111
いなぎ在宅医療・介護相談室　239
稲城市医師会　240
稲城市医療計画　242
稲城市介護支援ボランティア制度　242
稲城市在宅医療・介護連携支援センター　239
稲城市在宅医療・介護連携推進協議会　239
医療・介護情報提供書　236
医療介護総合確保基金　132
医療介護総合確保推進法　33, 48, 68, 74, 128, 160
　──の概要　131
医療介護総合確保促進法　129
医療介護総合確保方針　131
医療計画　204
医療計画制度　133
医療コーディネーター　161
医療のパラダイムシフト　44
医療費の増加　13
インフォーマルな支援　107

う

ウォーキング　116
運動機能障害　141

え

エイジング・イン・プレイス　57, 118
栄養アセスメント　184
栄養カンファレンス　184
栄養ケア計画書　184
栄養ケア・マネジメント　183
延命医療　246

お

オタワ宣言　244

か

開眼片脚立ち　115
介護給付　177
介護サービス事業所　85
介護支援専門員　90
介護支援ボランティア活動　242
介護者支援　92
介護者の健康状態　106
介護職員等による喀痰吸引　87
介護付有料老人ホーム　123
介護度と食機能　156
介護報酬改定（2015年）　118
介護保険　177
介護保険事業支援計画　134
介護保険施設　81
介護保険制度　81, 109
介護保険法　98
介護予防給付　111
介護予防・生活支援サービス事業　109
介護予防・日常生活支援総合事業　184
介護予防訪問介護　98
介護老人保健施設　81
　──における在宅支援機能　83
　──における認知症対応機能　82
　──における看取り機能　83
介護ロボット　104
回復期機能　68
回復期リハビリ病院　29
かかりつけ医　25, 71, 140, 190
　──の定義　191
かかりつけ管理栄養士　187
核家族化　18
核家族世帯　18
家族　17
家族介護者の苦悩　186
家族の個人化　21
家父長制　19
感覚麻痺　170
がん教育　25
がん拠点病院　24
看護小規模多機能型居宅介護　95
看護と介護の協働　97
がん診療連携拠点病院　24
がん対策基本法　24
がん対策推進基本計画　24
がん対策推進協議会　24
カンファレンス　180
管理栄養士　147, 182
緩和ケア　26
緩和ケア普及のための地域プロジェクト　227

き

ききょうの花プロジェクト　218
機能強化型在宅療養支援診療所　77, 226, 231, 232
機能強化型訪問看護ステーション　95
機能予後　108
キーパーソン　107
客観相　102
急性期機能　68
急性期病院　29
教育的リハビリテーション　39

共生社会　42
協力医　225
居宅介護　98
居宅介護支援事業所　90
居宅介護支援事業の課題　93
居宅サービス計画書　178
居宅療養管理指導（介護保険）　184, 185
拠点型サービス付き高齢者住宅（拠点型サ高住）　121
筋力トレーニング　168

く

グループホーム　81, 117
グループワーク　175
郡市区医師会　190
軍事保護院　38

け

ケアチーム　173
ケアプラン　178
ケアマネジメント　90, 174, 178
ケアマネジャー　90, 173
経口摂取能力の維持　185
ケースマネジメント　175
健康寿命　8
言語聴覚士　168

こ

後期高齢者　6
　──医療健康診査　184
高機能急性期病院　29
口腔機能維持増進　152
口腔ケア　148, 152
口腔体操　154
口腔の状態と全身への影響　153
高次脳機能障害　170
行動援護　98
高度急性期機能　68
高度経済成長　17
光明学校　38
公立みつぎ総合病院　252
高齢化　4, 44
　──の倍加年数　4
高齢化社会　3
高齢者　168
　──の医療ニーズ　46
高齢者円滑入居賃貸住宅（高円賃）　86
高齢社会　3
高齢者在宅医療　101
高齢者三原則　58
高齢者住宅　119
高齢者人口　2
高齢者専用賃貸住宅（高専賃）　86
高齢者総合的機能評価　192
高齢者向け優良賃貸住宅（高優賃）　86
国際障害分類　40
国際生活機能分類　41
国民医療費　14
国立社会保障・人口問題研究所　2
国立長寿医療研究センター　197
　──在宅医療支援病棟　69
国連女性の10年　19
骨脆弱性骨折　112
骨折　168
ゴフマンの施設批判　58
個別的支援　107
コミュニティワーク　175
コンプライアンス　150

さ

在宅医療　136, 190
　──に見る診療報酬の変遷　76
　──の推進　47
在宅医療医歯薬連合会　157
在宅医療・介護あんしん2012　48
在宅医療関連講師人材養成事業　213
在宅医療支援病棟　69, 201
在宅医療推進会議　197
在宅医療推進のための共同声明　213
在宅医療推進フォーラム　197, 212
在宅医療マネジメント　164
在宅医療連携拠点事業　137, 203
在宅患者共同診療料　67
在宅患者緊急入院診療加算　67
在宅患者訪問栄養食事指導（医療保険）　184, 185
在宅患者訪問診療料　76
在宅患者訪問薬剤管理指導　150
在宅強化型施設　81
在宅ケア　22, 51
在宅高齢者　77
在宅サービス　195
在宅死　22, 244
在宅時医学管理料　76
在宅時医学総合管理料　76
在宅支援加算施設　81
在宅当番表　232
在宅看取り　244
在宅療養　182
在宅療養後方支援病院　67
在宅療養支援診療所　75, 232
在宅療養支援病院　67, 75
在宅療養手帳　233
作業療法士　168
サービス担当者会議　180
サービス付き高齢者向け住宅（サ付き住宅）　81, 86, 120
サブアキュート　30
サルコペニア　13, 113, 256
三大成人病　11
残薬　149, 165

し

死因別死亡率　10
歯科医師　147
歯科衛生士　147
四国がんセンター　患者・家族総合支援センター　26
自己決定　171
支持基底面　111
施設サービス　177
肢体不自由児　38
失語症　170
疾病構造　9
　──の変化　12
指定居宅介護支援　177
指定居宅サービス　177
指定地域密着型介護予防サービス　177
指定地域密着型サービス　177
死の医療化　249
死亡したときの確認方法　248
死亡診断書　250
死亡率　9
シームレスな病診連携　70
下野新聞社　51
社会的フレイル　256
社会的リハビリテーション　39
社会保障制度改革国民会議　128, 205
社会保障プログラム法　128
集団的支援　107
重度訪問介護　98
主観相　102
主治医　140, 224, 234

主治医意見書　144
主治医・副主治医制　235
出生率　9
傷痍軍人職業補導所　38
障害者基本法　42
障害者権利条約　42
障害者差別解消法　42
障害者施策　37
障害者自立支援法　42
障がい者制度改革推進会議　42
障害者総合支援法　42, 98
障害者福祉　37
生涯未婚率　20
小規模多機能型居宅介護　119
少子化　2, 6
情報機能障害　141
情報提供　142
消滅可能性自治体　3
職業的リハビリテーション　39
女性の自立　19
自立高齢者　187
シルバーカー　104
人口オーナス　4
人口減少　2
人口転換　4
人口ピラミッド　3, 45
人材育成　202
身体障害者福祉法　42
診断群分類別包括評価　24
診療情報提供書　143
診療報酬改定（2012年）　79
診療報酬改定（2014年）　30, 67
診療報酬改定（2016年）　136
診療報酬制度　75

す

随時対応サービス　98
随時訪問サービス　98
スクワット　115
ステア・モデル　59
ステイ・モデル　59
住まいとケアの分離　59
スミス・フェス法　39

せ

生活機能障害　140
生活支援　61, 101
生活支援・介護予防サービス協議体　240

生活支援チーム　107
生活習慣病　11
生活の場　35
生活予後　108
成年後見制度　105
生命予後　108
摂食・嚥下機能支援推進事業　240
摂食嚥下の5期　152
摂食嚥下リハビリテーション　152
摂食機能障害　141
セーフティーネット　205
前期高齢者　6
全国在宅医療医歯薬連合会　217
全国在宅歯科医療・口腔ケア連絡会　219
全国在宅療養支援歯科診療所連絡会　219
全国在宅療養支援診療所連絡会　217
全国薬剤師・在宅療養支援連絡会　221
センテナリアン　6

そ

ソーシャルワーク　174

た

退院時カンファレンス　69
退院時共同指導加算　67
大規模在宅療養支援診療所　79
タウンゼントの施設批判　58
多職種協働　140
立ち上がりテスト　114
タッチング　248
短期集中リハビリテーション　82

ち

地域医療　29
地域医療・介護支援病院　30
地域医療構想　135
　——の策定　48
地域完結型医療　15, 46, 66, 252
地域居住　57
地域ケア会議　180
地域歯科医療連携室　149
地域別将来推計人口　7
地域包括ケアシステム設計　204
地域包括ケアシステムにおける在宅医療　79
地域包括ケアシステムの「植木鉢」　254
地域包括ケア病棟　67, 160
地域包括支援センター　208
地域連携　140
地域連携室　25
チーム医療　25
チーム永源寺　254
チームドクター5　231
チームワーク　174
超高齢社会　2, 44, 193
長寿　51
直系家族制　19

つ

椎間板変性疾患　112
通所介護　180
通所リハビリテーション　83, 180

て

低栄養　182
定期巡回サービス　98
定期巡回・随時対応型訪問介護看護　85, 97
天寿　51

と

同行援護　98
特定健康診査　184
特定施設入居時等医学総合管理料　77
特定保健指導　184
特別養護老人ホーム（特養）　81, 84, 117
トータルマネジャー　108
都道府県医師会　190
都道府県計画　135
都道府県リーダー研修　197

な

内部機能障害　141
ながさき栄養ケア・ステーション　229
長崎県在宅デンタルネット　229
長崎在宅Dr.ネット　224
長崎市包括ケアまちんなかラウンジ

230
ながさき地域医療連携部門連絡協議会　229
長崎薬剤師在宅医療研究会　229
ナースネット長崎　229

に

日医かかりつけ医機能研修制度　190
日常生活圏域　240
日常生活動作（活動）　39
日中独居　106
日本医師会　190
日本学術会議　46
日本型在宅支援システム　196
日本型在宅支援モデル　195
日本在宅ケアアライアンス　212
　　──綱領　215
日本訪問看護財団　160
入院医療の可能性と限界　35
入院・外来栄養指導　184
認知症カフェ　107
認知症ケアパス　242
認知症施策　241
認知症短期集中リハビリテーション　83
認知精神機能障害　141

ね

ネグレクト　106
寝たきり老人在宅総合診療料　76
寝たきり老人訪問指導管理料　76
寝たきり老人訪問診療料　76

の

脳卒中　168
ノーマライゼーション　41

は

廃用症候群　45
ハイリスク・カンファレンス　228
ハートビル法　42

ひ

東近江地域医療連携ネットワーク研究会　254
東日本大震災　161

左半側空間無視　170
百寿者　6
病院完結型医療　15, 66, 252
病院死　22, 244
病院分類　29
標準世帯　21
病床機能分類　29
病床機能報告制度　74
費用負担の公平化　109

ふ

夫婦家族制　19
フォーマルな支援　107
福祉三法　42
福祉八法　42
副主治医　224, 234
福祉用具専門相談員　177
服薬管理　149, 164
物理療法　39
プライエム　60
フレイル　14, 182, 256

へ

ヘルスプロモーション　187
変形性関節症　112
ペンフィールドの脳機能地図　154
片麻痺　169

ほ

訪問介護　85, 98, 179
　　──におけるサービス行為の区分　86
　　──の介護報酬　85
訪問介護員　85, 98
訪問介護事業所　94, 98
訪問看護　158, 180
訪問看護eラーニング　161
訪問看護アクションプラン2025　162
訪問看護サービス　98
訪問看護師　158
訪問看護推進連携会議　162
訪問看護ステーション　94, 158, 161
訪問看護制度　160
訪問看護等在宅ケア総合推進モデル事業　158
訪問口腔ケア・ステーション　157
訪問歯科診療　155
訪問入浴介護　180

訪問リハビリテーション　83, 180
保健所　207
保健センター　208
ポータブルトイレ　104
ホームヘルパー　85, 98
ボランティア　103
ボランティア憲章　61

ま

慢性期機能　68

み

未婚率　19
御調国保病院　252
看取り　61, 78, 244
　　──の作法　248
　　──の文化　246
看取り後のケア　249

め

メディカルセンター・フェニックス　73
メーリングリスト　225

や

薬剤師　149, 163
薬－薬連携　221

ゆ

有床診療所　71
有料老人ホーム　81, 117
ユマニチュード　257

よ

要介護　111
予防給付　177
ヨーロッパの高齢化率　62
ヨーロッパの高齢者住宅　259

り

理学療法士　168
リバースモーゲージ　103
リハビリテーション　82, 168
リハビリテーション医療　38
リハビリテーション会議　180

リハビリテーション法 40
療養型病院 29
療養通所介護 180
療養通所介護事業所 96
療養病床 81, 84
臨終期ケア 247
臨終のときの対処法 249

れ

レクチャラーバンク 216
レスパイト 69
レスパイト入院 30
連携医 225
連携強化型在宅療養支援診療所 77

ろ

老後期間 7
老人医療費 13
老人医療費無料化制度 22
老人福祉法 117
老人訪問看護制度 160
老人保健施設（老健） 81, 117
老人保健法 81
老年症候群 44
老年人口 2
ロコモ25 114
ロコモーショントレーニング 115
ロコモティブシンドローム対策 109
ロコモティブシンドロームの評価法 113
ロコモ度テスト 114
ロングタームケア 255

数字・欧文索引

数字

2ステップテスト 114
24時間ケア 60

A

activities of daily living（ADL） 39
aged society 3
aging in place 58, 118
aging society 3
Americans with Disability Act（ADA） 40

C

cohesive society 42
continuing care retirement community（CCRC） 122, 123

D

diagnosis procedure combination（DPC） 24
DPC対象病院 29
dysmobility 39

F

frailty 14

H

HDCネット 219
Home Cares Net（HCN） 217

I

independent living（IL） 40
International Classification of Functioning, Disability and Health（ICF） 41
International Classification of Impairment, Disability, and Handicaps（ICIDH） 40

J

Japan home care supporting pharmacist liaison meeting（J-HOP） 221
Japan Home Health Care Alliance（JHHCA） 212
Japan Network of Home Care Supporting Clinics 217

L

last refuge 57

M

Mパタカラ 148

O

OPTIM 227
out of hospital 59
Outreach Palliative care Trial of Integrated regional Model 227

P

P-ネット 229
PDCAサイクル 25

Q

quality of death（QOD） 27

R

reverse mortgage 103

S

sarcopenia 13, 113, 256

W

WAC法 131

スーパー総合医

地域包括ケアシステム

2016年8月5日　初版第1刷発行 ©
〔検印省略〕

シリーズ総編集 ── 長尾和宏
専門編集 ──── 太田秀樹
発行者 ───── 平田　直
発行所 ───── 株式会社 中山書店
　　　　　　　〒112-0006 東京都文京区小日向4-2-6
　　　　　　　TEL 03-3813-1100（代表）
　　　　　　　振替 00130-5-196565
　　　　　　　https://www.nakayamashoten.jp/

装丁 ────── 花本浩一（麒麟三隻館）

印刷・製本　　株式会社 真興社

Published by Nakayama Shoten Co.,Ltd.
ISBN 978-4-521-73906-9　　　　　　　　　　　　　　Printed in Japan
落丁・乱丁の場合はお取り替え致します．

・本書の複製権・上映権・譲渡権・公衆送信権（送信可能化権を含む）は株式会社中山書店が保有します．
・JCOPY 〈(社)出版者著作権管理機構 委託出版物〉
本書の無断複写は著作権法上での例外を除き禁じられています．複写される場合は，そのつど事前に，(社)出版者著作権管理機構（電話 03-3513-6969, FAX 03-3513-6979, e-mail:info@jcopy.or.jp）の許諾を得てください．

本書をスキャン・デジタルデータ化するなどの複製を無許諾で行う行為は，著作権法上での限られた例外（「私的使用のための複製」など）を除き著作権法違反となります．なお，大学・病院・企業などにおいて，内部的に業務上使用する目的で上記の行為を行うことは，私的使用には該当せず違法です．また私的使用のためであっても，代行業者等の第三者に依頼して使用する本人以外の者が上記の行為を行うことは違法です．

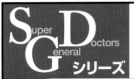

**超高齢社会を支える地域の開業医のための
まったく新しいシリーズ!**

スーパー総合医

全10冊
● B5判, 上製, オールカラー, 各巻 280〜350 ページ
● 各本体予価9,500円

◉特色
▶ かかりつけ医・家庭医・総合医として第一線で活躍するエキスパートが編集・執筆!
▶ 従来の診療科目別に拘泥せず, 現場の医療活動をテーマ別・横断的にとらえ, 新しい視点で巻を構成
▶ 地域の開業医が日常診療で直面する身近なテーマが中心
▶ 地域総合診療という大きいテーマから必要な実践のポイントを厳選して, 簡潔にまとめた診療の指針を収載
▶ 視覚的にわかりやすいよう, 図表, イラスト, フローチャートを多用
▶ 在宅医療への目配りとして, 高度な機器がなくても可能な検査, 処置, 小手術などに重点を置く
▶ トピックスや新しい概念, 診療こぼれ話など, お役立ち情報も満載

◉全10冊の構成と専門編集

在宅医療のすべて 定価(本体 9,500 円+税)
平原佐斗司(東京ふれあい医療生協)

認知症医療 定価(本体 9,500 円+税)
木之下徹(こだまクリニック)

高齢者外来診療 定価(本体 9,500 円+税)
専門編集 和田忠志(いらはら診療所)

地域医療連携・多職種連携 定価(本体 9,500 円+税)
岡田晋吾(北美原クリニック), 田城孝雄(放送大学)

大規模災害時医療 定価(本体 9,500 円+税)
長 純一(石巻市立病院開成仮診療所), 永井康徳(たんぽぽクリニック)

コモンディジーズ診療指針 定価(本体 9,500 円+税)
草場鉄周(北海道家庭医療学センター)

地域包括ケアシステム 定価(本体 9,500 円+税)
太田秀樹(医療法人アスムス)

予防医学 〈近刊〉
岡田唯男(亀田ファミリークリニック館山)

緩和医療・終末期ケア 〈近刊〉
長尾和宏(長尾クリニック)

スーパー総合医の果たす役割 〈近刊〉
名郷直樹(武蔵国分寺公園クリニック)

※配本順, タイトルなど諸事情により変更する場合がございます.

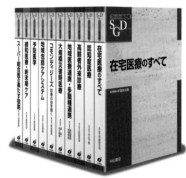

監　修 ● 垂井清一郎(大阪大学名誉教授)
総 編 集 ● 長尾　和宏(長尾クリニック)
編集委員　太田　秀樹(医療法人アスムス)
　　　　　名郷　直樹(武蔵国分寺公園クリニック)
　　　　　和田　忠志(いらはら診療所)

お得なセット価格のご案内
全10冊予価合計
~~95,000円~~+税
セット価格
→ **90,000円+税**

**5,000円
おトク!!**

※お支払は前金制です. ※送料サービスです.
※お申し込みはお出入りの書店または
　直接中山書店までお願いします.

中山書店 〒112-0006 東京都文京区小日向4-2-6　TEL 03-3813-1100　FAX 03-3816-1015
https://nakayamashoten.jp/